TRAITÉ

DES

EXHUMATIONS

JURIDIQUES,

ET

CONSIDÉRATIONS SUR LES CHANGEMENS PHYSIQUES QUE LES CADAVRES ÉPROUVENT EN SE POURRISSANT DANS LA TERRE, DANS L'EAU, DANS LES FOSSES D'AISANCE ET DANS LE FUMIER;

PAR M. ORFILA,

Professeur à la Faculté de Médecine de Paris, Membre de plusieurs Sociétés savantes nationales et étrangères;

ET PAR M. O. LESUEUR,

Docteur en Médecine, agrégé près la Faculté de Médecine de Paris, etc.

OUVRAGE ORNÉ DE CINQ PLANCHES, DONT QUATRE COLORIÉES.

TOME SECOND.

PARIS,

BÉCHET JEUNE,

LIBRAIRE DE LA FACULTÉ DE MÉDECINE,

PLACE DE L'ÉCOLE DE MÉDECINE, N° 4.

BRUXELLES,

AU DÉPÔT DE LA LIBRAIRIE MÉDICALE FRANÇAISE,

AND LONDON,

A. ALEXANDRE, IMPORTER

OF FRENCH MEDICAL SCIENTIFIC AND LITERARY WORKS,

37, Great Russell street, Bloomsbury.

1831.

TRAITÉ

DES

EXHUMATIONS

JURIDIQUES.

CHAPITRE II.

De la putréfaction des cadavres dans l'eau.

Ici, comme pour la terre, nous ferons connaître en détail un certain nombre d'ouvertures de cadavres qui étaient restés plus ou moins de temps dans l'eau; la description de ces nécropsies sera précédée de quelques expériences qui nous ont paru propres à éclairer la question.

OBSERVATION 1re.

Le 12 *mars* 1830, on plongea dans un grand baquet à moitié plein d'eau de Seine le cadavre d'un enfant nouveau-né, âgé de sept jours, mort depuis cinquante heures : la coloration générale était naturelle, excepté que les paupières, l'oreille droite, la partie postérieure et supérieure des cuisses, et le scrotum étaient rouges ; le dos était légèrement violet ; le ventre commençait à verdir, et les ongles étaient bleuâtres ; du reste, le corps offrait le volume, le poids et la longueur ordinaires.

13 *mars*. La peau est d'un blanc mat ; les paupières sont décollées et de couleur rosée ; l'oreille droite et les autres parties que nous avons dit être rouges avant l'immersion, sont aussi beaucoup moins colorées. L'épiderme est d'un blanc mat aux membres, surtout aux mains et aux pieds, où il est déjà ridé, mais non détaché. Il existe à la partie antérieure du tronc des petites écailles épidermiques, comme on en voit chez les nouveau-nés chez lesquels la chute du premier épiderme n'a pas encore eu lieu.

20 *mars*. Le cadavre est toujours au fond de l'eau et beaucoup plus pâle ; toutefois, on voit à la région épigastrique une plaque violette d'environ deux pouces ; l'abdomen est légèrement verdâtre ; les taches des fesses et des testicules sont d'un violet plus clair qu'auparavant. L'épiderme de la paume des mains commence à se détacher. 24 *mars*. La partie supérieure de la face, les parties latérales du col, le haut du thorax et les épaules se colorent en gris très-légèrement verdâtre, quoique le cadavre soit toujours resté au fond de l'eau ; le scrotum n'est plus que d'un blanc rosé très-clair. 26 *mars*. La fesse gauche offre une coloration verdâtre. 27 *mars*. Cette couleur est plus intense et s'étend plus bas sur le côté externe de la cuisse. La joue droite

est légèrement colorée en rose ; le front et les paupières sont d'un gris verdâtre ; les parties latérales et inférieures du col sont violacées ; le cadavre est toujours dans l'eau. 28 *mars*. L'abdomen est d'un bleu ardoisé, excepté un peu au-dessus de l'ombilic, où il est livide. Il n'y a hors de l'eau qu'une partie de la fesse gauche, et elle est d'un vert clair ; cette couleur s'étend même à la cuisse correspondante ; la fesse droite qui est sous l'eau est rosée ; l'épiderme se détache facilement partout. 30 *mars*. Le côté gauche de l'abdomen, la cuisse et la jambe correspondantes, sont hors de l'eau et colorés en vert ; le côté droit et l'autre membre inférieur restent dans l'eau et ne sont point colorés ; la couleur de la partie antérieure du ventre est plus foncée. L'épiderme se sépare partout au plus léger effort ; celui des pieds ne tient pas moins que celui des autres parties. 31 *mars*. De larges lambeaux d'épiderme se sont détachés des parties latérales du ventre et du col ; l'abdomen paraît moins coloré. 3 *avril*. L'épiderme flotte dans l'eau sous forme de larges plaques translucides et incolores ; toutefois, les parties qui recouvraient les portions que nous avons dit être colorées en bleu, en vert, etc., offrent une teinte olivâtre. La peau, dépouillée de sa cuticule, est déjà décolorée, et d'un blanc mat dans plusieurs des parties qui étaient fortement colorées avant la chute de l'épiderme ; toutefois, elle est d'un bleu-ardoisé et noirâtre à la partie antérieure de l'abdomen, d'un rouge vineux sale à la tête, et d'un rouge vineux très-pâle au menton et entre les sourcils. 5 *avril*. Les parties qui avaient perdu leur épiderme le 3 avril, et qui étaient encore colorées, sont d'un blanc d'ivoire. Le tissu cellulaire commence à être distendu par des gaz. 6 *avril*. Le col qui avait été complétement décoloré, redevient bleu, violet clair, et même rouge; mais le cadavre est beaucoup plus ballonné, et par conséquent plus près de la surface du liquide. Le bras gauche est hors de l'eau. 8 *avril*. Une plus grande partie du corps est en contact avec l'air; le tissu cellulaire sous-cutané est très emphysémateux; la peau des membres est soulevée, comme si elle eût été soufflée; lorsqu'on la presse on ne sent pas la crépitation ordinaire du tissu cellulaire emphysémateux. On voit sur différentes parties du corps des plaques jaunes là où le derme n'est pas coloré, et verdâtres dans les parties qui offrent cette teinte; ces plaques sont de grandeur et de forme variables; les plus petites ressemblent à des lentilles; le plus grand diamètre des autres est à peu près d'un pouce; elles sont entourées d'un cercle de petits points blanchâtres, durs, comme si c'était un dépôt calcaire. La couleur générale du cadavre est blanchâtre; la portion de l'abdomen qui était assez fortement colorée, se décolore sensiblement, quoiqu'elle soit en contact avec l'air. 9 *avril*. Les plaques deviennent de plus en plus nombreuses; le cadavre est plus emphysémateux; les membres abdominaux présentent encore une certaine résistance, tandis que dans les membres supérieurs il ne reste plus que quelques traces de muscles, et les os semblent à nu dans le sac formé par la peau qui les enveloppe. Dans plusieurs endroits, cette peau est corrodée, et lorsqu'on presse dans les environs de ces corrosions, il s'écoule une sanie d'un blanc rosé sale, qui est un reste de tissu cellulaire détruit par la putréfaction. 11 *avril.* De nouvelles corrosions se sont formées, et celles qui existaient sont beaucoup plus larges; une d'elles située au niveau du bord supérieur de l'os coxal droit, est très-considérable, et donne issue à des gaz et même à des portions de viscères abdominaux; la peau environnante est fortement plissée. En général, ces corrosions se remarquent là où il y avait des plaques, et la déchirure de la peau semble correspondre à l'auréole calcaire que nous y avons indiquée. 13 *avril.* Presque tous les viscères s'échappent, sous forme de bouillie, par les déchirures que nous signalons.

OBSERVATION 2e.

Le 12 *mars* 1830, on a mis dans un grand baquet presque plein d'eau de Seine le cadavre d'un enfant nouveau-né, âgé de huit jours, et mort depuis trente-six heures; sa couleur était naturelle, excepté la partie postérieure du tronc qui était légèrement violette, l'oreille droite qui était rouge, et les ongles qui étaient bleuâtres; il y avait tout autour de l'ongle de l'indicateur gauche une ulcération; du reste, le poids, le volume et la longueur de cet enfant n'offraient rien d'extraordinaire.

13 *mars.* Le corps est d'un blanc mat; les paupières et les oreilles ne sont que légèrement rosées; le dos offre à peine des traces de la couleur violette dont nous avons fait mention; l'épiderme des membres, d'un

blanc mat, commence à se rider, surtout aux mains et aux pieds, mais il ne se détache pas. On remarque à la partie antérieure du tronc des petites lames blanchâtres, véritables écailles provenant du premier épiderme qui n'est pas encore tombé.

14 *mars*. Le genou droit est la seule partie qui soit hors de l'eau; il offre une couleur rosée. 17 *mars*. Cette couleur est légèrement jaunâtre ; le ventre est un peu ballonné ; l'épiderme ne se détache qu'autour de l'ongle ulcéré. 20 *mars*. Le cadavre est près de la surface de l'eau ; il est en général de couleur blanche tirant sur le violet très-clair ; les deux genoux font saillie hors de l'eau, et sont colorés en rose légèrement jaunâtre, moins intense que les jours précédens ; l'épiderme est soulevé aux mains. 24 *mars*. La majeure partie de l'abdomen est verdâtre et hors de l'eau depuis deux jours ; l'épiderme de la paume des mains et de la plante des pieds se déchire plus facilement. 25 *mars*. Les genoux, qui étaient devenus rouges par leur exposition à l'air, sont complétement décolorés ; la cuisse gauche est rosée ; l'abdomen et même la partie inférieure du thorax sont verts. 26 *mars*. Le col et le haut du thorax offrent une teinte violette ; les paupières, le nez et les lèvres sont d'un rose jaunâtre ; les membres inférieurs sont également rosés, excepté à la partie antérieure des jambes. 27 *mars*. Le cadavre est toujours près de la surface de l'eau, excepté l'abdomen, une partie du thorax et les genoux, qui sont à l'air. 28 *mars*. Le ventre, généralement vert, présente une tache ardoisée d'environ six lignes dans son plus grand diamètre;

le col et le thorax deviennent plus violets; les membres supérieurs offrent déjà cette même teinte, mais claire. 30 *mars.* Le poignet gauche est hors de l'eau et verdâtre; on observe la même couleur au-dessus du genou droit, immédiatement à côté de la portion qui est en contact avec l'air, et qui par conséquent est à peine couverte par le liquide; la face antérieure des jambes est déjà rosée. 1er *avril.* Les genoux sont jaunes, presque desséchés; ils ne sont jamais devenus verts, quoiqu'ils aient été presque constamment à l'air. 3 *avril.* Le ventre et le thorax sont toujours hors de l'eau et colorés en vert. Le col est d'un rouge violet, la face d'un rouge cuivré; on voit au côté gauche de la tête une tumeur sous-épidermique produite par des gaz; les membres abdominaux sont rouges, excepté les genoux; ces diverses colorations ne dépendent pas de l'épiderme, car on peut enlever celui-ci par larges lambeaux et s'assurer qu'il est incolore; il existe comme aux pieds et aux mains, mais il se détache par le moindre frottement. 4 *avril.* Toutes les portions dépouillées d'épiderme, qui étaient rouges hier et qui sont restées dans l'eau, sont presque incolores. 5 *avril.* Ces portions sont d'un blanc d'ivoire; le tissu cellulaire sous-cutané est déjà notablement distendu par des gaz. 8 *avril.* Le ventre, qui est en contact avec l'air, est plus ballonné et beaucoup moins coloré, quoiqu'il soit encore couvert d'épiderme; la portion qui est hors de l'eau est entourée de petits mamelons jaunâtres, mous, comme mucilagineux, qu'on enlève facilement; les parties dépouillées d'épiderme, qui sont dans l'eau, continuent à être incolores;

le bras gauche et la partie postérieure des membres abdominaux sont le siége de petites plaques semblables à celles que l'on a remarquées le 8 avril chez l'enfant qui fait le sujet de l'observation précédente. 9 *avril.* Toute la portion thoraco-abdominale qui est en contact avec l'air, est desséchée; l'épiderme adhère encore fortement; celui des pieds n'est pas détaché, mais il s'enlève par la moindre traction; les petites plaques indiquées hier sont plus marquées; le tissu cellulaire est moins emphysémateux que chez l'autre enfant (*V.* page 4); les membres conservent toutes leurs parties, en sorte que lorsqu'on les touche à travers la peau, les chairs offrent encore une résistance sensible. 11 *avril.* On remarque une corrosion au bras gauche, précisément à l'endroit où nous avons dit exister une plaque. 15 *avril.* Le cadavre est entier et un peu plus hors de l'eau; toutes les parties qui jusqu'à ce jour étaient restées dans le liquide et qui étaient blanches, se sont colorées en jaune sale légèrement ocracé, depuis qu'elles sont en contact avec l'air. La tête et les bras sont le siége d'autres corrosions, par lesquelles s'écoule une sérosité sanguinolente; ces pertes de substance s'observent dans les endroits où il y avait eu des plaques. L'abdomen est sec, recouvert d'épiderme, coloré comme auparavant et toujours hors de l'eau; la partie antérieure du col est hors de l'eau depuis deux jours; aussi est-elle emphysémateuse, et de blanche qu'elle était, est-elle devenue rouge sale tirant sur le rosé. Les pieds sont encore recouverts d'épiderme qui y tient à peine. 17 *avril.* Les corrosions sont beaucoup plus grandes; on en voit une très-large au côté droit du thorax, par laquelle s'échappent des débris des muscles, des côtes dénudées et une partie du poumon. Le lendemain, des portions des viscères du bas-ventre sortent, sous forme d'une sanie, par d'autres corrosions qui existent à l'abdomen.

OBSERVATION 3e.

Le 23 *mars* 1830, on a mis dans de l'eau contenue dans une grande baignoire, le cadavre d'un homme âgé de cinquante ans, mort trente heures auparavant. L'abdomen était légèrement verdâtre, le col, les parties latérales de la tête et le dos, offraient plusieurs plaques rougeâtres et d'un violet assez foncé. Le 25 *mars*, l'épiderme des mains commence à se rider, surtout aux doigts et à la face dorsale; il est d'un blanc bleuâtre mat à la paume des mains et à la plante des pieds, où il est couvert d'une couche d'une matière blanche, facile à enlever, et semblable à la mie de pain bouillie dans du lait. Le thorax et le bras, qui n'étaient pas colorés au moment de l'immersion du cadavre dans le liquide, commencent à prendre une teinte légèrement verdâtre. 26 *mars*. L'enduit détaché hier de la paume des mains et de la plante des pieds ne s'est pas reformé. 27 *mars*. Toutes les parties colorées en rouge avant de mettre le cadavre dans l'eau, sont actuellement d'un violet clair. 28 *mars*. L'abdomen est moins vert; l'épiderme est très-légèrement soulevé aux mains et aux pieds, et ne s'enlève qu'avec peine. 30 *mars*. Celui de la paume des mains et de la plante des pieds, toujours d'un blanc mat, est beaucoup plus plissé et soulevé, surtout vers les extrémités plantaires des orteils et palmaires des doigts ; celui qui recouvre les autres parties du corps ne se soulève pas. Les ongles sont d'un gris verdâtre. On remarque à la face dorsale des mains quelques sillons verdâtres qui répondent aux veines. 31 *mars*. L'abdomen est à peine coloré. 1er *avril*. Les diverses teintes vertes et violacées sont encore moins foncées. 3 *avril*. L'épiderme est plus soulevé, et s'enlève, à l'aide d'une légère pression dans les environs des articulations, à toute la partie supérieure de la face, au crâne, aux mains et aux pieds. Il existe des taches verdâtres et violacées dans la région des sterno-cléido-mastoïdiens et au-devant du sternum. 4 *avril*. Toutes les parties qui ont été dépouillées d'épiderme hier, et qui étaient colorées, sont d'un blanc mat. Les bras sont encore couverts d'épiderme et présentent une teinte rosée. 5 *avril*. L'épiderme s'enlève par lambeaux énormes aux fesses, et par plus petites portions à la partie postérieure du tronc : on voit, près de la fosse iliaque gauche, une vésicule alongée remplie d'eau, qui a pénétré entre l'épiderme et le derme, par un point où le premier de ces tissus était déchiré. L'abdomen s'est coloré de nouveau, et il est aussi vert qu'au commencement de l'expérience; cependant le cadavre est *toujours resté au fond de l'eau*. 6 *avril*. L'épiderme s'enlève plus facilement; toutefois, il n'est pas encore détaché de la plante des pieds ni de la paume des mains, quoiqu'il soit excessivement soulevé ; plusieurs lambeaux, au contraire, sont déjà séparés de la région dorsale des mains. La jambe gauche est légèrement verdâtre et couverte d'épiderme. On remarque à la partie interne des deux bras des taches d'un rouge vif, en général petites et de forme différente ; dans quelques-unes de ces taches, l'épiderme est soulevé par un fluide rougeâtre qui les colore, et que l'on peut déplacer par la plus légère pression ; vient-on à presser plus fort, l'épiderme se sépare et le liquide s'écoule ; dans quelques autres de ces taches, l'épiderme a déjà été détaché, et alors la couleur rouge sous-jacente a disparu ; le derme est blanc, mais il reste souvent tout autour de ce derme blanchi une ligne circulaire, si la tache avait cette forme rugueuse, adhérente, qui circonscrit en quelque sorte la tache qui existait auparavant. 9 *avril*. Le thorax et l'abdomen sont en grande partie dépouillés d'épiderme, et on peut dire que partout où le derme est à nu, la couleur est d'un blanc mat ; tandis qu'auparavant, lorsque l'épiderme existait, ces parties étaient colorées en violet ou en vert ; toutes les portions du corps couvertes encore d'épiderme conservent au contraire une coloration manifeste. Les ongles existent et sont solidement attachés. 10 *avril*. L'épiderme est en partie séparé à la jambe gauche, qui s'est déjà décolorée dans toutes les parties dépouillées de cuticule. On voit quelques petites taches d'un bleu indigo à la partie latérale gauche du thorax et près du téton du même côté, ainsi qu'à la partie droite du col. Le cadavre commence à avoir une tendance marquée à venir à la surface. 11 *avril.* Le moignon de l'épaule gauche et une petite portion du même côté du thorax *font saillie* hors de l'eau, et déjà l'action de l'air se fait sentir, car ces parties sont colorées en vert-de-gris, si ce n'est le sommet de l'épaule qui est jaunâtre; tout ce qui est sous l'eau est décoloré, excepté les taches rouges et bleues dont nous avons parlé. 15 *avril.* On renouvelle l'eau de la baignoire, et pendant cette opération, d'énormes lambeaux d'épiderme qui tenaient à peine au corps, sont détachés; le derme mis à nu est d'un blanc mat, même à l'abdomen; toutefois, la cuisse droite et la jambe gauche sont d'un bleu clair; on remarque en outre çà et là quelques petites plaques, couleur de café au lait clair, sans dureté ni élevure. Le cadavre est un peu plus hors de l'eau, et les parties qui ont le contact de l'air sont plus colorées et notablement emphysémateuses. 17 *avril.* Le tissu cellulaire sous-cutané est infiltré de gaz dans plusieurs endroits; le ventre est ballonné, et le corps tend de plus en plus à surnager; déjà la presque totalité du côté gauche du thorax et de l'abdomen sont hors du liquide; les plaques jaunes sont plus rares. 19 *avril.* Le ballonnement est augmenté; la portion de la partie antérieure du thorax qui a surnagé la première, est devenue d'un gris verdâtre, et à peu près semblable, par sa consistance, à du parchemin mouillé. 21 *avril.* Les parties qui sont hors de l'eau sont jaunâtres, aurores ou d'un vert plus ou moins foncé; partout où des gaz ont soulevé la peau qui est en contact avec l'air, celle-ci est desséchée. 24 *avril.* Le menton, le col, le thorax, la plus grande partie de l'abdomen, et la partie antérieure de la cuisse gauche, sont hors de l'eau; cette cuisse est d'un bleu très-clair; le genou est aurore, tandis que les autres parties qui sont à l'air et qui sont desséchées, sont colorées en rouge, en brun, en noir, en vert clair ou foncé et par plaques. Toutes les portions du cadavre qui sont sous l'eau sont d'un blanc mat, excepté là où nous avons dit exister des taches bleues ou roussâtres. En pressant la peau des bras, des pieds et des jambes, l'empreinte des doigts reste. On voit au pli de l'aine droite une coloration violette, comme pointillée, de forme triangulaire, et large d'environ deux pouces vers sa base; le derme qui la forme est très-aminci, comme soulevé, et semble prêt à se déchirer; dans cet endroit, la peau commence évidemment à se corroder. 25 *avril*. La coloration des parties qui sont hors de l'eau est plus intense; l'aine droite est le siége d'une grande quantité de petites corrosions qui répondent aux divers points violets indiqués hier; quand on presse dans les environs de ces points, on fait sortir un liquide sanguinolent, et l'ouverture de la peau paraît régulière, comme si elle eût été faite avec un emporte-pièce. Les petites plaques bordées d'un cercle rougeâtre qui existaient au bras et aux épaules, n'offrent plus de traces de rougeur; elles sont d'un jaune sale. 26 *avril*. Les petites corrosions de l'aine sont réunies et forment une large ouverture, très-régulière, dont les bords ne sont nullement frangés, et au milieu de laquelle on aperçoit le tissu cellulaire qui est infiltré de sérosité sanguinolente. La peau environnante est extrêmement amincie. On remarque également à la région sacrée, près de l'épaule gauche et au bras du même côté, plusieurs excoriations d'un autre aspect que les précédentes, qui ressemblent assez aux cicatrices des ulcérations varioleuses, et qui ne s'étendent pas à toute l'épaisseur du derme; celui-ci n'est ni soulevé ni coloré; elles sont arrondies ou ovalaires, et les plus larges ont trois ou quatre lignes de diamètre. 27 *avril.* Les parties qui sont hors de l'eau brunissent de plus en plus; les autres sont comme les jours précédens, si ce n'est que la cuisse droite est le siége d'une multitude de petites taches pointillées de violet, et qui sous peu vont devenir des corrosions semblables à celles du pli de l'aine droite. Il existe à la partie gauche du col une large corrosion intéressant déjà tout le corps de la peau, et qui a commencé comme celles de l'aine; on voit aussi sept ou huit petites taches violettes de même nature, en avant de l'épaule droite, au milieu de la peau qui recouvre le grand pectoral. 28 *avril.* Les taches pointillées de la cuisse et de l'épaule droite forment aujourd'hui de larges corrosions, offrant les mêmes caractères que celles de l'aine. Les autres que nous avons dit exister au sacrum, etc., sont plus larges et plus profondes; aussi voit-on à leur centre le tissu cellulaire sous-cutané qui est jaunâtre, infiltré, et recouvert par les bords irréguliers et frangés de l'ouverture.

OBSERVATION 4e.

Quatre cadavres de noyés qui n'étaient restés dans l'eau qu'une, deux ou trois heures, n'offraient aucune altération à l'extérieur, même dix heures après la mort; la couleur de la peau était naturelle; l'épiderme n'était ni détaché ni soulevé; les paupières étaient fermées, la bouche béante; la langue n'avançait pas jusqu'au bord des lèvres; les doigts des mains étaient assez fortement contractés; on ne voyait qu'une petite quantité de vase entre les ongles des mains et des pieds et la peau qu'ils recouvrent; il n'y avait aucun indice de putréfaction ni de tuméfaction. (La température était à 17° th. centigr.)

OBSERVATION 5e.

Trois cadavres de noyés qui étaient restés cinq à six jours dans l'eau furent examinés deux heures après avoir été retirés de la rivière; ils étaient à peine tuméfiés; la peau était de couleur *naturelle* partout, excepté près des genoux, où l'on voyait deux ecchymoses livides; les paupières, la bouche, la langue, les doigts étaient comme dans les observations précédentes; toutefois, les ongles des pieds contenaient une beaucoup plus grande quantité de vase; l'odeur était peu désagréable et différente de celle qu'exhalent les cadavres qui se décomposent à l'air. Le lendemain à midi, la face était déjà tuméfiée d'une manière sensible; les paupières surtout étaient gonflées et d'un rouge-brun; les lèvres offraient une couleur verdâtre; les joues étaient brunâtres; la poitrine et l'abdomen étaient d'un vert sale; les membres n'étaient pas colorés. Le jour suivant, la tête était énormément tuméfiée et verte; le gonflement de la face surtout était remarquable; les yeux sortaient presque entièrement des orbites; le corps, extrêmement ballonné, était marbré de jaune et de vert, et le système veineux superficiel se dessinait à travers ces marbrures; les genoux étaient d'un brun noirâtre; la paume des mains et la plante des pieds conservaient leur couleur blanche, tandis que la face dorsale de ces parties était verdâtre; la couleur du dos, sur lequel le cadavre avait été couché, était à peine altérée; l'épiderme se détachait facilement dans plusieurs endroits, et il était séparé dans beaucoup d'autres; l'odeur était infecte. (La température avait varié de 16° à 18°, th. centigr., depuis que le cadavre était exposé à l'air.)

OBSERVATION 6e.

N...., âgé de quarante-cinq ans, tomba dans la Seine le 19 décembre 1829 à midi; il fut retiré le lendemain à huit heures du matin, et soumis à notre examen le même jour à deux heures. Il était roide. La face était à peine gonflée, d'un rouge violet dans toute son étendue, mais surtout aux lèvres (1). Les paupières étaient

(1) Nous apprîmes par les personnes qui avaient retiré le cadavre de l'eau, que la face était pâle au moment où on le sortit de l'eau.

fermées avec force, l'œil plein et brillant. La bouche était entr'ouverte, et laissait sortir une assez grande quantité d'eau. La langue de couleur naturelle ne sortait pas de la bouche. La peau des autres parties du corps était blanche et dans l'état naturel. Il est bon d'observer que le cadavre ne fut déshabillé qu'à deux heures, et par conséquent que l'air extérieur n'avait agi que sur la face depuis la sortie du corps de l'eau. Le 22 décembre, même état de coloration et de roideur.

Ouverture du cadavre le 23 *à midi.* La roideur est à peine sensible; le corps n'exhale point de mauvaise odeur (la température était depuis trois jours de 0° à 4 + 0°); la coloration de la peau n'a pas changé; on ne trouve point de vase dans l'interstice des ongles; à la vérité ceux-ci sont très-courts. Le cerveau est dans l'état naturel, sans injection notable; il en est de même du cervelet et des méninges. Les poumons offrent une teinte violacée, surtout à leur partie postérieure : ils sont très-crépitans, et contiennent peu de sang; lorsqu'on les comprime, il en sort un liquide rougeâtre écumeux; les ramifications bronchiques, jusqu'à une très-grande profondeur, renferment beaucoup d'écume aqueuse mêlée de vase, de débris de végétaux, de petits morceaux de bois et autres ordures; la trachée-artère contient aussi beaucoup d'écume semblable; la membrane muqueuse présente çà et là quelques points rouges. Le cœur est très-volumineux; le ventricule droit est rempli de sang fluide, noir. Les veines caves et jugulaires contiennent aussi beaucoup de sang noir fluide. Le *diaphragme est refoulé en haut.* L'estomac renferme environ huit onces d'un liquide aqueux, jaunâtre, trouble ; les intestins en contiennent à peine : du reste, ces organes paraissent dans l'état naturel, si ce n'est que l'intérieur des intestins offre çà et là quelques points rougeâtres. Le foie et la rate sont un peu gorgés de sang. Les reins sont dans l'état naturel. La vessie, peu distendue, renferme à peu près deux cuillerées à bouche d'urine presque limpide.

OBSERVATION 7e.

Le 1er janvier 1827, à dix heures du matin, on retira du canal Saint-Martin le cadavre d'un homme âgé de soixante-dix ans, qui s'était noyé la nuit précédente. *Examen du corps le même jour à midi.* La peau est de couleur naturelle ; les paupières ainsi que la bouche sont entr'ouvertes ; la langue, de couleur naturelle, ne dépasse pas les dents. On voit dans l'interstice des ongles des mains une certaine quantité de vase. *Ouverture du cadavre* le 5 janvier à une heure. Le corps n'exhale point de mauvaise odeur ; la face n'est point tuméfiée ; la peau n'est point colorée ; on remarque seulement au dos quelques lividités cadavériques. (La température avait varié dans les cinq jours précédens de 0° à 5°—0°.) Les veines de la dure-mère sont injectées de sang noir. Le sinus longitudinal supérieur est gorgé de sang noir fluide. Les vaisseaux de la pie-mère sont presque dans l'état naturel. Le cerveau, de consistance et de couleur ordinaires, présente, lorsqu'on le coupe, plusieurs points rougeâtres dont on fait sortir un peu de sang par une légère compression. Les ventricules sont vides, excepté le latéral droit, dans lequel existe une petite quantité de sérosité limpide. Le cervelet est dans l'état naturel.

Le larynx est rempli de glaçons incolores assez volumineux; on voit au commencement de la trachée-artère une petite quantité de mucus rougeâtre, mêlé de quelques grains sablonneux; du reste, il n'y a aucune trace d'écume. Les poumons sont d'un brun noirâtre dans toute leur étendue; ils sont crépitans et gorgés de sang, surtout à leur partie postérieure; on ne découvre dans leur substance ni vase, ni aucune matière terreuse. Le cœur contient, surtout dans le ventricule droit et dans l'oreillette du même côté, une certaine quantité de sang noir fluide. L'aorte et la veine cave descendante renferment aussi du sang noir fluide en assez grande proportion. *Le diaphragme est refoulé en haut.*

On trouve dans l'estomac une livre environ d'une bouillie claire, livide, évidemment composée d'eau, de vin et d'alimens à demi digérés; sa tunique péritonéale est marbrée de rouge; sa membrane muqueuse est rouge et ulcérée dans beaucoup de points. Les intestins, d'un rouge violacé à l'extérieur, contiennent des matières fécales molles. La rate est dans l'état naturel. Le foie et les reins, de couleur foncée, renferment plus de sang qu'à l'ordinaire. La vessie est distendue par environ huit onces d'urine aqueuse, d'un blanc légèrement jaunâtre.

OBSERVATION 8e.

Le 18 janvier 1827, à 4 heures de l'après-midi, on a retiré des eaux du canal Saint-Martin le cadavre d'un homme inconnu, âgé d'environ soixante-cinq ans, d'une forte constitution; tout semblait annoncer que la submersion avait eu lieu peu de temps avant. Le corps n'offrait aucune trace de lésion extérieure; la couleur de la peau était naturelle, les paupières étaient entr'ouvertes, la face n'était point tuméfiée, la bouche était légèrement béante; la langue, de couleur et de volume ordinaires, dépassait un peu les dents, et était un peu serrée par les incisives moyennes supérieures et inférieures; on voyait un peu de vase dans l'interstice des ongles des mains et des pieds. *Ouverture du cadavre* le 22 janvier. Le cadavre n'exhale point de mauvaise odeur; la peau n'est ni colorée ni tuméfiée; on remarque seulement quelques lividités cadavériques au dos et aux fesses. (La température a varié depuis le 18 janvier de 0° à 3° — 0°.) Les veines de la dure-mère et celles qui rampent à la surface externe du cerveau sont légèrement injectées de sang noir liquide. Le cerveau et le cervelet sont de couleur et de consistance naturelles; les ventricules ne sont le siége d'aucun épanchement; on ne remarque point d'injection des vaisseaux qui se distribuent dans l'intérieur du cerveau. La trachée-artère et les bronches contiennent une quantité notable d'un liquide aqueux jaunâtre, mêlé de grumeaux blanchâtres, peu consistans, semblables à des alimens gras mal digérés ; du reste, on ne voit aucune trace d'écume ; la membrane muqueuse de ces organes paraît dans l'état naturel. Les poumons, fortement adhérens à la plèvre costale, n'étaient point gorgés de sang ; ils étaient crépitans, de couleur naturelle, et n'offraient aucune trace de vase, ni de la matière grumeleuse qui existait dans la trachée-artère et dans les bronches. Le cœur, très-volumineux, contenait une quantité notable de sang noir, fluide, dans toutes ses cavités. *Le diaphragme n'était pas refoulé en bas.* L'estomac renfermait quelques morceaux de viande, une matière chymeuse et une assez grande quantité d'un liquide jaunâtre grumeleux, semblable à celui que l'on avait déjà trouvé dans la trachée-artère et dans les bronches. Les intestins grêles étaient distendus par de l'eau mêlée d'excrémens liquides jaunâtres; la membrane séreuse du canal intestinal était rougeâtre, comme injectée, tandis que la membrane muqueuse était saine. L'estomac, la rate, les reins et la vessie étaient sains ; ce dernier organe contenait une cuillerée à bouche d'urine jaunâtre et trouble. Il y avait du sang fluide et noir dans les gros troncs veineux et artériels, mais surtout dans les premiers.

OBSERVATION 9e.

N***, âgé de 24 ans, est tombé dans l'eau de la Seine, le 23 janvier 1827, à une heure de l'après-midi, et en a été retiré vingt minutes après. *Ouverture du cadavre* faite le surlendemain à midi. (La température de l'atmosphère avait varié pendant ces trois jours de 0° à 4°—0°.) La face est pâle, les paupières sont rapprochées, les yeux sont pleins, l'humeur aqueuse est légèrement opaque; les lèvres sont écartées l'une de l'autre; leur bord libre est d'un rouge assez vif; les arcades dentaires, rapprochées postérieurement, ne sont séparées à leur partie antérieure que par la langue qu'elles serrent assez fortement, et qui dépasse les dents de quelques lignes; du reste, cet organe est dans l'état naturel. La peau et la partie postérieure du tronc et des membres, surtout celle des membres abdominaux, est d'un rouge violet; on remarque sur les parties latérales du tronc des plaques larges comme la paume de la main, de couleur violacée; enfin la partie antérieure du thorax est le siége d'un assez grand nombre de taches de la largeur d'une pièce de vingt sous, d'un rouge violet; les intervalles qui les séparent sont pâles et de couleur naturelle; on trouve aussi quelques taches semblables à l'abdomen. Les vaisseaux de la dure-mère sont gorgés de sang noir fluide; les sinus longitudinal et latéraux renferment une assez grande quantité du même liquide; les veines arachnoïdiennes en contiennent à peine. La couleur et la consistance du cerveau et du cervelet n'offrent rien d'extraordinaire; les ventricules sont vides; mais lorsqu'on coupe le cerveau par tranches horizontales, on voit un très-grand nombre de petits points rougeâtres dans la substance blanche, et par la compression, on en fait sortir du sang noir fluide.

Le cœur, peu volumineux, renferme du sang noir dans les deux ventricules. Le larynx n'offre rien de remarquable, si ce n'est que sa membrane muqueuse est d'un rouge violet; cette couleur s'étend à toute la membrane interne de la trachée-artère; on voit au commencement de ce conduit aérien deux morceaux de chou; près de la division des bronches on rencontre une assez grande quantité d'un liquide aqueux qui ne devient écumeux que lorsqu'on comprime le poumon. La bronche droite renferme un assez grand nombre de fragmens d'alimens (choux, pain), et de l'eau qui ne devient écumeuse aussi qu'en comprimant le poumon; la membrane muqueuse qui la revêt est d'un rouge violet; la bronche gauche contient aussi de l'eau et des matières alimentaires, mais en quantité moins notable. Les poumons sont un peu adhérens à la plèvre costale; quand on veut détacher ces adhérences, il sort un peu d'écume par la bouche; ils sont moins crépitans et d'une couleur plus foncée que dans l'état naturel : lorsqu'on les incise et qu'on les comprime, il s'en écoule un peu de sang noir fluide, et il se forme aussi une écume rosée. *Le diaphragme est légèrement refoulé en haut.*

L'estomac, très-dilaté, renferme une grande quantité de liquide mêlé à des alimens non digérés (choux et pain). Les intestins contiennent des matières molles. Le foie est gorgé de sang noir fluide, qui s'écoule en grande quantité lorsqu'on incise cet organe. La rate et les reins sont à peu près dans l'état naturel. La vessie, comme rétractée, renferme environ une cuillerée et demie à bouche d'urine opaline trouble. La veine cave contient une grande quantité de sang noir fluide: l'aorte abdominale et les iliaques en renferment également, mais en moindre quantité (1).

OBSERVATION 10e.

Le 20 juillet 1770, on trouva sur la route de Courcélles à Dijon le cadavre d'un homme inconnu; il était couché de son long, à plat, sur la face antérieure du corps, ayant la tête tournée du côté de la ville, les mains élevées vers les côtés de la tête, appuyées par les paumes sur le terrain, et le visage, jusque près les oreilles, plongé dans une *large et profonde ornière remplie d'eau bourbeuse et blanchâtre.* Tout portait à croire que la mort du sujet datait au plus de vingt-quatre heures.

La face était légèrement tuméfiée et livide. Cette couleur était bornée à l'épaisseur de la peau. Les yeux étaient saillans, les pupilles resserrées; il sortait par les narines, surtout en comprimant la paroi antérieure de

---

(1) La présence des alimens dans la trachée-artère des individus qui font le sujet de cette observation et de celle qui précède, ne tiendrait-elle pas aux efforts de vomissement déterminés par l'impression de l'eau très-froide sur l'épigastre, au moment où la digestion stomacale était à peine commencée? Il serait impossible d'admettre ici l'explication de ce phénomène, donnée par l'un de nous à la page 240 du tome 2e de la *Médecine légale* (2e édition), puisque les cadavres n'offraient aucun indice de putréfaction.

la poitrine, une mucosité écumeuse et sanguinolente. On voyait sur la portion saillante de la joue droite une légère excoriation ou éraillement circulaire de deux centimètres de large, entièrement borné à la peau. La partie externe de la peau de toute la face antérieure du corps qui appuyait sur le sol, était d'une couleur livide violacée. Les organes contenus dans le crâne étaient dans l'état naturel; seulement les vaisseaux sanguins du cerveau étaient gorgés de sang. Les poumons étaient gonflés, de couleur brune, plus foncés sur leur face antérieure que dans leurs autres parties; la trachée-artère et les bronches contenaient un fluide muqueux, écumeux, dont on augmentait la quantité en comprimant les poumons. Le cœur était gros et mou; le sang contenu dans ses cavités droites, ainsi que dans les grandes veines, était noir et entièrement fluide. Les cavités nasales et l'arrière-bouche étaient remplies de mucosités écumeuses, sanguinolentes, mêlées à quelques molécules terreuses blanchâtres, de la même nature que l'eau bourbeuse de l'ornière dans laquelle la face était plongée. Tous les organes de l'abdomen affectaient la disposition qui leur est propre (1); seulement l'estomac était très-distendu par une grande quantité de fluide rougeâtre, d'une odeur acescente, *fortement vineuse*, et par diverses substances alimentaires encore reconnaissables; la membrane muqueuse de ce viscère était dans l'état

(1) Ce qui tend à faire croire que le diaphragme n'était pas refoulé en bas.

naturel. — Il ne fut pas difficile de conclure que cet homme était tombé dans l'ornière, étant dans un état d'ivresse, et que n'ayant pu se relever, il avait péri suffoqué par défaut de respiration. (Chaussier.)

OBSERVATION IIe.

Une femme âgée de trente ans, noyée le lundi 21 mai 1821, fut retirée de l'eau le surlendemain, et ouverte le 26 du même mois.

Examen du cadavre. On remarque quelques blessures assez légères sur le front, et quelques ecchymoses au-dessus des sourcils; l'œil est parfaitement fermé; la pupille dans un état de dilatation ordinaire; la face est encore incolore; la langue ne sort pas de la bouche; il n'y a pas d'écorchures aux mains ni aux doigts; on trouve du sable et de la vase dans le creux de la main et entre les ongles et la peau des doigts.

Ouverture du crâne. A l'ouverture du crâne, le sang qui s'est écoulé était assez fluide; le corps calleux a paru dans son état naturel. Les vaisseaux veineux de la dure-mère et de l'arachnoïde étaient injectés. Les ventricules latéraux renfermaient environ une petite cuillerée de sérosité sanguinolente; les plexus choroïdes étaient injectés; les veines de Galien étaient gorgées de sang; les substances corticale et médullaire étaient à peu près dans l'état naturel; leurs petits vaisseaux étaient plus injectés.

Ouverture du thorax. Les poumons étaient volumineux et crépitans (plus livides à leur partie postérieure); le sang des veines pulmonaires et des autres veines était noir et fluide. On a trouvé un mucus rougeâtre, et une petite quantité d'écume dans la trachée-artère; la bronche droite contenait une plus grande quantité d'écume; le mucus rougeâtre communiquait sa couleur à la membrane muqueuse de la trachée-artère; aussi, en enlevant ce mucus, la membrane paraissait avec sa couleur naturelle; par la pression, on faisait sortir de l'air du poumon. La trachée-artère et les bronches ne renfermaient ni eau ni vase. Le cœur contenait du sang noir fluide; il y en avait beaucoup plus dans le ventricule droit que dans le gauche, qui en renfermait à peine. Le sang aortique était très-fluide et noir.

Ouverture de l'abdomen. L'estomac contenait une quantité peu considérable de liquide (cinq ou six onces environ); les intestins renfermaient une grande quantité du même liquide.

OBSERVATION 12e.

Le mardi 17 avril 1827, on a retiré de la Seine le cadavre d'un commissionnaire âgé de quarante-cinq ans, qui y était depuis la veille. Le 20, à huit heures du matin, il présentait l'état suivant (la température avait varié pendant ces trois jours de 11° à 14° + 0°): il n'exhalait aucune odeur désagréable; la peau était de couleur naturelle, excepté à la région frontale droite, au nez, à la commissure droite des lèvres, à la partie gauche et inférieure de la poitrine, près du genou gauche, et au niveau du bord antérieur du tibia du même côté, où l'on voyait des plaques colorées, d'une largeur variable, mais qui ne dépassaient pas celle d'un écu de six francs. Parmi ces plaques, les trois premières et la dernière étaient de véritables contusions, ou des plaies contuses avec épanchement de sang dans le tissu cellulaire sous-cutané correspondant; la plus remarquable était celle qui occupait le bord antérieur du nez, où il y avait dénudation des os et de la partie supérieure du cartilage. Les deux autres plaques, de couleur jaune et brunâtre, étaient le résultat de la dessiccation de la peau qui avait été dépouillée d'épiderme. Quoique la peau du col et de la région massétérienne droite ne présentât aucune coloration insolite, si ce n'est une légère tache brune à droite, un peu au-dessus de l'angle de l'os maxillaire inférieur, tache qui était aussi le résultat de la dessiccation de la peau, on a trouvé des ecchymoses *profondes* et considérables derrière la clavicule droite, au niveau du corps thyroïde, mais surtout dans l'épaisseur du muscle masséter droit, qui était en quelque sorte le siége d'une tumeur sanguine (1).

(1) Tous les renseignemens recueillis sur cet individu portent à croire qu'il s'est suicidé, et que les contusions et les ecchymoses dont nous venons de parler, peuvent bien être le résultat d'une ou de plusieurs chutes qu'il aura faites avant de tomber dans la rivière; la quantité de vin trouvée dans l'estomac semble annoncer en effet que cet homme pouvait être dans un état d'ivresse lorsqu'il est entré dans l'eau; mais il faut l'avouer, ces lésions sont assez graves, et de nature telle qu'il ne serait pas impossible qu'elles eussent été produites par des coups reçus dans une rixe.

Les paupières et la bouche étaient fermées; la langue ne dépassait pas les lèvres, quoiqu'elle fût légèrement serrée par les dents. La face n'était pas tuméfiée. Le cadavre n'offrait plus de traces de roideur.

Ouverture. La peau du crâne, le périoste et la dure-mère étaient dans l'état naturel. Les veines de la pie-mère étaient presque vides. Le cerveau, de couleur et de consistance ordinaires, présentait à la partie qui correspondait à la contusion de la région frontale, une légère teinte rosée; une coloration semblable se remarquait à la partie postérieure du même côté. Il y avait dans les ventricules latéraux et dans le canal rachidien une quantité assez notable de sérosité. Le cervelet était dans l'état naturel.

Le diaphragme était refoulé en haut jusqu'au niveau de la sixième côte sternale. Le larynx, la trachée-artère et les bronches, dans l'état normal, *n'offraient point d'écume;* la trachée-artère renfermait une matière pulpeuse, grisâtre, mêlée de points rouges, sans gravier, et une petite quantité de liquide aqueux. Les poumons, d'une couleur ardoisée naturelle, libres d'adhérence, étaient très-crépitans et ne s'affaissaient point par l'action de l'air; ils contenaient du sang fluide, sans en être gorgés; lorsqu'on les pressait il en sortait du sang écumeux. On voyait dans chacune des cavités des plèvres environ trois onces de sérosité sanguinolente. Le péricarde et le cœur étaient dans l'état naturel; il n'y avait qu'une petite quantité de sang liquide dans l'oreillette et le ventricule droits. L'aorte était vide et de couleur naturelle. La veine cave inférieure contenait un peu de sang fluide; ses parois n'étaient pas rouges.

Le foie, la rate, le pancréas, les reins, les uretères et la vessie étaient dans l'état normal; il y avait dans ce dernier organe environ trois onces d'urine. La vésicule du fiel renfermait de la bile rougeâtre. L'estomac, de couleur naturelle à l'extérieur, non distendu, contenait une quantité ordinaire d'une matière grisâtre, pulpeuse, comme chymeuse, semblable à celle qui existait dans la trachée; cette matière nageait dans un liquide virieux rougeâtre; la membrane muqueuse de ce viscère était rosée dans toute son étendue, ce qui paraissait tenir à ce que l'individu était mort pendant la digestion. Le pharynx renfermait aussi une grande quantité de matière pulpeuse, grisâtre, semblable à la précédente. Le duodénum et le jéjunum paraissaient sains; le dernier de ces intestins contenait beaucoup de liquide blanchâtre épais. L'iléon et les gros intestins étaient le siége d'une inflammation évidente; leur membrane interne était d'un rouge vif; on voyait dans une partie de leur étendue un liquide gluant, rougeâtre, ayant l'aspect de gelée de groseilles; la partie inférieure du rectum était distendue par une matière fluide bourbeuse.

OBSERVATION 13e.

Le 11 avril 1827, dans la matinée, on a retiré de la Seine le cadavre d'un homme athlétique, âgé de vingt-cinq ans, qui s'y était jeté huit jours auparavant. Examiné deux heures après, il était de couleur naturelle et nullement gonflé, excepté la face, qui était légèrement tuméfiée et d'un rouge foncé. Le 13, à onze heures du matin, la peau du crâne est d'un brun verdâtre; la face est très-tuméfiée, d'un vert foncé et d'un rouge ocracé foncé par parties; les lèvres déformées sont très-tuméfiées, et laissent entre elles un espace de quelques lignes; la langue dépasse les dents de trois à quatre lignes; le nez est d'un vert foncé; les paupières sont fermées et très-tuméfiées; en les séparant, on voit les yeux pleins, humides et peu saillans. La peau du col est d'un vert bouteille; excepté à sa partie antérieure et moyenne, qui est d'un rouge assez intense, et qui est dépourvue d'épiderme. Le thorax est d'un vert un peu moins foncé que le col; on y voit des lignes violacées qui suivent la direction des vaisseaux sous-cutanés; cette teinte verte est d'autant moins marquée, qu'on s'approche davantage de la région hypogastrique, dont la peau n'offre guère qu'une couleur blanche verdâtre; on remarque sur les flancs et sur les parties latérales du thorax des plaques d'un rouge brun peu intense. Tout le tronc est emphysémateux. Les membres thoraciques, d'un blanc verdâtre, sont également emphysémateux et sillonnés de lignes vertes qui suivent la direction des veines sous-cutanées; quelques-unes de leurs parties sont dépouillées d'épiderme. Les cuisses ont à peu près la couleur naturelle; la droite, privée d'épiderme dans son tiers inférieur et antérieur, offre une couleur jaune d'ocre sale, résultat de la dessiccation de la peau; l'épiderme de la cuisse gauche est enlevé dans toute sa face interne. Les jambes, de couleur à peu près naturelle, offrent çà et là des taches verdâtres et rougeâtres remarquables, surtout à la partie supérieure et antérieure et à la malléole interne. Les pieds sont pourvus d'épiderme. Le scrotum est excessivement distendu par des gaz. (La température avait varié depuis le 11, de 10 à 20° + 0° th. centigr.)

Ouverture. Le tissu cellulaire du crâne est infiltré d'un liquide rouge assez clair, beaucoup plus abondant à la partie postérieure, où il est d'un rouge foncé et fétide; lorsqu'on le sépare des parties voisines, il s'en dégage des gaz fétides. Le périoste ne se détache pas facilement. Les muscles temporaux sont assez résistans, d'un rouge violacé peu foncé et infiltrés de liquide, mais non macérés. En enlevant les os du crâne, on déchire le sinus longitudinal supérieur, et il s'en écoule une assez grande quantité de sang fluide noir. La dure-mère offre une teinte à peine violacée, si ce n'est le long du sinus longitudinal, où elle est plus prononcée; du reste, elle n'est pas soulevée par des gaz. L'arachnoïde et la pie-mère ne sont pas colorées; on remarque seulement des stries rouges qui correspondent aux vaisseaux; plusieurs ramifications de ces vaisseaux contiennent du sang noir foncé. L'extérieur du cerveau est d'un gris légèrement verdâtre; il en est de même de toute l'épaisseur de la substance corticale; la partie médullaire est blanche à peu près comme dans l'état naturel, et n'est le siége d'aucune injection vasculaire; il n'y a point de sérosité dans les ventricules cérébraux;

la consistance de cet organe est à peu près comme dans l'état normal. Le cervelet, beaucoup moins consistant que le cerveau, offre aussi moins de blancheur dans sa partie médullaire. En coupant les sinus latéraux, il s'écoule une assez grande quantité de *sang noir fluide mêlé de quelques caillots peu consistans* et de beaucoup de gaz.

La cavité des plèvres contient de l'un et l'autre côté, mais surtout à gauche, quelques onces d'un liquide rouge foncé. Les poumons sont adhérens sur plusieurs points à la plèvre costale droite; ils sont libres à gauche; leur couleur est rouge, marbrée de brun, comme dans l'etat naturel; leur volume est ordinaire; ils sont très-crépitans, et beaucoup moins mous que ceux des cadavres qui sont restés long-temps dans l'eau; lorsqu'on les comprime, il s'en écoule des gaz et un liquide sanguinolent: on ne voit sur aucun point de leur surface que la plèvre soit soulevée par des gaz; leurs vaisseaux contiennent du sang noir assez épais. Le *larynx*, la *trachée-artère* et les *bronches* ne renferment ni *vase*, ni *écume*, ni *aucune autre matière*; leur membrane interne est d'un rouge violacé. Le péricarde, distendu par des gaz, contient environ une once d'un liquide sanguinolent. Le cœur, dont la consistance est normale, n'offre point de sang dans ses cavités gauches, tandis qu'il y a *un caillot* peu consistant dans le ventricule droit; la face interne de ce ventricule est de couleur lie de vin très-clair; la couleur de la surface interne du ventricule gauche est naturelle. *Le diaphragme est refoulé en haut.*

Le tissu cellulaire des parois de l'abdomen est d'un jaune verdâtre. Les muscles sont rouges. La cavité du péritoine renferme beaucoup de gaz et fort peu d'un liquide rouge peu foncé. L'estomac est distendu par des gaz; sa membrane séreuse, généralement peu colorée, offre cependant çà et là quelques plaques jaunâtres, rougeâtres et violettes : il est légèrement emphysémateux dans toute l'étendue de sa face antérieure; il ne renferme qu'une petite quantité d'un liquide vineux mêlé de quelques portions d'alimens; sa membrane muqueuse, diversement colorée, est jaune, rosée, rouge et violette par plaques; il y a un emphysème sous-muqueux considérable. Les intestins sont affaissés; les grêles, de couleur naturelle, offrent dans certains points des ramifications vasculaires injectées, et dans d'autres un emphysème sous-péritonéal assez marqué; le colon est verdâtre, le rectum de couleur ordinaire. La tunique interne du canal intestinal est dans l'état normal; on trouve des matières fécales molles, verdâtres, dans le colon et dans le rectum. L'épiploon ne présente rien de remarquable. Le *foie* contient une assez grande quantité de sang fluide mêlé de gaz; il offre la couleur et la consistance ordinaires; on distingue dans beaucoup d'endroits la substance jaune qui entre dans sa composition. La vésicule biliaire, d'un jaune orangé foncé, renferme de la bile de même couleur. Le pancréas est un peu plus rougeâtre que dans l'état naturel. La rate, d'un vert foncé à l'extérieur, lie de vin foncée à l'intérieur, est très-emphysémateuse, se déchire assez facilement, et contient une assez grande quantité de liquide d'un violet foncé. Les reins sont à peu près dans l'état naturel; toutefois, leur couleur tire un peu plus sur le violet, et lorsqu'on les presse il en sort un liquide semblable à l'huile. Les uretères sont d'un violet clair. La vessie, non contractée sur elle-même, est vide et dans l'état naturel. Les vaisseaux veineux contiennent en général une assez grande quantité de sang, moitié fluide, *moitié coagulé*; mais les caillots sont peu consistans: on voit à la surface de ce sang des gouttelettes d'huile. L'aorte abdominale et thoracique renferme aussi du sang, mais en quantité moindre; leurs parois sont rougeâtres.

OBSERVATION 14e.

Wolf, âgé de vingt-six ans, se jeta à l'eau le premier décembre 1826; il en fut retiré le 20 du même mois dans la matinée. *Examen du corps ce même jour à midi.* La face est légèrement gonflée, décolorée, excepté à la partie moyenne du front depuis la racine du nez jusqu'à l'implantation des cheveux, où elle présente, dans une étendue de deux pouces et demi environ, une teinte d'un rouge ocracé; la partie interne de chaque paupière supérieure et la partie postérieure du bord libre des lèvres offrent aussi une teinte analogue. Le menton et la lèvre supérieure sont les seules parties de la face recouvertes d'épiderme, et encore est-il très-ramolli et comme retenu par la barbe. Les paupières sont fermées et sans gonflement. La bouche est entr'ouverte; la langue est dans la bouche; elle est de couleur naturelle et peu gonflée; les gencives sont livides; la peau du col, dépouillée d'épiderme, est de couleur-naturelle, à l'exception de quelques légères marbrures rosées; celle qui recouvre les deux grands pectoraux est livide, si ce n'est près du sternum, où elle offre une couleur rouge cerise. La partie antérieure des bras, des épaules, des cuisses, est d'un blanc tirant légèrement sur le violacé; cette teinte est encore moins sensible dans la peau de la partie postérieure du corps. Les mains et les pieds sont en partie dénudés d'épiderme, qui est blanchâtre, gonflé et ramolli; il y a de la vase entre les ongles et les doigts; le pénis et le scrotum sont dans l'état naturel; la peau est encore consistante dans les endroits où elle est à nu, car elle résiste assez lorsqu'on cherche à l'arracher avec des pinces. Le cadavre est flasque. *Le 21 décembre, à onze heures* (1), la peau correspondante au pectoral et au bras droit est presque entièrement décolorée; on remarque près de la clavicule gauche une plaque verdâtre; la face et les autres parties du corps sont à peu près dans le même état. *Le 23 décembre*, la face est un peu plus rouge; on n'observe aucun autre changement notable.

Ouverture du cadavre. Le cadavre exhale à peine une odeur fétide : on voit une infiltration séro-sanguinolente considérable au-dessous des tégumens du crâne, et notamment à la partie supérieure et latérale

---

(1) Depuis deux ou trois jours, la température variait de 0° à 4° + 0°.

gauche. La dure-mère est imbibée de sang, surtout dans le trajet des vaisseaux, qui sont vides et parfaitement dessinés en noir par la matière colorante du sang qui y est restée attachée. Les veines de la pie-mère cérébrale sont légèrement injectées par un sang très-noir, un peu poisseux; leurs parois sont affaissées. Le cerveau ne paraît pas putréfié; sa substance grise est pulpeuse; la substance médullaire est plus molle que dans l'état naturel, et d'un blanc tirant un peu sur le jaunâtre. Il n'y a point de sérosité dans les ventricules. On ne découvre point d'épanchement sanguin. L'arachnoïde et la pie-mère qui recouvrent la base du cervelet sont rouges, effet de l'imbibition sanguine. Les poumons sont crépitans, non livides, et *sans aucune trace d'écume ni de liquide écumeux*; celui du côté droit est adhérent à la plèvre costale; l'autre est libre: aussi trouve-t-on dans le côté gauche de la poitrine environ une demi-livre de sérosité sanguinolente, tandis qu'il n'y en a pas à droite. *Il n'y a point d'écume dans la trachée-artère ni dans les bronches*; les dernières ramifications bronchiques contiennent un peu de liquide *non spumeux*, rougeâtre : la membrane muqueuse de la trachée-artère et des bronches est d'un rouge brun, couleur qui tient évidemment à une imbibition sanguine postérieure à la mort. Le cœur est mou; sa cavité droite, ainsi que les gros troncs vasculaires, sont remplis d'un sang noir peu liquide. *Le diaphragme est refoulé en haut*. L'abdomen contient environ dix onces de sérosité rougeâtre. L'estomac et les intestins sont d'un rouge de vin à l'extérieur, ce qui est encore l'effet d'une imbibition cadavérique. Les membranes muqueuse et musculeuse de ces organes sont de couleur blanchâtre. L'estomac renferme environ huit onces de liquide. Le foie, de couleur et de consistance ordinaires, est assez gorgé de sang. La rate et les reins sont dans l'état naturel. La vessie contient environ trois cuillerées à bouche d'urine teinte en rouge, offrant la même couleur que la sérosité abdominale dont nous avons parlé.

OBSERVATION 15e.

N**, âgé de trente ans, d'une forte constitution, a été retiré de la Seine le 9 avril 1827 au soir : tout porte à croire qu'il était dans l'eau depuis trois semaines environ. On l'a examiné le lendemain à deux heures de l'après-midi. La face est tuméfiée, et d'un rouge d'ocre assez foncé dans presque toute son étendue; la couleur du nez est encore plus foncée; la peau qui recouvre la mâchoire inférieure est décolorée, si ce n'est qu'on y voit çà et là des vergetures verdâtres. La bouche est entr'ouverte; la langue, de couleur naturelle, est serrée entre les dents; les lèvres sont d'un vert peu foncé; les paupières, très-rapprochées l'une de l'autre, paraissent être pressées en avant par le globe de l'œil; les yeux sont pleins; la peau du crâne est d'un rouge d'ocre. Les membres sont à peu près dans l'état naturel; seulement ils présentent quelques lignes rougeâtres qui suivent le trajet des vaisseaux sous-cutanés. Le col, gonflé, verdâtre, offre çà et là en avant des taches d'un violet assez foncé, non circonscrites. Au milieu de la face antérieure du thorax il y a une plaque d'un rouge ocracé qui s'étend depuis la fourchette du sternum jusqu'à quatre pouces et demi au-dessous, large de quatre pouces en haut et de deux en bas, ce qui lui donne une forme d'un triangle tronqué; à l'un des angles de ce triangle, la partie rouge est privée d'épiderme; sur d'autres parties du thorax, on remarque des taches verdâtres qui sont d'autant plus foncées et d'autant plus larges, qu'elles sont situées plus près du col: toutes ces parties sont couvertes d'épiderme. L'abdomen, quoique tendu, est peu volumineux; il est à peine coloré, si ce n'est vers les parties latérales, où l'on aperçoit quelques taches vertes peu considérables. Le scrotum est tuméfié; la verge est dans un état d'érection molle. L'épiderme des pieds et des mains est adhérent; il avait été enlevé sur différentes parties du corps, lorsque celui-ci avait été nettoyé par les garçons de la morgue. Le 12 avril, à dix heures du matin, le cadavre était bien plus tuméfié; la face, d'un volume considérable, est d'un vert brun foncé dans presque toute son étendue; il en est de même de la peau du crâne et du col. L'œil droit est très-saillant entre les paupières; le gauche est toujours fermé. Le thorax est d'un vert plus foncé que le vert-pré; il y a des portions de peau desséchée au niveau des muscles pectoraux. L'abdomen présente une teinte moins uniformément verte que le thorax; les flancs sont d'une couleur plus foncée. Les membres thoraciques sont d'un vert clair dans les parties qui ne sont pas desséchées; celles-ci sont d'un jaune plus ou moins foncé; on observe aussi quelques lignes d'un bleu foncé qui suivent la direction des vaisseaux. Les membres inférieurs offrent çà et là des plaques vertes; il y a plus de parties jaunes desséchées qu'aux membres thoraciques; on remarque aussi à la partie supérieure des cuisses, et à la partie interne et inférieure du pied droit, des taches d'un rouge ocracé. La peau du creux des aisselles et de la portion du col sur laquelle la tête appuyait, n'est pas colorée.

Le tissu cellulaire de la partie antérieure de la tête ne présente rien de remarquable; celui de la partie postérieure est gorgé de sang fluide très-noir et très-fétide. Le périoste se détache avec facilité; il est d'un rouge violet postérieurement, et dans cette partie il recouvre une certaine quantité de sang semblable au précédent. En ouvrant le crâne, il s'exhale une odeur infecte, due probablement à des gaz qui étaient situés entre la dure-mère et les os: en effet, on trouve cette membrane assez éloignée de la voûte crânienne. La dure-mère est d'un violet foncé; elle est soulevée en forme de vessie par des gaz qui se trouvent en assez grande quantité entre elle et le cerveau dans la région frontale. La surface externe du cerveau est d'un rouge brun, tandis que la couleur de la substance corticale est verte-grisâtre et celle du tissu médullaire blanche-verdâtre; la consistance de ce viscère est assez diminuée, puisqu'il coule comme une bouillie épaisse et très-fétide lorsqu'on l'abandonne à lui-même après en avoir coupé quelques lambeaux. Le cervelet, d'un vert plus foncé que le cerveau, est encore plus mou.

Le tissu cellulaire des parties antérieure et latérale

du thorax est infiltré de gaz ; il en est de même de celui qui sépare les muscles de cette région. *Le diaphragme est refoulé en haut jusqu'à la cinquième vraie côte.* On trouve dans la cavité des plèvres, plus à droite qu'à gauche, une certaine quantité d'un liquide rouge foncé, fétide. Le médiastin ne présente pas l'aspect humide qui lui est propre. Les poumons, libres de toute adhérence, sont d'un rouge peu foncé à la partie postérieure, et verdâtres en avant; leur surface externe, surtout à la base, offre une multitude de vésicules, véritables bulles formées par des gaz développés entre le tissu du poumon et la plèvre, qu'ils ont soulevée ; ils sont crépitans ; lorsqu'on les presse, il en sort à peine un liquide sanguinolent, mais il se dégage assez de gaz. Le larynx, la trachée-artère et les bronches, d'un rouge violet à l'intérieur, *ne contiennent aucune trace d'écume :* on n'y trouve qu'une petite quantité d'un liquide rouge semblable à celui qui existe dans la cavité des plèvres, du péritoine et dans l'estomac. Le péricarde ne contient ni gaz ni liquide. Le cœur, flasque, n'est point desséché ; ses ventricules sont vides ; le droit est d'un rouge brun dans presque toute son épaisseur ; le gauche est d'un rouge moins foncé, et la rougeur s'étend à peine à un quart de ligne dans le tissu charnu.

La cavité du péritoine est distendue par une grande quantité de gaz fétides, ce qui augmente le volume de l'abdomen ; elle contient aussi trois ou quatre onces d'un liquide rouge, sanguinolent, d'une odeur insupportable. La surface externe de l'estomac est d'un brun violet à sa partie antérieure, et d'un rouge moins foncé en arrière; sa membrane muqueuse, d'un rouge violacé, offre çà et là des plaques assez larges d'un vert noirâtre, que l'on n'enlève pas en frottant avec le scalpel; on voit près du cardia un emphysème sous-muqueux de peu d'étendue: ce viscère ne contient guère que trois à quatre onces d'un liquide rouge foncé, semblable à celui qui existait dans la trachée-artère et dans la cavité des plèvres. Les intestins sont distendus par des gaz; ils sont d'une couleur rosée à l'extérieur, excepté le colon gauche, qui est verdâtre; leurs tuniques sont emphysémateuses; lorsqu'on les incise, il en sort des gaz très-fétides; leur membrane interne est d'un rouge violet, résultat probable de l'imbibition cadavérique. L'épiploon est légèrement verdâtre. La rate est volumineuse, distendue par des gaz, d'un vert gris foncé à l'extérieur et noirâtre à l'intérieur, facile à déchirer; par la pression, on en fait sortir un liquide qui a la couleur du bistre lorsqu'il est étendu en couches minces. Le foie offre une couleur verte plus foncée encore que celle de la rate, surtout à l'intérieur; il est assez consistant; on ne distingue plus la substance jaune. La vésicule biliaire est emphysémateuse, et renferme de la bile assez fluide, de couleur safran foncé. La couleur des reins est un peu plus foncée que dans l'état naturel; les diverses substances qui les composent sont assez distinctes; ils se déchirent assez facilement. Les uretères sont violets. La vessie n'est pas contractée sur elle-même et ne renferme point d'urine; sa membrane interne est incolore et soulevée çà et là par des gaz, ce qui lui donne une apparence vésiculeuse; ses vaisseaux sont pour la plupart *injectés en rouge clair.* Aucun des organes abdominaux n'est desséché. L'aorte est vide. La veine cave inférieure contient un peu de sang fluide; les parois de ses vaisseaux sont d'un rouge foncé. (Du 9 au 12 avril; la température avait varié de 14 à 20° + 0° th. centigr.)

OBSERVATION 16e.

X***, militaire, âgé de vingt-six ans, s'est jeté à l'eau le 1er mars 1827, et en a été retiré le 30 du même mois. Au sortir de la Seine, le cadavre, quoique légèrement tuméfié, était pâle; mais ayant été exposé à la *morgue* pendant trois jours, il n'a pas tardé à se colorer et à se gonfler. Le 2 avril, à trois heures, il offrait l'état suivant (1):

Face tuméfiée et d'un rouge brun, beaucoup plus foncé et presque noir auprès des lèvres, au nez et aux paupières; celles-ci sont fermées du côté gauche, tandis qu'à droite elles sont écartées par la saillie que forme le globe oculaire qui est repoussé au dehors. La langue, fortement serrée entre les dents, sort de la bouche d'environ deux lignes; la portion qui n'est pas en contact avec l'air conserve sa couleur naturelle, tandis que la partie qui fait saillie est brune. La peau des parties antérieure et latérale du cou et de la poitrine est d'un

(1) Pendant ces trois jours la température de l'atmosphère a varié de 7° à 16° = 0° th. centigr.

vert foncé ; celle de l'abdomen et des membres est d'un vert plus clair ; mais il est à remarquer que les parties postérieures du corps qui reposent sur la pierre ; les portions internes des cuisses qui sont appliquées l'une contre l'autre, et la partie interne des bras qui touche le tronc, sont presque incolores ; ce qui tient évidemment à ce que l'air n'a pas agi immédiatement sur ces parties. Le scrotum est tuméfié, emphysémateux et incolore. Presque toute la surface du corps est dépouillée d'épiderme, non pas qu'il en fût ainsi quand le cadavre a été retiré de l'eau : alors l'épiderme couvrait une grande partie de la peau ; mais il était tellement ramolli et soulevé, qu'il a été facilement détaché par les lotions qui ont été faites pour nettoyer le corps. Partout où l'épiderme manque, les veines sous-cutanées sont parfaitement dessinées par la transsudation du sang au travers de leurs parois. La consistance de la peau est, à peu de chose près la même que dans l'état naturel. Le tissu cellulaire sous-cutané est généralement emphysémateux.

Le tissu cellulaire des tégumens du crâne est infiltré de sérosité sanguinolente. Le périoste se détache avec la plus grande facilité, et sa face inférieure est également soulevée et colorée par de la sérosité rouge. La dure-mère du côté gauche est d'un rouge brun dans toute son étendue, tandis que de l'autre côté on n'observe qu'une injection très-prononcée de l'artère méningée moyenne. Le sinus longitudinal supérieur et les veines qui s'y rendent sont distendus par des gaz. On voit au-dessous de la pie-mère cérébrale du côté gauche une infiltration considérable de sang noir sanieux. Le cerveau est verdâtre, très-ramolli, et prêt à se déchirer lorsqu'on ne le soutient pas; les deux substances qui le constituent sont très-distinctes; la blanche offre plus particulièrement l'aspect verdâtre dont nous avons parlé. Le cervelet est encore plus mou que le cerveau, dont il partage la couleur.

Les muscles des parois thoraciques sont mous et se déchirent facilement; il existe des gaz entre les poumons et ses parois. Les cavités des plèvres renferment chacune environ six ou huit onces d'un liquide rougeâtre, sanguinolent et fétide. Les poumons sont d'un rouge brun, peu crépitans et emphysémateux, au point que la plèvre qui les recouvre est soulevée çà et là par des gaz, et forme des vésicules de la grosseur de petites noisettes; ils contiennent peu de sang; toutefois, lorsqu'on les presse, on fait refluer un liquide rougeâtre, écumeux, et il sort d'une des bronches gros comme une petite lentille d'une matière blanche, jaunâtre, s'écrasant facilement, et ressemblant à une portion de haricot cuit. La face interne du larynx, de la trachée-artère et du commencement des bronches, est violette, parfaitement lisse, sans la moindre trace d'écume. On voit à la partie supérieure du larynx quelques parcelles de cette matière molle d'un blanc jaunâtre, que nous avons déjà signalée en petite quantité dans une des bronches. Le cœur est très-volumineux et flasque; il ne renferme point de sang; il est d'un violet foncé à l'intérieur : cette couleur teint les parois charnues de l'organe dans l'épaisseur d'une ligne environ. L'aorte contient un peu de sang fluide; il y en a encore moins dans la veine cave : la membrane interne de tous les vaisseaux sanguins est d'un rouge violet.

L'abdomen est distendu par des gaz. Le *diaphragme est refoulé vers la poitrine*, surtout à droite, où l'on remarque entre lui et le foie une quantité notable de gaz. La rate est volumineuse, molle, remplie d'une sanie brunâtre liquide. Les reins, de couleur ordinaire, ont perdu un peu de leur consistance. Le foie est à peu près dans l'état naturel, si ce n'est qu'il est verdâtre à sa surface. La vésicule du fiel est blanchâtre, emphysémateuse, et renferme de la bile rougeâtre. L'estomac, très-ample, est distendu par des gaz; il contient environ douze onces d'une bouillie claire, au milieu de laquelle nagent des débris de haricots semblables à ceux que contenait le larynx et une des bronches; sa membrane interne est injectée en violet. Le canal intestinal est rougeâtre à l'extérieur et peu injecté; il contient aussi des matières molles grisâtres. La vessie n'est pas affaissée sur elle-même; elle ne renferme guère qu'une cuillerée à café d'urine d'un jaune citrin : sa membrane muqueuse est dans l'état naturel.

OBSERVATION 17e.

N...., âgé de cinquante ans, a été retiré de l'eau le 8 avril à huit heures du matin, trente-deux jours après s'être jeté à la rivière. On l'a examiné le lendemain à trois heures de l'après-midi (la température de l'atmosphère avait été de 11 à 18° 0° th. centigr. pendant ces deux jours). La surface du corps était presque entièrement dépouillée d'épiderme; là où il en restait encore, on pouvait le détacher très-facilement avec la pointe d'un scalpel ou avec l'ongle. Il y avait de la vase dans l'interstice des ongles des mains. La face était tuméfiée, diversement colorée par plaques vertes, rouges, brunes; la peau du crâne était d'un rouge brun; les veines sous-cutanées de la tête étaient distendues par des gaz et par une sanie fétide. Les paupières de l'œil droit étaient entr'ouvertes; celles de l'autre œil étaient rapprochées. La langue ne dépassait pas les dents et n'était pas serrée par elles. La peau du thorax et de la partie supérieure de l'abdomen était d'un vert jaunâtre; celle du bras gauche offrait çà et là des plaques d'un vert foncé et des lignes d'un brun foncé qui suivaient le trajet des veines sous-cutanées. Les membres inférieurs étaient moins colorés. Le scrotum était dans l'état naturel. Il est à remarquer que la portion de la peau du cou sur laquelle appuyait le menton, et qui n'avait pas eu le contact de l'air, n'était pas colorée; il en était de même de la peau du creux de l'aisselle. Le derme n'offrait *aucune trace de corrosion.* Le tronc, mais surtout la poitrine et le cou, étaient le siége d'un emphysème considérable.

Les muscles temporo-maxillaires étaient ramollis et comme imbibés d'une sanie rougeâtre mêlée de gaz; le tissu cellulaire de la région mastoïdienne droite était également infiltré d'un liquide sanguinolent, ce qui lui donnait au premier abord un aspect gélatineux. La dure-mère de la région frontale était séparée de la portion correspondante du cerveau par une quantité considérable de gaz, en sorte qu'il semblait y avoir là une vessie gonflée d'air, et divisée en deux parties par la faux du cerveau. Lorsqu'on incisait la méninge dans cet endroit, il en sortait une grande quantité de gaz d'une fétidité insupportable : du reste, cette membrane offrait une couleur rougeâtre. Le cerveau présentait la même nuance à l'extérieur, effet de l'imbibition cadavérique; il était vert à l'intérieur, où l'on remarquait plusieurs petites cavités remplies de gaz; il était ramolli; cependant les deux substances médullaire et corticale étaient bien distinctes. Le cervelet était beaucoup plus mou et de la même couleur; toutes les parties de l'encéphale situées à la base du crâne étaient diffluentes.

Le diaphragme était refoulé en haut. Le cœur est flasque, d'un violet foncé à l'intérieur; cette couleur teint les parois charnues de l'organe dans l'épaisseur d'une demi-ligne environ, surtout dans les cavités droites; le ventricule pulmonaire renferme une petite quantité de sang noir liquide. On voit çà et là dans le larynx et dans la trachée-artère des corpuscules blanchâtres, ressemblant au premier abord à des grains de sable, mais qu'on écrase facilement, comme si c'étaient des haricots cuits ou du fromage ramolli. *On n'aperçoit aucune trace d'écume ni de liquide.* La membrane interne qui tapisse ces organes ainsi que celle des bronches, est d'un rouge violet uniforme. Les poumons sont très adhérens; aussi ne trouve-t-on pas de liquide épanché à leur surface; ils offrent une couleur brune verdâtre foncée, et sont gorgés d'un liquide sanguinolent; lorsqu'on les presse, il en sort une assez grande quantité de sang liquide, d'un brun foncé mêlé de gaz. On ne remarque aucune vésicule gazeuse entre la plèvre et le poumon. L'aorte, l'artère pulmonaire, les veines caves et pulmonaires, sont d'un rouge violet : on y trouve à peine du sang fluide noir, mais il est mêlé de beaucoup de gaz.

La cavité du péritoine est considérablement distendue par des gaz. La face externe de l'estomac est d'un rouge cerise; les veines coronaires sont également distendues par des gaz; la membrane séreuse des intestins offre une couleur légèrement rosée; le colon est notablement distendu par des gaz. L'estomac renferme environ six onces d'un chyme liquide, dans lequel on voit nager des flocons blanchâtres analogues à ceux que contenaient le larynx et la trachée; sa membrane muqueuse est légèrement violacée, tandis que la tunique interne des intestins est dans l'état naturel. Le foie est d'un rouge brun uniforme; on ne peut plus distinguer la substance jaune de la brune; sa consistance est ordinaire. La rate est verte à l'extérieur et brune à l'intérieur; elle ne se déchire pas plus facilement que dans les cas où la mort est récente. Les reins sont d'un violet foncé; du reste, leur consistance est ordinaire, et on y distingue bien encore les diverses substances qui les forment. La vessie est distendue, et renferme environ quatre onces d'urine citrine; sa membrane muqueuse est de couleur naturelle.

OBSERVATION 18e.

P***, âgé de soixante ans, s'est jeté à l'eau le 1er janvier 1827, et en a été retiré le 8 avril. Il a été examiné six heures après, lors de son arrivée à la morgue. La peau était entièrement dépouillée d'épiderme; elle offrait une teinte d'un blanc rosé au tronc, aux bras et aux cuisses, et était parsemée çà et là de plaques larges comme la main, d'un rouge assez vif; les jambes étaient colorées en *bleu d'indigo* dans toute leur étendue. La face, légèrement tuméfiée, était d'un blanc grisâtre, rugueuse, consistante, ayant l'aspect du gras des cadavres, surtout au bord libre des lèvres et au menton. On ne saurait mieux comparer la couleur grise de la peau de la face et du crâne, qu'à celle de la face des cadavres qui sont restés pendant quelque temps dans une dissolution de sublimé corrosif. Les yeux étaient saillans, les paupières très-écartées et comme recroquevillées. Le scrotum est distendu par des gaz. Il n'y a plus d'ongles. On remarque à la partie postérieure des fesses et des cuisses un assez grand nombre de *corrosions* de quatre à huit lignes de longueur, de deux à trois lignes de large; dans plusieurs de ces corrosions, semblables du reste à celles qui ont déjà été décrites en parlant de la putréfaction dans l'eau stagnante (*voy.* page 13), le derme est entièrement détruit, tandis que dans d'autres la destruction est moins avancée; la partie antérieure des cuisses est également le siége de semblables corrosions; mais elles sont plus petites, circulaires et moins nombreuses. Lorsqu'on cherche à arracher la peau avec des pinces dans toute autre partie que là où elle est corrodée, on s'aperçoit qu'elle ne se déchire pas facilement..... Le 9 avril, la face est dans le même état, si ce n'est qu'elle est un peu plus tuméfiée; la couleur bleue des jambes a presque entièrement disparu, et est remplacée par une nuance d'un vert sale qui existe déjà d'une manière irrégulière sur toute la surface du corps, excepté à la face, et qui alterne avec des plaques rouges. Le cadavre exhale une odeur bien plus fétide que la veille. Le 10 avril, la couleur verte est beaucoup plus foncée; toute la surface du corps est luisante et couverte d'une matière huileuse. Le ventre est ballonné. Une sanie rougeâtre sort de la bouche. La face, quoique tuméfiée, conserve à peu près l'aspect qu'elle avait le premier jour, si ce n'est qu'elle a légèrement bruni. Il est difficile d'imaginer une odeur plus insupportable que celle qu'exhale le corps (1).

Ouverture du cadavre. Le périoste est déjà entièrement décollé; il existe entre lui et la peau un liquide sanguinolent qui infiltre le tissu cellulaire et lui donne l'aspect d'une gelée rouge. Il n'y a point de sang entre la dure-mère et le crâne. La méninge, d'une couleur violette claire dans toute son étendue, est notablement soulevée par des gaz à la région frontale; ceux-ci se dégagent en répandant une odeur excessivement fétide lorsqu'on incise la membrane. La surface du cer-

(1) Du 8 au 10 avril, la température a varié de 11 à 18° + 0° th. centigrade.

veau offre une teinte rougeâtre, surtout en avant, là où les gaz étaient accumulés; la couleur, beaucoup moins foncée en arrière, laisse apercevoir la teinte grise verdâtre de la substance cérébrale. Quoi qu'il en soit, la surface de l'encéphale n'est pas desséchée, comme cela a lieu pour d'autres organes. En coupant le cerveau, on le trouve très-ramolli, mais on peut distinguer les deux substances : la médullaire est d'un gris verdâtre, la corticale est un peu plus foncée. Le ramollissement des parties inférieures de cet organe est encore plus considérable. Le cervelet est diffluent, pultacé et sous forme d'une sanie d'un gris rougeâtre.

La poitrine, le col et l'abdomen sont le siége d'un emphysème considérable. Les deux cavités des plèvres renferment une quantité notable de gaz très-fétides et quelques cuillerées d'un liquide brunâtre sanguinolent, qui est un peu plus abondant à gauche. Les poumons, nullement adhérens, sont peu dilatés et comme revenus sur eux-mêmes, d'un vert foncé à la surface, bruns entre les lobes, crépitans; leur tissu ressemble à celui d'une rate ramollie; lorsqu'on les comprime, ils fournissent des gaz et un liquide d'un rouge brun fétide. Le larynx, la trachée-artère et les bronches contiennent une assez grande quantité de corpuscules d'un blanc grisâtre, faciles à écraser, et semblables à de la pulpe de haricots cuits. *On n'y aperçoit aucune trace d'écume ni de liquide.* La membrane interne qui les tapisse est d'un rouge violet uniforme. La portion du médiastin qui correspond au péricarde, le bord antérieur des poumons et une partie de la face supérieure du diaphragme, n'offrent pas l'aspect humide qu'ils présentent ordinairement; *ils paraissent comme desséchés.* On remarque un état de dessiccation semblable à la surface interne du péricarde et à la surface externe du cœur, qui semblent collées : du reste, ce dernier organe est mou, facile à déchirer, d'un brun très-foncé à l'intérieur du ventricule droit, un peu moins coloré dans le ventricule gauche. On remarque une petite quantité de sang noir collée aux parois internes de ces ventricules. Le *diaphragme est refoulé en haut*, surtout à droite, où il est séparé du foie par des gaz fétides.

Les parois abdominales sont très-épaisses, et contiennent beaucoup de graisse, dont les globules sont séparés par des gaz. La face interne du péritoine est *desséchée* et collée au grand épiploon; il existe aussi beaucoup de gaz dans la cavité péritonéale. L'estomac est d'un rouge violet à l'extérieur; ses parois sont emphysémateuses. La surface externe des intestins grêles est d'un rouge brun, tandis que cette couleur est moins foncée à l'extérieur des gros intestins. L'épiploon est *desséché* dans plusieurs points, qui offrent une couleur brune. On trouve dans l'intérieur de l'estomac trois ou quatre cuillerées seulement d'une matière pultacée grisâtre, dans laquelle nagent des flocons semblables à ceux que l'on a retirés du larynx, de la trachée-artère et des bronches; sa membrane muqueuse est moins rouge que la séreuse, tandis que la tunique interne des intestins offre à peu près la même couleur que l'externe. Le foie est d'un rouge brun uniforme; on ne peut plus distinguer la substance jaune de la brune; il se déchire facilement ; sa face supérieure est *desséchée* dans une assez grande étendue. La rate, couleur de lie de vin, est aussi *très-desséchée;* aussitôt qu'on cherche à la séparer, elle se déchire et se réduit en une sanie rougeâtre. Les reins sont d'un violet foncé, très-mous : on a de la peine à distinguer les diverses substances qui les composent. La vessie, *non contractée* sur elle-même, ne renferme qu'environ une demi-cuillerée à café d'urine rougeâtre; sa membrane interne, légèrement rosée, est soulevée sur plusieurs points par des gaz, ce qui constitue des vésicules de la grosseur d'une noisette. L'aorte contient à peine un atome d'un liquide rougeâtre peu foncé. La veine cave inférieure est vide ; les parois de ces vaisseaux sont d'un brun foncé.

OBSERVATION 19e.

L...., noyé le 15 décembre 1826, fut retiré de la Seine le 20 avril 1827, dans la matinée, et examiné le même jour à deux heures. La peau du crâne et le périoste étaient détachés de manière à laisser voir à nu tout le coronal et la moitié des muscles temporaux qui étaient d'un blanc grisâtre ; cette peau était assez résistante ; la face interne qui recouvre le périoste était d'un rouge violacé. Les parties osseuses, dépouillées, étaient d'un rouge lie de vin peu foncé, excepté aux bosses frontales, dont la couleur était à peu près naturelle. On remarquait sur les portions de peau non détachée des plaques d'un rouge ocracé, et un assez grand nombre de *corrosions*. Les paupières existaient encore ; elles étaient écartées et comme mâchées. Les yeux étaient vides; presque toutes les parties molles du nez étaient détruites; il en était de même de la lèvre supérieure, de sorte que l'on voyait tout le bord alvéolaire supérieur. La lèvre inférieure, renversée en dehors, était amincie, comme desséchée et mâchée. La peau du menton présentait plusieurs lambeaux; celle des joues était détruite dans l'étendue d'un pouce environ, à partir de la commissure des lèvres. L'oreille gauche était en lambeaux; on ne voyait qu'une partie du cartilage de l'oreille droite: en général, la peau de la face était le siége de *corrosions* nombreuses, et offrait çà et là une nuance grise, noire et rougeâtre. Le thorax et l'abdomen étaient très-distendus par des gaz; leur couleur était d'un vert foncé, excepté çà et là, où l'on remarquait des taches d'un rouge brun ou d'un jaune verdâtre. Les membres thoraciques avaient une couleur moins foncée; on y voyait quelques lignes vasculaires bleuâtres. La main droite, presque blanche, était le siége de *corrosions*, surtout aux environs du poignet. La main gauche, grisâtre dans certaines parties, d'un rouge brun peu foncé dans d'autres, offrait à sa face dorsale une *corrosion* large et profonde, qui mettait à nu les tendons des extenseurs. La couleur des cuisses était jaune verdâtre; leurs parties supérieures toutefois étaient d'un vert plus intense. On remarquait sur la cuisse droite un grand nombre de *corrosions* en général fort larges. Les faces antérieure et externe des genoux étaient aussi le siége de *corrosions* profondes; la moitié externe de la rotule gauche était mise à nu. Les jambes étaient d'un jaune verdâtre en dehors, et d'un vert peu foncé en dedans; la gauche présentait supérieurement une marque circulaire de trois lignes de large, d'un rouge d'ocre, où l'on voyait plusieurs *corrosions;* la droite offrait une *corrosion* de la grandeur d'un écu de trois livres, qui laissait voir le tibia à nu; plus en dedans et au même niveau, il y en avait une autre moins large, mais qui occupait toute l'épaisseur de la peau. Les pieds avaient la couleur ocracée dont nous avons déjà parlé; le gauche était entièrement dépouillé d'épiderme, et la peau était comme desséchée : le droit conservait encore des ongles et une grande partie de son épiderme; ils n'étaient le siége d'aucune corrosion.

Le lendemain à deux heures, la face et le tronc étaient dans le même état; la couleur verte des cuisses, ainsi que les diverses taches rouges, étaient plus foncées (1).

Ouverture du cadavre. A l'ouverture de la tête, il s'échappa une grande quantité de gaz fétides, qui étaient logés entre la dure-mère entièrement décollée, et la face interne des os qui forment la voûte du crâne. La méninge représente une espèce de poche d'un vert foncé à sa partie antérieure, violette en arrière, retenant la substance cérébrale à demi-liquéfiée, dont elle reçoit un mouvement de fluctuation quand on agite la tête du cadavre. Le cerveau, malgré sa diffluence, laisse encore apercevoir une différence dans la colo-

(1) La température avait varié pendant ces deux jours de 10 à 18° + 0° th. cent.

ration de ses deux substances : la *corticale* est d'une couleur rouge violette à l'extérieur et ardoisée à l'intérieur ; la *médullaire* est grisâtre. L'une et l'autre exhalent une odeur insupportable.

Toutes les parties molles de la région antérieure du *thorax* sont imbibées d'un liquide rougeâtre mélangé avec des gaz d'une fétidité repoussante. Les muscles de cette région sont encore rouges, mais très-ramollis. (Il en est de même de ceux des autres parties du corps.) Des gaz se dégagent au moment où l'on ouvre le thorax et le péricarde; toutes les parties qui étaient en contact avec ces gaz paraissent avoir perdu leur humidité. Le *cœur* est mou, flasque, d'une couleur violette; ses parois offrent la même teinte violette dans toute leur épaisseur; ses cavités sont vides, ainsi que celles des gros vaisseaux de la poitrine, dans lesquelles la couleur violette est très-marquée.

Il n'y a pas de liquide dans les *plèvres*. Les *poumons* sont emphysémateux; on voit à leur surface de grosses bulles de gaz retenues par la plèvre. Ces organes sont refoulés en haut ou en arrière; ils ne sont pas gorgés de sang; leur couleur est brune. La trachée-artère est d'une mollesse extrême, ce qui vient de ce que les cerceaux cartilagineux ont entièrement perdu leur élasticité. L'intérieur de ce conduit et celui du larynx offrent une couleur brune très-foncée; ces parties *ne renferment pas d'écume :* deux petits graviers noirâtres ont été rencontrés dans la trachée.

L'incision des parois de *l'abdomen* donne lieu à la sortie de gaz qui occupaient la cavité du péritoine.

Celui-ci paraît, dans les points où il était en contact avec ces gaz, un peu moins humide que dans ceux où les organes sont contigus les uns avec les autres. Les *épiploons* sont noirâtres. La portion de péritoine qui revêt la face supérieure de l'estomac est soulevée par des gaz, au point de présenter une bulle de la grosseur d'un œuf. Les veines coronaires sont aussi distendues par des gaz. La cavité de l'estomac ne contient qu'une petite quantité de liquide de couleur lie de vin, épais et très-fétide; la membrane muqueuse est généralement noire; sa portion splénique seule offre une couleur rouge violette; raclée avec un scalpel, elle conserve sa couleur. Les *intestins gros* et *grêles* sont distendus par des gaz: les premiers sont verdâtres à l'intérieur; les seconds sont d'un rouge violacé peu foncé, surtout dans les parties qui n'étaient pas en contact avec les gaz du péritoine. La face supérieure du foie est *desséchée*, et présente une *plaque blanchâtre semblable à de la moisissure*; ses deux faces sont recouvertes de granulations blanchâtres, opaques; on voit aussi de semblables granulations à la face interne des veines du foie. Le tissu de cet organe est mou, flasque et se déchire comme celui de la rate; il est d'une couleur olive sale, moins foncée à l'extérieur qu'à l'intérieur; on n'y distingue plus l'une de l'autre les deux substances qui le forment. La rate, verte à l'extérieur, de couleur lie de vin à l'intérieur, est réduite en bouillie.

Les *reins* sont bruns tant à l'extérieur qu'à l'intérieur, où les deux substances ne sont plus distinctes l'une de l'autre. La *vessie* est entièrement vide; sa face interne est violette dans quelques points, rosée dans d'autres; la membrane muqueuse est soulevée par des gaz.

La veine cave inférieure est vide et peu colorée ; il en est de même de la portion abdominale de l'aorte.

OBSERVATION 20e.

S***, femme âgée d'environ 30 ans, retirée de l'eau le 12 avril à huit heures, est examinée le même jour à deux heures; elle s'était jetée dans la Seine *cinq mois huit jours auparavant.* Le crâne est dépouillé dans les deux tiers antérieurs et latéraux; la peau n'est plus adhérente dans le tiers postérieur; cette peau est dure, d'un blanc jaunâtre, semblable au gras des cadavres; on y remarque quelques plaques rougeâtres. La peau de la face présente la même couleur et des plaques semblables, mais d'un rouge plus clair. Les yeux sont largement ouverts; les paupières semblent ne plus exister; mais en examinant avec attention, on voit que leur largeur seule a diminué : l'œil gauche est entièrement vide; le droit est plein et peu saillant. Les parties molles du nez sont détruites; la lèvre supérieure l'est également; de sorte que l'on voit à découvert toute la partie antérieure du bord alvéolaire supérieur, et les ouvertures antérieures des fosses nasales qui sont séparées par leur cloison osseuse et par le cartilage qui est presque desséché. La peau de la mâchoire inférieure est en partie détruite; celle qui reste, et qui est suffisante pour que l'on reconnaisse la forme du menton, est séparée de l'os, et présente dans toute son épaisseur l'aspect du gras des cadavres. Le bord libre de la lèvre inférieure est détruit. Les oreilles sont d'un blanc mat, minces, et comme mâchées.

Le col et la partie supérieure et moyenne du thorax jusqu'aux mamelles, d'un rouge ocracé, sont le siége de *corrosions nombreuses*, dont le fond a la même couleur. La partie supérieure des mamelles est d'un vert bleuâtre; celles-ci sont distendues par des gaz. Le reste du tronc en avant est d'une couleur blanchâtre, et présente çà et là des plaques verdâtres de peu d'étendue; le ventre, ballonné, offre à sa partie inférieure des éraillures semblables à celles qui existent chez les femmes qui ont eu des enfans. Entre l'ombilic et le pubis, on observe un grand nombre de *corrosions*, dont quelques-unes sont très-larges et laissent voir la graisse sous-cutanée à nu. La moitié supérieure du dos est d'un blanc rosé; au-dessous de cette portion, la peau est blanche dans l'étendue de 6 pouces environ. Les lombes et les fesses sont aussi le siége de *corrosions* nombreuses, qui occupent presque toute l'épaisseur de la peau, et dont le fond présente une matière roussâtre et fluide.

Les membres thoraciques sont d'un blanc verdâtre supérieurement; la partie antérieure des avant-bras jusque auprès du poignet offre une couleur *bleue indigo clair*; la peau du poignet est détruite, et l'on voit les tendons à nu : on trouve encore des *corrosions* nombreuses sur le dos et dans la paume de la main. Les cuisses, d'un blanc sale, présentent aussi beaucoup de *corrosions;* il en est de même de la jambe gauche qui est d'un *bleu d'indigo*; la jambe droite est en partie dépouillée; le tibia est dénudé dans presque toute son étendue; il en est de même de la face supérieure du pied jusque près des orteils, en sorte que l'on voit les tendons des extenseurs à nu. Les portions de peau qui restent sur ce membre sont également colorées en *bleu*, et cette couleur ne cesse des deux côtés qu'à 6 lignes de la première phalange des orteils. Les muscles des cuisses sont un peu moins rouges que dans l'état naturel, mais ils se déchirent facilement; ceux des jambes sont verts à la surface et d'un rouge vermeil à l'intérieur, excepté dans les endroits où les *corrosions* sont très-fortes, car là leurs parties profondes sont d'un rouge pâle : on les déchire avec facilité. Les parties génitales externes sont comme mâchées.

Il n'y a d'épiderme nulle part; la peau du tronc et des membres thoraciques est assez résistante; celle de la face, du crâne et du col, s'enlève par morceaux lorsqu'on la tire avec des pinces; on trouve à la surface de la peau une matière jaune liquide semblable à l'huile d'olives.

Crâne. Le périoste se détache avec la plus grande facilité. La dure-mère, d'un violet très-clair, est séparée antérieurement du cerveau par des gaz, qui forment une vessie de la grosseur d'un œuf de poule, et qui se dégagent en exhalant une odeur fétide lorsqu'on incise la méninge. L'arachnoïde, la pie-mère et la surface du cerveau offrent une couleur lie de vin claire. L'intérieur de l'encéphale est d'un gris verdâtre; on peut encore distinguer les deux substances : la corticale est d'une couleur beaucoup plus foncée que la médullaire ; la consistance du cerveau est singulièrement diminuée ; il coule lorsqu'on l'abandonne à lui-même ; sa fétidité surpasse tout ce que l'on peut imaginer. Le cervelet est encore plus ramolli que le cerveau.

Thorax. Le tissu cellulaire sous-cutané et intermusculaire est emphysémateux ; l'odeur qui se dégage lorsqu'on incise les parois de la poitrine est des plus insupportables. Les muscles pectoraux, dentelés, sterno-cléido-mastoïdiens, sterno-hyoïdiens, etc., sont d'un beau rouge et assez consistans. La cavité des plèvres renferme une grande quantité de gaz fétides, qui s'échappent avec bruit (sorte de souffle) lorsqu'on ouvre la poitrine ; on y trouve aussi environ cinq onces de chaque côté d'un liquide rouge foncé, d'une odeur infecte ; la plèvre pulmonaire est soulevée çà et là par des gaz ; en sorte qu'il y a plusieurs vésicules à la surface des poumons ; ces organes adhèrent par places à la plèvre costale ; ils offrent une couleur rouge brune comme dans l'état naturel ; ils sont peu volumineux, crépitans, se déchirent facilement ; pressés fortement entre les mains, après avoir été coupés en morceaux, il n'en sort que des gaz et une petite quantité d'un liquide rougeâtre. Le larynx, la trachée-artère et les bronches sont vides ; *on n'aperçoit aucune trace d'écume ni de liquide ;* leur membrane muqueuse, d'un violet foncé dans toute son étendue, est cependant marbrée de taches d'un vert sale au larynx et à la partie supérieure de la trachée. Le péricarde n'offre dans sa cavité ni gaz ni liquides. Le cœur est flasque; le ventricule gauche, vide, est presque de couleur naturelle; le droit contient un peu de sang fluide, d'un brun foncé; sa face interne présente la même couleur, qui ne s'étend qu'à une ligne environ dans l'épaisseur des parois de ce ventricule. Aucun des organes contenus dans le thorax ne paraît avoir été desséché. *Le diaphragme est refoulé en haut.*

La cavité de l'abdomen renferme des gaz excessivement fétides; plusieurs portions de la face interne du péritoine sont desséchées; d'autres sont soulevées par des gaz, ce qui leur donne une apparence vésiculeuse. Les muscles sterno-pubiens (droits) sont d'un vert foncé, et se déchirent avec la plus grande facilité. L'estomac, distendu par des gaz, est d'un rouge violet assez foncé à l'extérieur et en avant; la partie postérieure offre la même couleur vers le grand cul-de-sac, tandis qu'elle est de couleur naturelle à la région pylorique; on remarque dans cet endroit plusieurs bulles gazeuses entre les tuniques péritonéale et muqueuse. On n'aperçoit aucune trace de dessiccation. La membrane muqueuse de ce viscère est comme granulée, jaune d'ocre dans plusieurs points, d'un rouge violet vers le cardia, et recouverte d'un enduit olivâtre assez épais. On ne trouve à l'intérieur de ce viscère que des gaz très-fétides. Les intestins sont également distendus par des gaz d'une odeur insupportable; le duodénum, le jéjunum et l'iléum sont d'un rouge clair à l'extérieur dans une certaine étendue, et de couleur naturelle sur d'autres points ; les gros intestins sont verdâtres : on voit çà et là dans la longueur du canal intestinal des plaques œdémateuses ; la membrane muqueuse est rouge dans les parties qui correspondent aux portions extérieures colorées, et pâle sur les autres points. L'épiploon gastro-colique, d'un jaune verdâtre, est moins humide que dans l'état naturel ; il se déchire assez facilement. Le *pancréas* est violet, peu consistant, et ne présente plus de granulations distinctes. Le *foie*, couleur de chocolat à l'eau, est le siége d'une altération remarquable : on voit à sa face supérieure, çà et là et sous forme de bandes, une matière granulée, comme *desséchée*, d'un blanc assez éclatant ou d'un blanc jaunâtre, ayant l'aspect du gras des cadavres : cette matière existe aussi, mais moins abondamment, dans le tissu de l'organe : du reste, la consistance de ce viscère est très-molle ; on le déchire avec beaucoup de facilité, et il n'est plus permis de reconnaître la substance jaune ; la membrane péritonéale qui le recouvre est soulevée par des gaz et forme des ampoules très-volumineuses, surtout en haut. La vésicule du fiel, d'un blanc sale à l'extérieur, est vide et très-emphysémateuse ; sa surface interne est recouverte d'un enduit épais d'un vert d'oseille cuite. La rate, de couleur verte foncée à l'extérieur, est lie de vin à l'intérieur ; elle contient beaucoup de gaz, et se déchire très-facilement : lorsqu'on la comprime, on la transforme en une sanie épaisse et livide. Les *reins* sont d'un violet foncé ; ils se déchirent facilement, et ce n'est qu'avec peine que l'on peut distinguer les diverses substances qui entrent dans leur composition. Les *uretères* sont d'un brun violet. La *vessie* n'est pas contractée, elle est vide; sa membrane interne, d'une couleur violette, est soulevée dans plusieurs points par des gaz qui forment des vésicules. La *matrice* est assez consistante, d'une couleur violette dans toute son épaisseur.

OBSERVATION 21e.

Madame X*** n'a été retirée de la rivière qu'environ un an après s'être noyée. Il n'existait plus de cuir chevelu; toute la calotte osseuse était dénudée; les orbites étaient remplis par une masse dure, solide, presque entièrement composée de gras des cadavres, figurant assez bien un cône dont la base, placée en avant, paraissait offrir les débris d'une cavité, et dont le sommet, dirigé en arrière, était formé par le nerf optique. Le centre de cette masse semblait formé par le paquet de tissu cellulaire qui remplit la partie postérieure de la cavité orbitaire. Sur le pourtour de la masse, on apercevait la trace des nerfs qui se distribuent aux parties accessoires de l'œil, ainsi que les débris des muscles qui l'environnent. La peau du nez, de la lèvre supérieure, et celle de la partie inférieure de la face, étaient détruites; les mâchoires étaient dépourvues de dents, en partie désarticulées; il n'y avait aucune trace de langue; la bouche était remplie par de la vase. Les parties molles qui unissent le col à la poitrine étaient entièrement désorganisées par l'eau; les cavités des plèvres communiquaient à l'extérieur par de larges ouvertures; le sternum et une partie des cartilages des côtes étaient tout-à-fait à nu. Le tronc était séparé en deux portions, à la hauteur de la ceinture, probablement par la pression exercée sur les parties molles par les liens des vêtemens que cette femme avait portés. Les deux jambes et les pieds ne consistaient plus que dans les os qui en forment la partie solide; les mains et les avant-bras ayant été entraînés par l'eau, les membres supérieurs formaient deux moignons, à la partie inférieure desquels l'humérus venait faire saillie.

La peau présentait une disposition bien remarquable: dans toute la région antérieure du corps, elle avait acquis une dureté considérable, plus prononcée aux joues, aux mamelles, à l'abdomen et à la partie antérieure des cuisses. Elle donnait un son très-clair quand on la percutait avec un corps dur, tel qu'une clef ou un scalpel. En arrière, elle était encore molle, lisse, ne présentant aucun tubercule, fortement comprimée, et donnant la preuve la plus évidente que le cadavre était resté couché sur le dos. Toute la surface de la peau était hérissée de mamelons ou petits tubercules, dont les uns, placés sur l'abdomen, avaient le volume et la forme de petits tuyaux de plume couchés les uns sur les autres, et se superposant en partie; ceux des cuisses étaient arrondis, moins saillans; sur les épaules et à la partie supérieure du dos, ils étaient beaucoup plus petits, pyramidaux, et très-pointus à leur sommet. Cette disposition tuberculeuse ne se remarque jamais que sur les parties de la peau et du tissu cellulaire saponifiées, et paraît dépendre de la décomposition du gras des cadavres ammoniacal (stéarate, oléate et margarate d'ammoniaque), par le carbonate et le sulfate de chaux qui sont dissous dans l'eau; il se formerait alors, par suite de doubles décompositions, du sulfate ou du carbonate d'ammoniaque solubles, et du stéarate, de l'oléate et du margarate de chaux insolubles, et qui se déposeraient sous forme de mamelons ou de tubercules: c'est du moins ce que tendent à prouver les recherches de M. Barruel, qui, ayant analysé ces sortes d'incrustations, a trouvé qu'elles constituaient effectivement un savon calcaire. Néanmoins, pour former la couche calcaire qui recouvre la surface de ces mamelons, il est probable qu'une portion des sels de la rivière s'y dépose, ou au moins qu'une grande quantité de chaux fait partie de la couche superficielle du savon. Il résulterait de là que plus une rivière serait chargée de sels, plus l'incrustation calcaire serait facile.

Le tissu cellulaire graisseux était saponifié dans toute son étendue; seulement il offrait quelques différences dans ses propriétés physiques. Celui de la région antérieure du corps était dur, solide, très-léger, ne paraissant contenir que très-peu de liquide, remplissant toutes les cellules du tissu cellulaire, et dessinant parfaitement ces cellules. Celui de la partie postérieure du tronc était au contraire mou, jaunâtre, pesant, imprégné de liquide, offrant l'aspect du lard, recouvert par la peau dont l'épaisseur était plus considérable que dans l'état habituel; on n'y distinguait aucune cellule; c'était un tout homogène qui paraissait résulter d'une pression exercée pendant long-temps sur ces parties.

En général, tous les muscles superficiels qui ne sont pas recouverts par des aponévroses denses, et dont la trame celluleuse a beaucoup de communications avec le tissu cellulaire sous-cutané, étaient convertis en gras des cadavres, et confondus avec le tissu cellulaire graisseux. Tous ceux au contraire qui étaient enveloppés d'aponévroses denses, ou qui étaient séparés par des membranes séreuses, avaient conservé leur état musculeux.

Dans un très-grand nombre de points, les muscles avaient acquis une couleur rose vive, très-prononcée, en même temps qu'ils étaient imbibés de beaucoup de liquides, amincis, et leur tissu plus dense.

Parmi les vaisseaux, les artères offraient une tendance à la saponification, quand les veines étaient denses, d'un tissu serré, résistant, se laissant difficilement déchirer; elles paraissaient avoir acquis plus de solidité. Le ventricule droit du cœur offrait à peine des traces de saponification, tandis que le ventricule gauche presque entier avait éprouvé ce genre d'altération.

Toutes les membranes séreuses avaient résisté à la putréfaction, et paraissaient encore avoir acquis plus de solidité par leur contact avec l'eau. Le cerveau, réduit à un volume bien inférieur à celui qu'il a ordinairement, était totalement converti en gras des cadavres; la forme de toutes ses parties était conservée; seulement, à sa surface, existait une matière pultacée d'une odeur infecte. Les os du crâne étaient extrêmement cassans.

Les poumons étaient réduits au dixième environ de leur volume, du reste parfaitement conservés. En les insufflant, on leur donnait un volume six ou sept fois plus grand. La trachée consistait dans une série de cerceaux encore en place, quoique totalement dépourvus en avant des membranes qui les unissent. L'estomac et toute la couche superficielle des intestins étaient détruits; il ne restait que des cavités peu distinctes les unes des autres. Les intestins profonds étaient conservés; ils contenaient encore des matières fécales.

Il est important de noter que les deux cavités de la poitrine communiquaient avec l'eau par deux ouvertures très-larges existant au sommet de la poitrine, et résultant de la destruction des parties molles de la région inférieure du col; la cavité abdominale communiquait aussi avec le liquide, par une destruction analogue placée sur le tronc à la hauteur de la ceinture. (Alph. Devergie. *Annales d'hygiène et de médecine légale*, page 180. Octobre 1829.) (1)

(1) Il est à regretter que, dans cette observation, il n'ait point été fait mention de l'état des épiploons, du foie, de la rate, du pancréas, de la vessie, des organes génitaux, ni des tissus cartilagineux, tendineux et nerveux.

Résumé des changemens physiques qu'éprouvent les tissus qui se pourrissent dans l'eau.

Peau. Les changemens qu'éprouve la peau peuvent être rapportés à sa coloration, à sa consistance et à sa saponification.

A. *Coloration.* La couleur de la peau des cadavres qui sont restés plus ou moins long-temps dans l'eau, pouvant ne pas être la même au moment où l'on retire les corps, que lorsque déjà ils ont été exposés pendant un ou deux jours à l'air, il importe de distinguer ces deux cas.

Coloration de la peau des cadavres au moment où ils sortent de l'eau. On conçoit combien il est difficile, pour ne pas dire impossible, de décrire ces changemens de couleur, d'après des observations faites sur les cadavres des noyés que l'on retire de l'eau; il faudrait pour cela s'être trouvé plusieurs fois, et aux heures convenables, sur les points des fleuves où l'on pêche ces corps : aussi cette description, que nous sachions, n'a encore été donnée par personne. Nous avons pensé pouvoir résoudre le problème, en plaçant dans de grandes baignoires des cadavres nus d'enfans nouveau-nés et d'adultes. (*Voyez* les Observations 1re, 2e et 3e, page 1re de ce vol. et suiv.) Il résulte évidemment de ces observations, 1° que les parties colorées en verdâtre ou en violet au moment de l'immersion dans l'eau, se décolorent graduellement par leur séjour dans ce liquide; 2° que peu de temps après que cette décoloration a eu lieu, il se manifeste sur certaines parties une teinte rosée, rougeâtre, bleue et même verte, dont l'intensité va en augmentant de plus en plus, quoique ces parties restent constamment sous l'eau; 3° qu'aussitôt que l'épiderme des parties ainsi colorées se détache, le derme mis à nu présente la même couleur, mais qu'il suffit ordinairement de vingt-quatre heures pour qu'il soit *complétement décoloré*; 4° que, dans cet état, il ne se colore plus facilement tant qu'il reste sous l'eau, si l'on en excepte toutefois certaines petites taches bleues et d'autres blanches, bordées d'un cercle rougeâtre, dont il est souvent le siége; 5° qu'au contraire, il se colore constamment, avec promptitude et avec des teintes différentes, si, après avoir été dépouillé d'épiderme, il est en contact avec l'air (1).

Coloration de la peau des cadavres des noyés quelque temps après leur exposition à l'air. Il faudrait encore distinguer ici les cadavres garantis par leurs vêtemens, de ceux qui étaient tout nus; on conçoit facilement en effet que l'air atmosphérique doit exercer une action différente, surtout si le cadavre n'est déshabillé que long-temps après avoir été retiré de l'eau. Quoi qu'il en soit, nous nous bornerons à parler des corps

(1) D'après le docteur *Güntz* (ouvrage cité), les gaz qui se dégagent pendant la putréfaction des cadavres dans l'eau, sont de l'acide carbonique (en moindre proportion qu'avec le contact de l'air), de l'hydrogène carboné (en grande quantité), de l'hydrogène sulfuré et de l'hydrogène phosphoré.

des noyés garantis par leurs vêtemens, et que l'on déshabille une, deux ou trois heures après leur extraction de l'eau : c'est le cas le plus ordinaire des noyés qui sont apportés à la morgue, où nous avons fait nos observations (1).

On n'observe aucun changement de couleur à la peau, si les cadavres ne sont restés que quelques heures dans l'eau, et qu'on les examine au bout de dix ou quinze heures d'exposition à l'air, la température de l'atmosphère variant de 4° à 10° + 0°. Il pourrait en être autrement si le thermomètre marquait de 18° à 26° + 0°; alors la peau du cadavre pourrait se colorer promptement en rouge, en vert, etc., par places.

Après quelques jours d'immersion, chez les adultes, la peau, examinée peu d'heures après la sortie de l'eau, peut n'offrir aucune coloration insolite, comme elle peut être colorée; toutefois, même dans le cas où nous admettons qu'elle ne sera pas colorée, il faudra en excepter la face, où elle est d'un blanc plus mat, et l'épiderme des mains et des pieds qui commence à blanchir; cette coloration s'observe d'abord à la partie interne des doigts et à la paume des mains, puis à la face dorsale de celles-ci, et, à peu près à la même époque, à la face plantaire des pieds, et plus tard à leur partie dor-

(1) La morgue est un établissement où l'on expose les corps des noyés, et de tous les individus inconnus qui ont succombé à quelque genre de mort violente, que ce soit : l'exposition dure trois jours, à moins que les cadavres ne soient reconnus plus tôt.

sale. Les cadavres sont-ils exposés à l'air pendant quinze ou vingt heures, la température de l'atmosphère ne dépassant pas 6° ou 8°+0°, il n'y a aucun changement notable, tandis que si la température de l'air a varié de 16° à 25°+0°, la face, la poitrine, l'abdomen sont plaqués de rouge, de vert, de brun, etc. (*Voyez* Observations 5e et 13e).

L'action de l'air sur la peau des submergés, comme on le voit, est des plus remarquables; les effets en sont d'autant plus sensibles que la température de l'atmosphère est plus élevée, et que le séjour des cadavres dans l'eau a été plus prolongé, comme nous nous en sommes assurés par des expériences directes. On peut établir que jusqu'au moment où la peau se saponifie, ces effets de coloration sont d'autant plus marqués que l'extraction des corps s'est faite plus tard. La peau prend une teinte brune, qui ne tarde pas à passer en partie au vert foncé, et il est à noter, comme l'avait déjà signalé l'un de nous (*voy. Médecine légale*, tome II, page 335, édition de 1828), que cela se manifeste plus rapidement à la poitrine qu'au bas-ventre; ce qui est le contraire de ce qu'on observe sur les cadavres qui n'ont point été submergés: chez ces derniers, la putréfaction commence par l'abdomen, pour gagner la poitrine, le col, la face et les membres, tandis que chez les noyés la face, le sternum, et la partie inférieure du col, sont les premières parties pourries. Plusieurs portions d'épiderme, tant à la face qu'à la poitrine, sont soulevées par un liquide d'un bleu rougeâtre, et forment des taches qui contrastent avec d'autres nuances.

En été, la coloration dont nous parlons est déjà très-sensible quelques heures après la sortie des cadavres de l'eau, tandis qu'en hiver elle ne se manifeste pas au bout de plusieurs jours, même lorsque les corps sont restés pendant vingt ou vingt-cinq jours dans la rivière. Du reste, on peut prouver que cette coloration est due à l'action de l'air, parce que les parties de la peau qui sont préservées du contact de cet agent conservent leur pâleur: telles sont les aisselles, la partie interne des bras, lorsque ceux-ci sont appliqués contre la poitrine, la partie du thorax qui est en rapport avec le bras, le dos, la partie interne des cuisses, si celles-ci sont appliquées l'une contre l'autre.

Plus tard, les cadavres que l'on retire de l'eau présentent, au sortir du liquide, des phénomènes de coloration de la peau analogues à ceux que nous avons dit être le résultat de l'action de l'air; cela tient, dans quelques cas, à ce que les corps, devenus plus légers, sont venus, du moins en partie, à la surface du liquide, où ils ont été frappés par l'air; mais dans un beaucoup plus grand nombre de cas, la coloration tient à une autre cause, puisque les cadavres ne sont pas venus à la surface du liquide. Déjà, à cette époque, les membres, qui jusqu'alors avaient été incolores, offrent des plaques verdâtres, jaunâtres. Après trois ou quatre mois de séjour dans l'eau, nous avons souvent vu la peau des jambes revêtir une couleur d'indigo très-foncée, nuance qui disparaissait peu à peu quand le corps du noyé était exposé à l'air, et alors la couleur devenait brunâtre.

Lorsque la peau se saponifie, ce qui a lieu à une époque très-variable, suivant l'âge, le sexe, etc., elle prend une couleur d'abord jaunâtre, puis d'un blanc mat, et les parties ainsi saponifiées ne se colorent plus sensiblement par l'influence de l'air atmosphérique. Alors, c'est-à-dire entre deux mois et demi et quatre mois pour les adultes, la peau présente des nuances très-variées, les parties savonneuses ayant l'aspect du gras des cadavres, tandis que les autres portions sont colorées en jaune, en rouge, en vert, en brun, et même en bleu.

Il arrive enfin, comme dernier phénomène de coloration de la peau, qu'elle se recouvre d'une croûte blanche calcaire, dont nous avons déjà parlé. (*Voyez* Observation 21e.)

B. Consistance. Les changemens que la peau éprouve dans sa consistance ne sont pas moins remarquables que ceux qui tiennent à sa coloration.

La peau, déjà dépouillée de son épiderme, se ramollit de plus en plus, et tend évidemment à se détacher par lambeaux; elle résiste d'abord beaucoup à la pointe des pinces; cette résistance va en diminuant: bientôt on remarque à sa surface une multitude de points très-rapprochés, comme ulcérés, qui ne tardent pas à constituer de véritables *corrosions*. Ces pertes de substance, indiquées pour la première fois par l'un de nous, sont évidemment de deux sortes : 1° celles qui se forment dans les parties où il y a des plexus vasculaires très-considérables, et où le tissu cellulaire sous-cutané est très-lâche, comme aux aines, dans la région sous-clavière, à la partie supérieure et interne des cuisses. Ces corrosions commencent par des taches pointillées, violettes ou d'un rouge brun; il semble qu'un liquide de même couleur soulève la peau; bientôt après, celle-ci se perfore dans toute son épaisseur, le liquide s'écoule, et alors l'ouverture est régulière, comme si elle avait été faite avec un emporte-pièce, sans que les bords soient frangés. Un ou deux jours après, plusieurs de ces ouvertures qui se touchaient presque, sont réunies et forment une corrosion plus ou moins large, aussi régulière que les points qui lui ont donné naissance; ce n'est que quelque temps après, et par suite de l'action de l'eau sur les bords très-amincis, que ceux-ci sont en partie détruits et d'une manière inégale, ce qui leur donne un aspect à la fois frangé et filamenteux : dans cet état, le tissu cellulaire sous-cutané, mis à nu, est infiltré, comme gélatineux, d'une couleur violacée ou grisâtre; 2°. celles qui se développent dans les parties où la peau recouvre un tissu cellulaire dense et serré, et où il n'y a pas de plexus vasculaires considérables, comme au dos, vers l'omoplate, etc. Ces corrosions commencent par une destruction du derme, qui n'a pas été préalablement coloré ni soulevé, et ressemblent à des ulcérations cicatrisées de petite-vérole; leur fond est blanc, leurs bords réguliers ou irréguliers; leur partie centrale est plus corrodée que leur circonférence, ce qui leur donne un aspect légèrement creux : plus tard, la destruction ayant augmenté, la perforation du derme arrive et commence par le centre; alors on voit le tissu cellulaire sous-cutané qui est jaunâtre, infiltré, humide, et recouvert par les bords irréguliers de l'ouverture; dans cet endroit, les franges de la peau ont une couleur bleuâtre due aux parties sous-jacentes que l'on aperçoit à travers les portions amincies et transparentes du derme qui n'ont pas été détruites.

La peau des diverses régions du corps peut être le siége de semblables corrosions; nous les avons vues indistinctement partout, et nous ne saurions partager l'opinion de M. Devergie, qui les place plus particulièrement aux yeux, au nez, à la bouche, aux aines, à la partie antérieure de la poitrine, et à la partie interne des jambes. L'époque à laquelle paraissent ces corrosions est extrêmement variable; nous les avons observées chez des enfans nouveau-nés, après un séjour de seize jours dans l'eau, par une température qui avait varié de 11° à 17° R., et chez des adultes qui avaient été retirés de l'eau au bout de trois mois (en hiver); tandis que nous n'en avons trouvé aucune trace chez des hommes de trente à cinquante ans, qui étaient restés dans l'eau pendant six ou sept semaines, par une température atmosphérique de 8° à 16° R. Quelquefois on voit à la surface de la peau une matière jaune liquide semblable à l'huile d'olives. Lorsque les cadavres sont restés long-temps dans l'eau, la peau, au lieu de présenter dans toute son étendue ce ramollissement qui est le prélude des *corrosions* dont nous venons de parler, est saponifiée par parties, et ressemble au gras des cadavres, ou bien est dure et extrêmement dense par places. (Voyez Observation 20ᵉ.)

Saponification. Indépendamment des changemens de coloration et de consistance, la peau en éprouve d'autres qui se rapportent à la saponification ; elle change de nature et se transforme en gras des cadavres, véritable savon composé d'acides gras qui sont fournis par la décomposition de la graisse, et d'ammoniaque qui provient de l'union de l'azote et de l'hydrogène de la peau. Cette saponification commence dans les parties de la peau placées sur le tissu cellulaire le plus chargé de graisse ; c'est ce qui fait qu'on l'observe plutôt chez la femme que chez l'homme, le tissu cellulaire de ce dernier contenant, en général, beaucoup moins de graisse. Nous ne l'avons jamais remarquée chez l'*homme adulte* avant la fin du troisième mois *en hiver,* et elle avait commencé par la face. (*Voyez* Observation 18e.) Du reste, on ne peut rien préciser sur l'époque de son apparition, tant il y a de variétés.

Nous ne terminerons pas tout ce qui se rapporte aux altérations de la peau, sans parler des expériences déjà anciennes de Bichat. Mise en macération dans l'eau, à un degré moyen de température, dit ce célèbre anatomiste, la peau humaine se ramollit, ne se gonfle presque point, *blanchit* sensiblement, reste long-temps sans éprouver aucune autre altération qu'une putréfaction infiniment moindre que celle des tissus musculaire, muqueux, glanduleux, etc., soumis à la même expérience. Cette putréfaction enlève l'épiderme et paraît beaucoup plus marquée du côté de cette membrane. Au bout de deux mois, la peau n'a encore perdu que très-peu de consistance ; elle n'est point pulpeuse, comme le sont à cette époque les tendons et les muscles macérés; elle ne commence à se réduire en pulpe fétide qu'au bout de trois ou quatre mois. Un échantillon, conservé depuis huit mois, offre encore sa forme primitive; mais il flue sous les doigts dès qu'on le presse un peu. (*Anat. générale*, tome II, page 682.)

Épiderme. Si l'on étudie l'action de l'eau sur l'épiderme isolé de la peau, on le verra blanchir, devenir mou, plus opaque, et ne point se rider ni se putréfier; il s'élevera seulement à la surface du liquide une foule de molécules qui, en se réunissant, formeront une pellicule blanchâtre. Après un séjour de deux ou trois mois dans l'eau, l'épiderme se ramollit, ne se gonfle point, et se déchire avec une extrême facilité; il ne se réduit point en une pulpe analogue à celle des autres organes que l'on a également fait macérer. Après les cheveux et les ongles, l'épiderme est la substance animale la plus incorruptible. (*Anat. générale*, tome II, page 768.)

Quant à l'épiderme qui fait encore partie du cadavre, après avoir blanchi, il se plisse de plus en plus; l'épiderme des mains et des pieds s'imbibe plus aisément que celui des autres régions du corps; aussi remarque-t-on les changemens dont nous parlons d'abord dans ces parties où il devient d'un blanc mat, et ressemble à celui qui aurait été pendant long-temps en contact avec des cataplasmes émolliens; plus tard il se soulève et finit par se détacher au plus léger effort; dans les eaux qui ne sont pas stagnantes, le courant suffit pour l'enlever par lambeaux plus ou moins larges : ce sont les portions qui avoisinent les articulations qui nous ont paru se séparer les premières; toujours est-il que, dans nos expériences, il était déjà détaché dans plusieurs parties, quand celui de la paume des mains et de la plante des pieds tenait encore assez fortement. En général, il ne se colore pas lors même qu'il recouvre des parties de derme fortement colorées; quelquefois cependant nous l'avons vu offrant une teinte olivâtre.

Ongles. Les ongles des mains se détachent les premiers, puis ceux des orteils, sans qu'on puisse dire, même d'une manière approximative, l'époque de leur chute. Chez le sujet de l'observation 18e, qui était resté dans l'eau pendant quatre-vingt-dix-huit jours (en hiver), il n'y avait plus d'ongles, tandis qu'on en voyait encore au pied droit d'un individu qui avait été retiré de l'eau cent vingt-cinq jours après y être tombé. (*Voyez* Observation 19e.)

Cheveux et poils. Ils deviennent de moins en moins adhérens, mais ils ne se pourrissent pas. « La macération, dit Bichat, qui rend l'épiderme extrêmement facile à se rompre, quoiqu'elle le ramollisse peu, laisse les cheveux avec leur résistance ordinaire, à moins qu'elle ne soit poussée à un degré que je n'ai point éprouvé. »

Imiterons-nous le docteur Alphonse Devergie, qui, dans un mémoire intitulé *Recherches sur les noyés* (1),

---

(1) *Annales d'hygiène et de médecine légale*, n° d'octobre 1829.

a cru pouvoir reconnaître, au moins d'une manière approximative, et principalement d'après les caractères que présente la peau, l'époque de la submersion. « Quelques médecins légistes pensent, dit-il, qu'il sera toujours impossible de rien préciser à ce sujet. J'avoue qu'il serait difficile de tracer des descriptions rigoureuses; mais de ce que l'on prévoit un but difficile à atteindre, est-ce une raison pour ne pas faire quelques efforts pour y parvenir? J'ai la conviction que si les médecins veulent tenir compte des altérations que j'ai notées pour tel ou tel séjour dans l'eau, ils ne commettront plus des erreurs aussi choquantes que celles que je viens de signaler. Je dois prévenir que tout ce qui suit se rattache à la putréfaction que subissent les cadavres des noyés en hiver. Plus tard, je chercherai à établir la marche de la putréfaction en été. » (P. 163.)

Convaincu qu'il est de la possibilité de résoudre jusqu'à un certain point un pareil problème, M. Devergie reconnaît neuf époques : la première indique si la submersion date de trois à cinq jours; la deuxième, de quatre à huit jours; la troisième, de huit à douze jours; la quatrième, de quinze jours environ; la cinquième, d'un mois environ; la sixième, de deux mois environ; la septième, de deux mois et demi; la huitième de trois mois et demi; enfin la neuvième, de quatre mois et demi.

Loin de partager l'opinion de ce médecin, nous nous attacherons à la combattre, et par des faits, et par des raisonnemens que nous croyons très-fondés; il ressortira évidemment des uns et des autres que l'entreprise est au-dessus des forces humaines, et que le lecteur aurait tort de prendre pour guide des tableaux où l'on semble vouloir resserrer la nature dans des cadres plus ou moins étroits. Et d'abord remarquons d'une manière générale que le travail dont il s'agit présente une *lacune capitale;* on n'indique nulle part l'époque à laquelle il faut examiner les corps après leur sortie de l'eau, pour constater les phénomènes de coloration sur lesquels on base souvent la solution du problème : est-ce immédiatement après l'extraction des cadavres de la rivière, ou plusieurs heures et même plusieurs jours après? Les noyés n'étant apportés à la morgue quelquefois que plusieurs heures et même un ou plusieurs jours après avoir été retirés de l'eau, et le médecin qui veut les observer n'arrivant souvent que lorsque déjà les corps sont exposés à l'air depuis plusieurs heures, il en résulte évidemment que les observations de M. Devergie portent à la fois sur des sujets dont les uns peuvent n'avoir été en contact avec l'air que pendant quatre, cinq ou six heures, tandis que les autres ont dû y rester dix-huit, vingt-quatre, trente ou un plus grand nombre d'heures. Ce fait, nous l'attestons, pour avoir nous-mêmes suivi avec assiduité et pendant long-temps tout ce qui se rapporte aux travaux et aux usages de la morgue. Or, parmi les quarante-sept observations qui ont servi de base au travail de M. Devergie, dix-huit ont été recueillies en mars, et vingt-neuf en avril, et nous voyons que pendant ces deux mois la température de l'atmosphère est quelquefois montée jusqu'à 17° et 19°; certes, pour peu qu'on ait vu quelques cadavres de noyés, on comprendra facilement qu'une exposition à l'air déjà chaud, dont la durée a été si variable, a dû amener des changemens notables dans la coloration de la peau. C'est, du reste, ce que mettront en évidence les faits suivans:

A huit jours, dit M. Devergie, la peau de la face est d'un blanc plus mat que celle du reste du corps. Or, nous avons vu la face d'un *rouge foncé* et le reste de la peau de couleur naturelle chez un individu qui était resté huit jours dans l'eau (pendant le mois d'avril), et dont nous fîmes l'examen deux heures après l'extraction du cadavre. (Observation 10ᵉ, page 300 de la *Médecine légale*, 2ᵉ édition, et 13ᵉ de cet ouvrage.) (1)

Au quinzième jour, « la partie moyenne du sternum présente une teinte *verdâtre*. » (Page 167 du Mémoire cité.) Or, chez un individu qui resta dans l'eau depuis le 1ᵉʳ décembre jusqu'au 20, et qui fut examiné quatre ou cinq heures après l'extraction du cadavre, la peau qui recouvre les deux grands pectoraux était livide, si ce n'est près du *sternum* où elle offrait une couleur *rouge cerise*. (Observation 11ᵉ de la *Médecine légale*, et 14ᵉ de cet ouvrage.)

A un mois. On voit une *plaque* d'un rouge brun de

(1) Les diverses citations que nous allons faire pour combattre le travail de M. Devergie, sont toutes tirées des observations publiées par l'un de nous en 1828, dans les leçons de *Médecine légale*, par conséquent un an avant l'impression de son mémoire. Il est assez remarquable que M. Devergie n'ait pas cru devoir en prendre connaissance.

six à huit pouces de diamètre au centre et à la partie supérieure du sternum; cette plaque est bordée d'une aréole verte; les bourses sont énormément distendues par des gaz; les paupières et les lèvres sont vertes. (Mém. cité, page 168.) Or, chez un individu âgé de vingt-six ans, noyé le 1er mars, retiré de l'eau le 30 du même mois, et examiné le 2 avril, la peau des parties antérieure et latérale du cou et du thorax était d'un *vert foncé*; les paupières étaient presque *noires*. (Voyez *Méd. légale*, observation 13e et 16e de cet ouvrage.) Chez un autre noyé, qui était resté trente-deux jours dans l'eau, d'où il fut retiré le 8 avril, et que nous examinâmes le lendemain, la peau du thorax était d'un *vert jaunâtre*, et le scrotum dans l'*état naturel*. (Voyez *Méd. légale*, observation 14e et 17e de cet ouvrage.)

A trois mois et demi. Le tissu cellulaire n'offre plus cette *teinte rouge* des époques précédentes; le foie, ramolli, est d'un *brun verdâtre*; la peau des membres présente *le même aspect* que celle du centre de l'abdomen, c'est-à-dire qu'elle est opaline; les ongles sont tombés. (Mémoire cité, page 176.) Or, chez un individu que l'on retira de la Seine le 8 avril, et qui s'y était jeté le 1er janvier, on remarqua, six heures après sa sortie de l'eau, que le tissu cellulaire du crâne offrait l'aspect d'une gelée *rouge*; le foie était d'un *rouge brun* uniforme; la peau des jambes était colorée en *bleu d'indigo* dans toute son étendue, tandis que celle du tronc était *blanche rosée*, parsemée çà et là de plaques larges comme la main, d'un rouge assez vif; les ongles, il est vrai, étaient tombés. (Voyez *Méd. légale*, observation

15e et 18e de cet ouvrage.) Mais chez le sujet de l'observation suivante, le pied droit conservait encore des *ongles*, et pourtant le cadavre était resté dans l'eau *quatre mois cinq jours.* (*Voyez* observation 19e.)

A quatre mois et demi. Il n'existe plus que *quelques débris* des paupières; les *lèvres* sont désorganisées par la putréfaction; la peau du tronc est d'un *vert grisâtre*, parsemée de *taches noires;* la couleur des cuisses est *jaunâtre;* les jambes présentent des taches d'un *bleu foncé;* la trachée-artère est d'une teinte *verdâtre;* les cavités splanchniques paraissent contenir encore plus de liquide d'un rouge brunâtre; on remarque un commencement d'incrustation calcaire sur les cuisses. (Mém. cité, page 177.) Or, chez un individu noyé le 15 décembre 1826, et retiré de l'eau le 20 avril 1827, on voyait, quelques heures après, que les paupières et la lèvre inférieure *existaient* encore, que la peau du thorax et de l'abdomen était d'un *vert foncé*, excepté çà et là où il y avait des taches d'un *rouge brun* ou d'un *jaune verdâtre;* que la couleur des cuisses était verdâtre et d'un *vert plus foncé* en haut; que les jambes ne présentaient aucune *trace de bleu;* que la trachée-artère était d'un brun très-foncé; qu'il n'y avait *aucun liquide* dans les cavités des plèvres ni de l'abdomen; enfin qu'il n'existait aucune trace d'incrustation calcaire. (*Méd. légale*, observation 16e et 19e de cet ouvrage.)

A cinq mois et demi. Le cadavre d'une femme ouvert à cette époque a fait voir à M. Devergie que les paupières étaient *détruites*, que la peau était dans l'*état naturel*, ou présentait des incrustations calcaires ou des *plaques rosées.* (Mém. cité, page 179.) Tandis que dans l'observation 17e de la *Médecine légale*, et 20e de cet ouvrage, qui a pour sujet aussi une femme qui était restée cinq mois huit jours dans la Seine, les paupières *existaient*, leur largeur seule avait diminué, et la peau du corps était colorée *en bleu, en vert*, en blanc rosé et en blanc sale. On ne voyait aucune incrustation.

Maintenant que nous venons de prouver par des faits combien les caractères sur lesquels M. Devergie a voulu baser la solution de son problème sont sujets à varier aux époques qu'il a indiquées, et combien par conséquent on doit y attacher peu de valeur, il ne sera pas inutile de présenter en abrégé l'énumération des *principales* causes qui influent sur la marche de la putréfaction dans l'eau; l'impossibilité de calculer, même d'une manière approximative, la part de chacune de ces influences, nous fit bientôt renoncer à l'idée que nous avions eue de dresser un tableau semblable à celui que nous venons de combattre.

Age. Dès qu'il est prouvé que les enfans nouveau-nés sont arrivés, au bout d'un mois de séjour dans l'eau, au terme de désorganisation que les cadavres des adultes n'ont même pas atteint au bout de six ou huit mois, on ne saurait contester l'influence de l'*âge* sur la marche de la putréfaction des noyés.

Constitution de l'individu. On comprendra facilement l'influence que doit exercer la constitution des individus sur la putréfaction des cadavres des noyés, en consultant ce que nous avons dit à la page 327 du tome Ier, en examinant l'influence de cette même constitution sur les cadavres déposés dans la terre.

Sexe. Les mêmes causes qui nous ont fait établir ailleurs que les cadavres des femmes se pourrissent en général plus vite dans la terre que ceux des hommes, nous portent à émettre la même assertion à l'occasion des noyés : nous ajouterons en outre que la différence est surtout marquée, dans l'eau, par rapport à l'époque où la saponification commence.

État de maigreur ou d'obésité. La putréfaction dans l'eau, comme dans tout autre milieu, marche plus rapidement quand les corps sont gras que lorsqu'ils sont maigres; l'influence de l'obésité doit même être plus marquée sur la putréfaction des noyés; en effet, plus ceux-ci seront gras, plus ils tendront à quitter le fond du liquide pour se rapprocher de la surface et même pour surnager : or, en été, la température du liquide devant être souvent plus élevée vers les couches supérieures, surtout lorsque l'eau est peu agitée et assez abondante, la putréfaction de ces cadavres sera hâtée; elle le sera surtout s'ils surnagent, et qu'ils soient à la fois sous l'influence de l'air et de la chaleur atmosphérique. Par des raisons contraires, la tendance à la supernatation, par suite de l'obésité, fera que les cadavres se pourriront moins vite, surtout s'ils n'arrivent pas tout-à-fait à la surface de l'eau, dans les cas où les couches les plus inférieures du liquide pourront être plus chaudes que les supérieures. Ajoutons que, la saponification arrivant plus promptement chez les sujets gras que chez ceux qui sont maigres, la peau et le tissu cellulaire présenteront cette transformation à des époques fort différentes, chez des individus qui n'offrent pas le même degré d'obésité, et sur lesquels nous supposerons, pour un instant, les autres influences agir de la même manière.

État de santé ou de maladie. S'il ne nous est pas permis de démontrer qu'un individu malade depuis quelques jours seulement, et atteint d'une affection aiguë, se pourrit dans un espace de temps différent de celui qu'il emploîerait s'il était tombé dans l'eau dans un état de santé parfaite, nous pouvons néanmoins assurer qu'il en est ainsi dans les cas où la maladie durant depuis long-temps, les individus sont parvenus à un état de marasme, et pour ainsi dire de dessèchement, qui doit les placer dans des conditions moins propres à parcourir rapidement les diverses phases de la putréfaction. Nous ne prétendons pas que ce soit là le seul genre d'influence que puissent exercer les maladies; nous le signalons parce qu'il est le plus facile à constater.

État vivant ou mort de l'individu qui se jette ou que l'on jette à l'eau. L'époque à laquelle la rigidité cadavérique se manifeste, et la durée de cette rigidité n'étant pas les mêmes, suivant la température du milieu dans lequel sont plongés les cadavres, et la putréfaction ne se développant que lorsque la rigidité a cessé, il est évident que le moment où les cadavres commenceront à se pourrir variera beaucoup chez les individus qui sont tombés dans l'eau vivans, et chez d'autres qui y ont été jetés après la mort, pendant qu'ils étaient encore roides, et même lorsque déjà ils subissaient un commencement de putréfaction.

Température du liquide dans ses différentes couches. Dès qu'il est prouvé qu'en été les couches supérieures pourront être plus chaudes que les inférieures, surtout dans les eaux stagnantes et dans celles dont le courant est à peine sensible, il est évident que la température des couches moyennes différera aussi des précédentes. Dès-lors les cadavres qui, par une cause quelconque, séjourneront plutôt dans telle région du liquide que dans telle autre, se pourriront plus ou moins vite, tout étant égal d'ailleurs. L'influence de la différence de température se fera surtout sentir en été, parce qu'alors, à raison du peu de conductibilité des liquides, l'équilibre tardera beaucoup à s'établir entre l'eau de la surface et du fond, notamment lorsque la température de l'atmosphère prendra tout à coup un accroissement subit, et que la rivière ou les lacs seront profonds; en hiver, au contraire, les couches inférieures plus chaudes, en se déplaçant, communiqueront plus facilement de la chaleur à celles qui sont situées au-dessus.

Température atmosphérique. L'influence de la température de l'atmosphère est incontestable, quoique beaucoup moins prompte que sur les cadavres qui se pourrissent à l'air; en effet, la température de l'air n'exerce d'influence que par l'intermède de l'eau, qui se trouve échauffée ou refroidie suivant que la saison est chaude ou froide : or, comme les effets de la chaleur atmosphérique sur de grandes masses d'eau ne sont pas instantanés, il en résulte que ce n'est qu'au bout d'un certain temps que l'influence des changemens de température atmosphérique peut se faire sentir sur les noyés.

Profondeur de la rivière. Tout étant égal d'ailleurs, des cadavres, placés au fond de rivières qui offrent des profondeurs différentes, ne se pourrissent pas avec la même vitesse : plus la rivière est profonde, plus les corps sont pressés, et moins ils sont disposés à se pourrir, plus aussi la couche du liquide qui les entoure est-elle à l'abri des variations de température atmosphérique, c'est-à-dire plus elle tardera à s'échauffer en été : or, nous savons que la chaleur est un des élémens qui favorisent le plus la putréfaction.

État renouvelé ou tranquille du liquide. Il résulte des expériences faites par l'un de nous, en 1823, que les cadavres se décomposent beaucoup plus rapidement dans l'eau renouvelée que dans l'eau stagnante. (*Méd. lég.*, p. 211, tom. 2, deuxième édition.) Il est donc évident que de deux noyés, chez lesquels toutes les autres conditions seraient les mêmes, et qui resteraient pendant un mois dans l'eau, celui-là se pourrirait plus vite qui aurait été mis dans une eau incessamment agitée par des vents; cet effet serait surtout sensible, si la masse du liquide qui recouvre le corps n'était pas très-considérable.

État contus ou sain du corps. Il paraîtra sans doute inutile de dire que les individus vivans, qui ont été contus en tombant dans l'eau, parce qu'ils ont rencontré des pilotis, de grosses pierres, etc., ou parce qu'ils sont tombés de très-haut, ou enfin parce qu'ils ont été meurtris par des coups, se décomposeront plus vite que ceux qui seront arrivés dans l'eau dans des conditions opposées, le sang épanché dans le tissu cellulaire sous-cutané s'altérant beaucoup plus vite que lorsqu'il est enfermé dans les vaisseaux.

Nature du terrain sur lequel reposera le corps. Si le terrain est vaseux, mou, nullement anguleux, le corps s'y enfoncera en quelque sorte, et n'en recevra aucune atteinte; tandis que s'il est anguleux, raboteux, il pourra déchirer la peau, et déterminer des solutions de continuité, qui hâteront la décomposition putride.

Poissons, animaux voraces, etc. On conçoit que ceux des cadavres dont la peau sera attaquée, déchirée ou érodée par ces sortes d'animaux, seront pourris beaucoup plus vite, tout étant égal d'ailleurs, que les autres.

Époque à laquelle le cadavre paraît à la surface du liquide ou près de cette surface. Cette influence, qui est incontestable, rentre dans ce qui a été dit à l'occasion de l'*obésité* des corps, et de la température des différentes couches du liquide et de l'air.

État nu ou habillé du cadavre. Si les vêtemens ne sont pas serrés, et que l'eau puisse être en contact avec la peau, cette influence est nulle ou presque nulle; mais elle est très-puissante dans le cas contraire, lorsque des corsets ou des bottes, appliqués d'une manière serrée sur le corps, empêchent, du moins pendant fort long-temps, le contact du liquide; toutes les parties couvertes et en quelque sorte à l'abri de l'eau, se conservent presque intactes.

Nature du liquide. Il suffit de jeter un coup-d'œil sur les nombreuses expériences rapportées dans l'ouvrage de madame d'Arconville (1), pour être convaincu de la différence que présentent les mêmes matières animales qui se pourrissent dans l'eau distillée ou dans celle qui contient telle ou telle autre espèce de sel, les unes se pourrissant beaucoup plus vite que les autres (2).

---

(1) *Essai pour servir à l'histoire de la putréfaction*, par madame d'Arconville. Paris, 1766.

(2) Le lecteur sera peut-être tenté de nous accuser de plagiat, lorsqu'il trouvera les plus grandes ressemblances entre les *faits* qui constituent l'article que nous avons intitulé : *Résumé des changemens physiques qu'éprouvent les tissus qui se pourrissent dans l'eau*, et ceux qui font la base du mémoire déjà cité du docteur Devergie. Nous devons à cet égard une explication. Notre résumé est basé sur les vingt-six observations qui le précèdent : or, vingt-trois de ces observations étaient publiées en entier dans la *Médecine légale* dès l'année 1828, c'est-à-dire, *vingt mois avant la publication du travail* de M. Devergie. A l'exception des incrustations calcaires signalées par ce médecin, et dont nous n'avions pas parlé, parce que nous n'avions jamais ouvert de cadavres qui fussent restés plus de cent soixante jours dans l'eau, il n'est point un *seul fait* essentiel du mémoire de ce médecin qui ne se trouve dans nos observations. A la vérité, nous n'avons pas, comme lui, résumé ces faits dans le but de déterminer l'époque de la submersion, parce que nous avons préféré ne rien dire que d'induire les experts en erreur ; nous n'avons pas non plus déduit de nos observations les altérations successives qu'éprouvent

Tissu cellulaire. Les changemens qu'éprouve le tissu cellulaire peuvent, comme ceux de la peau, être rapportés à sa *coloration*, à sa *distension* par des gaz ou par des liquides, à sa *consistance* et à sa *saponification*. Dans les premiers temps, la *couleur* du tissu cellulaire ne change guère; plus tard, lorsque, par suite de la putréfaction et du développement des gaz, la sérosité rou-

---

les divers tissus dans l'eau, parce qu'alors nous ne voulions éclairer que la question médico-légale, relative à la submersion pendant la vie ou après la mort. Mais qu'importe? les faits devant servir à tracer ce résumé n'étaient pas moins publiés par nous. Nous nous serions bien gardé de réclamer la priorité pour un objet aussi minime, si M. Devergie, en citant notre travail, n'en eût pas donné au public une idée inexacte : « M. Orfila, est-il dit, a tenté quelques essais dans le but de parvenir à une détermination approximative. » Tel n'a pas été notre but, et nous avons eu soin de le dire à la page 198 de la *Médecine légale*, deuxième édition; nous nous proposions seulement de faire connaître les différences produites dans la putréfaction par des *milieux différens*. Plus loin : « Les expériences faites avec des *portions* de fœtus ou d'adultes, dans de petites quantités d'un liquide toujours *le même* ou renouvelé *bien rarement*, ne nous ont pas, je crois, assez rapproché de la vérité. » Or, nous avons dit, page 211 du même ouvrage, avoir agi sur des fœtus *entiers*, et avoir *renouvelé* l'eau *jour* et *nuit* pendant vingt-deux jours... Plus loin : « M. Orfila a relaté vingt-deux ouvertures de noyés, d'où on peut déduire *quelques données* propres à éclairer le sujet qui nous occupe. » Il eût été plus exact de dire : « A un très-petit nombre d'exceptions près, les faits contenus dans notre mémoire ont été connus de M. Orfila, qui les a décrits dans les vingt-deux ouvertures de noyés qu'il a publiées; mais il ne geâtre du sang transsude à travers les parois des vaisseaux, il se colore, par son mélange avec ce liquide, d'abord en rose, puis en rouge groseille, et même quelquefois en rouge brun. Nous avons vu aussi le tissu cellulaire de l'abdomen d'un *jaune verdâtre*, tandis que déjà celui de quelques autres parties du corps était

---

les a pas fait servir à la détermination des époques auxquelles la submersion a eu lieu. »

Ces inexactitudes ne sont pas les seules qu'ait commises M. Devergie, à l'occasion de notre travail sur les noyés. Il dit, en effet, à la page 571 du tome 3e du *Dictionnaire de médecine et de chirurgie :* « M. Marc est un de ceux qui ont le mieux précisé ce que l'on pouvait attendre des signes de la submersion pendant la vie : depuis cette époque, M. Orfila a fait de nouvelles recherches; elles ont *confirmé* ce que M. Marc avait annoncé. On doit cependant de plus à M. Orfila d'avoir éclairé, par des expériences *sur les animaux*, des faits importans. »

Or, nous voyons, en comparant quelques-unes des assertions de notre savant confrère aux nôtres, qu'il existe entre elles des différences *capitales*.

1°. « La *certitude* que nous avons acquise, dit le docteur Marc, qu'il ne peut entrer de *liquide* dans la trachée-artère *que du vivant du submergé*, qu'il ne peut s'en introduire après la mort, le cadavre eût-il même passé plusieurs jours sous l'eau, doit nous faire considérer, etc.... (*Manuel d'autopsie cadavérique*, de Rose, traduit par Marc, page 175.) Or, nous établissons que les liquides *peuvent s'introduire* après la mort, non-seulement dans la trachée-artère, mais jusqu'aux *dernières ramifications bronchiques*. (*Médecine légale*, t. 2, page 345.) M. Devergie répétera-t-il ce qu'il a dit à la page 574 du dictionnaire déjà cité, « que la conclusion dont il s'agit

rouge et rouge brun. A une époque plus éloignée, à peu près lorsque les corrosions paraissent à la peau, ou quand la saponification commence, le tissu cellulaire, surtout celui qui est sous-cutané, tend à se décolorer et à devenir d'un blanc grisâtre : apparemment que le sang qui l'avait infiltré jusqu'alors se décompose pour

---

n'est pas tout-à-fait rigoureuse, attendu que nous concluons de ce qui arrive chez les chiens, ce qui doit survenir chez l'homme ? » Nous répondrons que plusieurs *mois* avant la publication de l'article où M. Devergie fait cette remarque, nous avions *inséré* dans les *Archives générales de médecine* une note dans laquelle nous prouvions le même fait par des expériences *sur des cadavres humains*. (*Voyez* tome 17e.)

2°. « Le diaphragme est refoulé dans l'abdomen : ce caractère est essentiel, dit le docteur Marc, et manque chez tous ceux qui ont été submergés après leur mort. » (Ouv. cité, page 177.) Nous avons annoncé que le diaphragme n'était jamais refoulé dans l'abdomen lors de la submersion pendant la vie. (Voyez *Médecine légale*, page 350, tome 2.)

3°. « Les cavités droites du cœur sont gorgées de sang, et les cavités gauches vides, ainsi que les vaisseaux correspondans. » (Marc, page 175.) Nous avons dit avoir *toujours* vu les cavités du cœur et celles des gros vaisseaux entièrement ou presque entièrement vides à l'autopsie des cadavres d'individus submergés vivans, et qui avaient long-temps séjourné dans l'eau. (*Médecine légale*, tome 2, page 349.)

Il aurait fallu reconnaître ces différences, tout en rendant justice au mémoire important de notre honorable et savant confrère, le docteur Marc, dont nous avons souvent cité ailleurs les travaux avec éloge. (Voyez *Leçons de médecine légale*.) ORFILA.

fournir l'ammoniaque nécessaire à la formation du gras; nous dirons toutefois que déjà, dans plusieurs parties, ce tissu est arrivé au point de blancheur dont nous parlons, que dans d'autres il est encore très-rouge; c'est particulièrement au crâne que l'on remarque la teinte rouge du tissu cellulaire.

La *distension* de ce tissu par les *gaz* qui se développent pendant la putréfaction dans l'eau, ne présenterait rien d'extraordinaire, si elle n'était pas poussée à un degré extrême, *surtout* lorsque les cadavres ont été exposés à l'air après avoir été retirés de l'eau (1). Plus tard, lorsque la saponification est prête à s'opérer, au lieu de continuer à se distendre, le tissu cellulaire s'affaisse. La *distension* de ce tissu par le liquide rougeâtre qui transsude des vaisseaux, est ordinairement beaucoup moins sensible que la précédente, et n'offre rien de remarquable.

La *consistance* du tissu cellulaire varie aux différentes époques de la submersion; à l'état normal dans les premiers temps, il est plus mou lorsque déjà les sucs rouges l'abreuvent; quelquefois même, surtout à la tête,

---

(1) Outre les fluides aériformes qui remplissent les interstices et le tissu même des muscles, outre ceux qu'on rencontre dans le canal intestinal, dans les vaisseaux, et principalement dans les veines, nous en avons vu distendre la dure-mère comme un ballon, enfler le scrotum, et causer l'érection du pénis, occuper la cavité des membranes séreuses, former au-dessous de ces membranes des bulles arrondies et multipliées, donner lieu aussi à un emphysème sous-muqueux, soit dans le canal intestinal, soit dans la vessie.

il présente la mollesse et l'aspect d'une gelée à moitié fluide. Plus tard, il devient plus dense, sec et filandreux; alors il commence à se saponifier. La *saponification* change complétement sa nature; il se transforme en gras des cadavres, et n'offre plus l'aspect celluleux; il devient quelquefois solide et même dur, tandis que dans d'autres circonstances, il est mou, jaunâtre, et semblable à du lard. Ce n'est guère qu'au bout de trois ou quatre mois, pour les adultes, que ce changement a lieu.

S'il est vrai qu'en général les changemens que nous venons de signaler se manifestent d'abord à la face et au scrotum, puis au cou et au thorax, et en dernier lieu aux membres, il est également certain que nous avons quelquefois vu la face et d'autres parties du corps distendues et colorées outre mesure, tandis que le scrotum était dans l'état naturel.

Bichat, après avoir établi que le tissu cellulaire se pourrit moins vite *à l'air* que les organes glanduleux et musculaires, parle de l'action de l'eau sur ce même tissu. Au bout de trois mois de séjour dans l'eau à la température des caves, le tissu cellulaire extérieur aux artères ne paraissait avoir subi aucune altération. Le sous-cutané, le sous-séreux et l'intermusculaire se pourrissent plus vite, mais moins à proportion que celui de beaucoup d'autres organes. La résistance opposée par ce tissu à l'action de l'eau est moindre quand on le fait macérer avec des organes qui se résolvent facilement en putrilage, que lorsqu'on l'y expose seul ou avec des tissus qui ne s'altèrent presque pas par l'eau.

comme les nerfs, par exemple; et en effet, après six mois de macération, Bichat a vu le tissu cellulaire qui sépare les faisceaux nerveux aussi ferme et aussi distinct qu'auparavant. (*Anat. gén.*, tom. 1, p. 69.)

Muscles. Nous trouvons encore dans les muscles des changemens de *coloration*, de *consistance* et de *nature*. La *couleur* rouge se conserve en général pendant plusieurs mois, et devient même plus foncée, puis elle passe au rose, et tend de plus en plus à pâlir, jusqu'à ce qu'elle soit devenue d'un blanc grisâtre, jaunâtre ou rosée, comme le gras des cadavres; à cette époque, les muscles sont effectivement transformés en savon; quelquefois cependant la couleur rose persiste fort longtemps; certains muscles résistent en quelque sorte à la saponification, tandis que d'autres sont déjà saponifiés et confondus avec le tissu cellulaire sous-cutané; il est des cas où les muscles sont d'un vert foncé; les sterno-pubiens offraient cette couleur chez une femme qui fut retirée de l'eau cinq mois huit jours après s'être noyée, tandis que les pectoraux étaient rouges, et ceux de la face saponifiés. (*Voy.* pag. 328 de la *Méd. lég.*) Les différences de *consistance* ne sont pas moins remarquables que celles de coloration et de nature; en effet, les muscles se ramollissent d'abord par leur mélange avec la sérosité rougeâtre qui transsude des vaisseaux, et peuvent être déchirés avec assez de facilité : toutefois, nous avons vu à cet égard des variations extraordinaires : chez le sujet qui vient d'être cité, les muscles pectoraux étaient assez consistans, tandis que les *sterno-pubiens* se déchiraient à la plus légère traction; et chez un noyé qui n'était resté qu'*un mois* dans l'eau, c'est-à-dire *quatre mois huit jours* moins que le précédent, les muscles pectoraux se déchiraient avec grande facilité : à la vérité, ce sujet ne put être ouvert qu'après trois jours d'exposition à l'air. Plus tard, lorsque les muscles sont sur le point de se saponifier, ils deviennent plus minces et beaucoup plus denses.

Bichat, après avoir établi que les muscles se pourrissent beaucoup plus vite que les tissus fibreux, cartilagineux et fibro-cartilagineux, ajoute qu'ils se ramollissent dans l'eau au bout d'un temps assez long, et qu'ils se changent en une espèce de putrilage différent de celui qui se forme à l'air libre. D'autres fois, dit-il, ils se transforment en une matière analogue au blanc de baleine; alors leurs fibres sont dures et solides; mais il s'en faut de beaucoup que tous les muscles conservés dans l'eau présentent ce phénomène. Quand il se manifeste, très-souvent une espèce de produit rougeâtre, disséminé d'espace en espace sur la surface du muscle, et qui est un effet évident de la décomposition, annonce et ensuite accompagne cet état, sans lequel il a aussi souvent lieu. (*Anat. gén.*, tom. 2, p. 237.)

Tissu fibreux. Il résulte de toutes nos observations, que le tissu *fibreux* résiste long-temps à la putréfaction. Voici ce que Bichat avait déjà établi à cet égard. Quand on fait macérer ce tissu, il se ramollit, sa densité diminue, mais il ne se boursouffle point comme on l'a dit; ses fibres alors peuvent s'écarter les unes des autres; on voit distinctement entre elles le tissu cellulaire qui les unit. Enfin, au bout d'un temps très-long, elles finissent par se changer en une pulpe mollasse, blanchâtre, qui paraît homogène. Les tendons sont les premiers à céder à la macération; viennent ensuite les aponévroses : parmi celles-ci, celles qui sont formées par l'épanouissement d'un tendon, se ramollissent plus vite que celles qui sont destinées à envelopper les membres, que le *fascia lata* par exemple. Les membranes fibreuses, les capsules et les gaînes de même nature sont plus résistantes. Enfin, ce sont les ligamens qui cèdent le plus tard à l'action de l'eau, qui tend à les ramollir; cependant, lorsqu'ils viennent primitivement d'un tendon, comme le ligament inférieur de la rotule, ils sont plus prompts à être macérés. (*Anat. gén.*, t. 2, pag. 155.)

Os. Presque toujours les os ont une tendance marquée à passer au rose : nous les avons vus d'un rouge lie de vin peu foncé dans certaines parties, après quatre mois cinq jours (*voy.* observation 15e); quelquefois cependant ils deviennent verdâtres et même noirâtres. Ces changemens de couleur, qui sont en général plus manifestes dans les os longs que dans les autres, ne s'observent guère que long-temps après la submersion, lorsque déjà les os ont été en contact immédiat avec l'eau. Un séjour prolongé dans ce liquide rend aussi les os beaucoup plus friables.

Cartilages. Après le tissu osseux, aucun ne résiste autant à la putréfaction et à la macération; les cartilages peuvent se conserver fort long-temps dans l'eau sans éprouver d'autre altération qu'une légère coloration en jaune. Bichat dit, avec raison, qu'il faudrait plus d'un an pour les réduire à cette pulpe mollasse, muqueuse, fluente, où la macération amène la plupart des organes.

Membranes séreuses. Les membranes séreuses résistent long-temps à la putréfaction; du moins pouvons-nous assurer qu'elles n'étaient pourries dans aucune des observations que nous avons rapportées: on peut même dire qu'elles préservent, *jusqu'à un certain point*, de la putréfaction, plusieurs des organes qu'elles enveloppent d'une manière serrée. Dans certaines circonstances, elles se dessèchent. Nous n'avons pas vu sans étonnement, sur des cadavres qui avaient séjourné de trois à cinq mois dans l'eau, la plèvre, le péricarde et le péritoine, *desséchés* et *endurcis comme du parchemin*, sans que nous ayons pu nous rendre raison du phénomène; quelquefois les cavités formées par ces membranes séreuses endurcies contenaient un liquide sanguinolent; d'autres fois il n'y en avait pas; il n'est donc pas exact de dire que *toujours* les cavités dont il s'agit offrent une collection de sérosité sanguinolente; cela a lieu, il est vrai, surtout dans la plupart des cas où, les noyés étant restés long-temps dans l'eau, le sang a pu transsuder abondamment des vaisseaux, à moins cependant que la durée de l'immersion n'ait été assez prolongée pour que la peau du cou, de la poitrine ou d'une partie de l'abdomen, ayant été détruite, les liquides épanchés dans les cavités séreuses aient pu s'écouler. Bichat avait déjà vu, en soumettant le tissu séreux à la macération, combien il était difficile de le réduire en pulpe: la plus mince, la plus fine de ces membranes, dit-il, l'épiploon y a résisté pendant un temps très-long. Les tendons, qui sont si résistans et qui supportent de si grands efforts pendant la vie, étaient déjà pulpeux dans l'eau, que l'épiploon était intact.

Épiploons. Après s'être long-temps conservés, ils finissent probablement par se saponifier. L'épiploon gastro-colique, après un séjour de trois semaines dans l'eau, était verdâtre; après trois mois et huit jours, il était *desséché*, et brun dans plusieurs points, tandis qu'il était noirâtre après quatre mois cinq jours. L'épiploon gastro-colique était *jaune verdâtre* et facile à déchirer chez un sujet qui était resté cinq mois huit jours dans l'eau.

Membranes muqueuses. Le tissu muqueux est, après le cerveau, celui qui s'altère le plus vite par l'action de l'eau, d'après Bichat. Il se réduit alors en une pulpe rougeâtre très-différente de celle qui se forme pendant la putréfaction du même tissu à l'air. Lorsqu'on fait macérer tout l'estomac, déjà cette pulpe s'est détachée, que le tissu musculeux et la membrane séreuse n'ont subi que peu d'altération.

Encéphale. La substance corticale du cerveau est la première partie qui se pourrit; elle devient d'un gris verdâtre : nous l'avons vue de cette couleur chez un individu qui n'était resté que huit jours dans l'eau (*voyez* observation 10e); la substance médullaire était encore blanche. Quelque temps après, celle-ci acquiert la même couleur; elle était verte chez trois individus, dont l'un n'était resté dans l'eau que trois semaines, et les autres un mois (en hiver), ce qui prouve l'inexactitude de l'assertion émise par le docteur Devergie, savoir, que cet effet n'a guère lieu qu'à trois mois. (*Voyez* les obs. 12, 13 et 14.) Assez souvent la partie la plus extérieure de cet organe est d'un rouge plus ou moins foncé, effet de la transsudation du sang des vaisseaux et de l'imbibition cadavérique. Après cinq mois huit jours de séjour dans l'eau, nous avons encore pu distinguer deux nuances manifestes dans les deux substances de l'encéphale. La consistance de cet organe diminue de plus en plus, au point que nous l'avons vu une fois, au bout de trois semaines, couler comme une bouillie épaisse, lorsqu'on l'abandonnait à lui-même après en avoir coupé quelques lambeaux; sa fétidité surpassait tout ce qu'on peut imaginer. Plus tard, il se saponifie : dans l'observation 21e, il était réduit à un volume bien inférieur à celui qu'il a ordinairement, et totalement réduit en gras des cadavres; la forme de toutes ses parties était conservée; seulement à sa surface existait une matière pultacée d'une odeur infecte; chez la femme, qui n'était restée que cinq mois huit jours dans l'eau, il n'était pas encore saponifié. Le *cervelet* subit les mêmes altérations que le cerveau, et en général d'une manière plus prompte. Les *méninges* se colorent promptement en rouge, en rouge violet, et même en brun, du moins dans une partie de leur étendue; assez souvent la dure-mère est séparée du cerveau par des gaz qui forment une ou plusieurs vessies quelquefois plus grosses qu'un œuf de poule; du reste, le tissu fibreux de cette membrane n'est détruit qu'au bout d'un temps fort long. *Nerfs*. Ils ne subissent aucune altération sensible, même au bout d'un temps fort long. Voici ce que disait Bichat à l'égard du système nerveux : « La substance cérébrale et celle de la moelle se putréfient avec une extrême facilité quand on les soumet à l'action réunie de l'air et de l'*eau;* elles prennent alors une couleur verdâtre, et cependant acquièrent *de l'acidité* et rougissent le papier bleu. Ce sont même, je crois, parmi les substances animales, celles qui présentent le plus vite ce phénomène. La substance *médullaire nerveuse* paraît au contraire résister beaucoup plus à la pourriture; les nerfs sont même une des parties de l'économie animale les moins putréfiables. Pendant la vie, on les trouve souvent intacts dans un membre gangréné, au milieu d'un dépôt, etc. : sur le cadavre qui se pourrit, ils gardent leur blancheur et leur consistance au milieu de la noirceur et du ramollissement général. J'ai observé que l'eau de la macération du système nerveux donne très-peu d'odeur, tandis que celle du cerveau est fétide. Ces phénomènes n'auraient pas lieu évidemment, si la substance médullaire du nerf était aussi putréfiable que celle du cerveau. Cependant il est manifeste que c'est spécialement au névrilème que les nerfs doivent cette espèce d'incorruptibilité; car j'ai observé que l'optique où la substance médullaire prédomine, que l'olfactif et l'auditif, qui paraissent dépourvus de ce névrilème, se pourrissent plus facilement que les autres. J'ai remarqué aussi constamment que tandis que la substance blanche de la moelle épinière se pourrit, son enveloppe est intacte. » (*Anat. gén.*, t. 1, p. 145.)

Organes de la respiration. Quelque temps après que les cadavres sont dans l'eau, il s'opère un dégagement de gaz dans les *poumons*, et ceux-ci ne tardent pas à se distendre et à remplir la totalité de la cavité de la poitrine : nous avons vu quelquefois, au bout d'un mois de séjour dans l'eau en hiver, les poumons emphysémateux, au point que la plèvre qui les recouvrait était soulevée çà et là par des vésicules grosses comme de petites noisettes. Après avoir été ainsi distendus, les poumons s'affaissent, leur volume se trouve considérablement diminué et leur densité augmentée; du reste, leur couleur, leur aspect ne diffèrent pas de l'état normal. Dans l'observation où le cadavre était resté à peu près un an dans l'eau, ils étaient réduits au dixième environ de leur volume, et bien conservés; on pouvait les insuffler et les dilater six ou sept fois autant. Quelquefois les poumons contiennent dans leurs dernières ramifications bronchiques une plus ou moins grande quantité d'un liquide semblable à celui dans lequel la submersion a eu lieu : c'est particulièrement lorsque les cadavres ne sont restés que quelques jours dans l'eau; mais encore faut-il presque toujours, pour la découvrir, examiner les poumons peu de temps après la sortie des corps de l'eau; autrement elle disparaît promptement. Le *larynx*, la *trachée-artère*, les *bronches* et leurs divisions, conservent leur aspect lisse, mais se colorent très-promptement. Leur membrane interne était d'un rouge violacé chez un individu qui n'était resté dans l'eau que huit jours pendant le mois d'avril; d'autres fois elle est d'un rouge-brun et même brune; dans certains cas, nous avons trouvé dans ces conduits des parcelles de matières molles, comme graisseuses, véritables débris de matières alimentaires. Jamais nous n'avons vu d'écume ni de liquide écumeux dans les conduits respiratoires, si les cadavres étaient restés dix ou douze jours dans l'eau; nous n'en avons aperçu que lorsque la submersion était fort récente, et que les cadavres étaient examinés peu de temps après leur sortie de l'eau. Du reste, nous croyons avoir suffisamment expliqué ces phénomènes ailleurs. (Voyez *Médecine légale*, tome II, page 340.) Plus tard, les cerceaux cartilagineux perdent leur élasticité, se déforment, et finissent par se réduire aux fibro-cartilages, les tissus membraneux intermédiaires ayant été détruits les premiers par la putréfaction.

Organes de la circulation. Le *cœur* tend de plus en plus à se ramollir; il finit par être tout-à-fait flasque; sa couleur se fonce et passe successivement au rouge-violet et au rouge-brun presque noir, surtout dans l'intérieur des cavités droites et pendant les temps chauds; quelquefois sa surface, au lieu de rester humide, se dessèche d'une manière remarquable; enfin il se saponifie, notamment dans sa partie gauche. Chez la femme qui fait le sujet de l'observation 21e, et qui était restée environ un an dans l'eau, le ventricule gauche du cœur presque entier était saponifié, tandis que le droit offrait à peine des traces de saponification; on n'en apercevait pas non plus chez le sujet de l'observation 20e, qui était resté cinq mois huit jours dans la rivière.

Les *artères* et les *veines*, mais surtout ces dernières,

contiennent du sang; elles sont le siége d'un développement considérable de gaz (*voyez* observation 17e) qui ne tardent pas à déterminer la transsudation du sang à travers leurs parois, et à les colorer en rouge, en violet ou en rouge-brun; d'où il suit que cette coloration sera plus intense dans les portions des vaisseaux où il y avait plus de sang et où il s'est dégagé plus de gaz. Nous avons vu, chez un individu qui était resté plus de quatre mois dans la rivière, la veine cave et l'aorte abdominale peu colorées, tandis que chez d'autres sujets qui n'étaient restés dans l'eau que deux ou trois semaines, ces vaisseaux étaient fortement colorés. Indépendamment de cette coloration, les artères et les veines se ramollissent, deviennent flasques, et leurs parois s'affaissent à la longue; alors elles ne contiennent plus de gaz; plus tard les artères finissent même par se saponifier, tandis que les veines acquièrent plus de densité. Chez la femme qui était restée dans l'eau pendant un an environ (*voyez* observ. 21e), les artères offraient une *tendance* à la saponification, tandis que les veines présentaient un tissu serré, résistant, et paraissaient avoir acquis plus de solidité. Bichat, après avoir établi que les *artères* exposées à l'air se pourrissent presque aussi difficilement que les cartilages et les fibro-cartilages, dit que l'eau dans laquelle ont macéré des artères exactement isolées de tout tissu voisin, n'est pas fétide; en comparant cette eau à celle qui a servi à la macération des muscles, la différence est tranchante. Une preuve manifeste de la résistance des artères à la putréfaction et à la macération, c'est ce qu'on observe dans les viscères qui ont long-temps macéré ou qui sont pourris, comme dans le foie, la rate, les reins. Dans l'un et l'autre cas, dans le premier surtout, ces viscères se trouvent réduits à une espèce de putrilage. Eh bien! leurs artères ont conservé leurs tissus encore très-durs, dans le ramollissement général. Sur le vivant, ces vaisseaux sont aussi infiniment moins susceptibles de putréfaction que la peau, le tissu cellulaire, etc. Le tissu *veineux* se pourrit plus facilement que l'artériel, mais bien moins que d'autres, par exemple, que le musculaire. L'eau où il a macéré isolément est beaucoup moins fétide que celle où une portion égale de tissu musculaire aurait séjourné. (*Anat. génér.*, tome Ier, pag. 286 et 409.)

Sang. La quantité de sang contenue dans le cœur et dans les gros vaisseaux varie beaucoup; toutefois, elle n'est pas très-considérable, et nous n'avons jamais pu vérifier cette distension des ventricules du cœur et des vaisseaux par le sang, dont parlent les auteurs : à l'ouverture des cadavres qui avaient long-temps séjourné dans l'eau, nous avons toujours vu les cavités du cœur et celles des gros vaisseaux entièrement ou presque entièrement vides; du reste, le sang est d'un rouge-brun noirâtre, et *presque toujours fluide.* Cette fluidité en effet manque rarement chez l'homme; une fois seulement, dans nos nombreuses ouvertures de noyés, nous avons trouvé quelques caillots fibrineux dans le sang.

Organes de la digestion. Le canal digestif est décoloré chez les noyés qui ne sont pas restés long-temps dans l'eau; mais il ne tarde pas à rougir, au point qu'il suffit quelquefois d'un séjour de deux ou trois semaines dans la rivière pour que l'*estomac* soit d'un rouge violacé ou même d'un brun violet (*voyez* observ. 15ᵉ); cette rougeur, qui s'étend bientôt à toutes les tuniques du viscère, pourrait en imposer d'autant plus pour une phlegmasie, que dans plusieurs de ses points il existe un emphysème sous-muqueux, emphysème que l'on a par conséquent trop exclusivement considéré comme le résultat d'un travail inflammatoire. Nous avons vu, dans un cas, la portion de péritoine qui revêt la face supérieure de l'estomac soulevée par des gaz, au point de présenter une bulle de la grosseur d'un *œuf*. Les *intestins* subissent les mêmes altérations que l'estomac; mais *en général* elles se manifestent plus promptement dans les intestins grêles que dans les autres. Tous ces viscères finissent par se ramollir, deviennent grisâtres et se détruisent. Chez la femme qui était restée un an dans l'eau (*voyez* obs. 21ᵉ), l'estomac et toute la couche superficielle des intestins étaient détruits; il ne restait que des cavités peu distinctes les unes des autres. Les intestins *profonds* étaient conservés et contenaient encore des matières fécales.

Organes glanduleux. Avant de parler des organes glanduleux en particulier, il ne sera pas inutile de mentionner les principaux résultats obtenus par Bichat. Les glandes, dit-il, cèdent diversement à l'action de l'eau : le foie y résiste plus que le rein, qui, au bout de deux mois d'expériences faites dans des vaisseaux placés dans des caves, a été réduit en une bouillie rougeâtre nageant dans l'eau, tandis que le premier conservait, à la même époque et un peu plus tard, sa forme, sa densité, et avait seulement changé sa couleur rouge en un brun bleuâtre, caractère opposé à celui du rein, qui reste dans la macération tel qu'il est. Les glandes salivaires contiennent beaucoup de cette substance blanchâtre, onctueuse et assez dure, que présentent toutes les parties celluleuses long-temps macérées (gras des cadavres); ce n'est pas le tissu glanduleux qui a changé, mais uniquement la graisse contenue dans la cellulosité ici très-abondante. (*Anat. génér.*, tome II, page 580.)

Foie. Le foie se ramollit de plus en plus, ce qui empêche de bien distinguer les diverses substances qui le composent; sa couleur se fonce aussi et présente diverses nuances, suivant que le foie était primitivement de telle ou telle autre couleur. Nous avons souvent vu, après trois mois de séjour dans l'eau en hiver, sa face supérieure desséchée dans une assez grande étendue, offrant çà et là des plaques blanchâtres semblables à de la moisissure; d'autres fois et plus tard, c'était une matière granulée, comme desséchée, d'un blanc assez éclatant ou d'un blanc jaunâtre, ayant l'aspect du gras des cadavres; ces matières existaient aussi, mais moins abondamment, à l'intérieur de l'organe, dont la consistance était diminuée au point de se laisser déchirer très-facilement : la membrane péritonéale qui le recouvre était soulevée par des gaz, et formait quelquefois des ampoules très-volumineuses. La *vésicule du fiel* se conserve long-temps, blanchit quelquefois, et devient souvent emphysémateuse. La *rate* tend aussi à se ramollir, à se foncer en couleur et à devenir emphysémateuse : dans un cas, nous l'avons vue très-desséchée à l'extérieur, et aussitôt qu'on cherchait à la séparer elle se déchirait et se réduisait en une sanie rougeâtre (*voyez* observation 17e); chez l'individu qui était resté pendant quatre mois cinq jours dans l'eau, elle était lie de vin à l'intérieur et réduite en bouillie. Le *pancréas* aussi se fonce en couleur, devient violet, perd de sa consistance, et n'offre plus de granulations distinctes.

Organes urinaires. Après trois mois de séjour dans l'eau en hiver, nous avons toujours vu les reins d'une couleur plus foncée, quelquefois même bruns; leur consistance était tellement diminuée qu'on les déchirait avec la plus grande facilité, et l'on ne pouvait plus distinguer les deux substances qui les composent. Les *uretères* deviennent rouges d'abord, puis d'un brun-violacé. La *vessie* se conserve long-temps sans altération, puis sa membrane muqueuse devient rosée, rouge, violette, et se soulève par des gaz qui se dégagent dans le tissu cellulaire sous-muqueux. Nous n'avons jamais remarqué ces altérations pendant le premier mois du séjour des cadavres dans l'eau.

Organes génitaux. La matrice tarde beaucoup à perdre sa consistance; sa couleur devient également rouge violette.

Après avoir fait connaître les altérations successives que présentent les divers tissus qui se pourrissent dans l'eau à une *température* moyenne, nous croyons devoir indiquer, d'une manière succincte, les faits *les plus remar-*

quables observés par le docteur Güntz, en plongeant des enfans nouveau-nés dans de l'eau très-froide et dans le même liquide chaud.

Action de l'eau froide. Si l'on place dans l'eau qui est sur le point de se geler, ou qui est déjà en partie glacée, le cadavre d'un enfant qui vient de mourir, l'eau pénètre promptement dans les oreilles, dans la bouche et dans les narines; il se dégage des bulles d'air, et, quelques instans après, la roideur cadavérique se manifeste et ne tarde pas à s'emparer de toutes les parties; le corps paraît gelé et immobile au fond du liquide et au milieu de la glace. *Une heure* après la submersion, le doigt, appliqué sur la peau, n'y laisse aucune impression; le thorax cède légèrement, le ventre a encore moins d'élasticité; les cartilages des oreilles, du nez, et le cordon ombilical, ainsi que le pénis, sont si fragiles, qu'ils se brisent par un choc un peu brusque et restent dans la glace; les membres s'arrachent en entier, si on essaie de fléchir violemment leurs articulations.

Le corps a perdu beaucoup de son volume; le globe oculaire et le scrotum paraissent surtout bien diminués; la diminution est moins sensible dans les autres parties. Le poids du cadavre, débarrassé de la glace qui adhère à sa surface, est aussi moindre qu'avant la submersion. La peau est blanche, luisante, et marquée çà et là de taches brillantes; on voit rarement des parcelles colorées en rouge pâle. La cornée, qui n'est pas encore tout-à-fait terne, permet de voir l'iris à travers; le cercle de la pupille, d'une grandeur ordinaire, est gris noir; les lèvres sont d'un rouge pâle, les bords des gencives d'un rouge clair, l'émail des dents blanchâtre, et le dos de la langue rouge pâle, tandis que sa face inférieure est d'un gris bleu; les mamelons sont bleuâtres, le cordon ombilical nacré, et tacheté de points d'un bleu foncé; sa surface incisée offre une couleur rouge clair; le pénis, le scrotum et la peau des grandes lèvres sont d'un blanc rougeâtre; les ongles des doigts sont d'un violet pâle; ceux des orteils ont une teinte plus claire; les bouts des dernières phalanges offrent souvent une nuance de sang clair.

Le cadavre ne répand point d'odeur; la température est à zéro ou au-dessous. Le scalpel ne peut diviser qu'avec beaucoup de peine, et, si l'on emploie un instrument plus fort, on voit que toutes les parties intérieures sont roides et luisantes; des fragmens de glaçons, quelquefois colorés en rouge, se déposent sur les bords des parties incisées et les rendent brillantes. La circonférence de tous les organes est diminuée. Le cerveau se rompt facilement par petits fragmens, et offre des fissures irrégulières qui paraissent partir des ventricules. Le thymus, un peu plus dur que les autres viscères, n'a presque pas diminué de volume. Le péricarde adhère au cœur et se déchire quand on veut l'en séparer; le cœur contient souvent beaucoup de sang congelé. Les poumons qui n'ont pas encore respiré sont très-petits, durs, unis, et se précipitent rapidement au fond de l'eau; quand au contraire ils ont respiré, ils remplissent la cavité pectorale, sont granuleux à la surface, tendus, élastiques, et surnagent, quoique difficilement. Le diaphragme est ridé et présente des enfoncemens du côté du ventre; celui-ci n'est gonflé que lorsqu'on a introduit des alimens dans l'estomac après la naissance ou lorsqu'il s'est dégagé des gaz; dans le cas contraire, les intestins sont affaissés, et forment aux endroits qui contiennent du méconium des cylindres durs et élargis. Le foie est volumineux, plus convexe qu'à l'ordinaire; les bords des lobes, droit et gauche, sont un peu plus courbés; sa face concave est luisante à raison des gouttelettes de sang qui se sont congelées. La cavité de la vésicule biliaire est fortement ridée. La rate est arrondie, tendue, dure; le pancréas facile à déchirer; les reins sont consistans et roides; les parties génitales internes sont un peu dures et moins volumineuses.

La *couleur* des viscères est en général plus claire que si le cadavre eût été exposé à l'air. Le derme est d'un rouge blanc. La graisse est d'un blanc jaunâtre, les muscles d'un brun clair, les os d'un rouge clair, excepté les pariétaux qui sont d'un rouge tirant sur le bleu; les cartilages sont blancs, légèrement rosés en plusieurs endroits. La substance corticale du cerveau est blanche; la substance médullaire est d'un jaune brunâtre, et couverte de points rouges; la moelle épinière et les nerfs sont d'un blanc rougeâtre. Le cœur, couleur de chair, tire cependant un peu sur le rouge; les poumons qui n'ont pas encore respiré sont d'un rouge bleu, et d'un jaune clair si la respiration a eu lieu. L'estomac et le canal intestinal sont d'un rouge pâle, marqués çà et là de taches jaunes provenant de la bile; le foie est brun foncé, bleu noir, et marqué en jaune; la vésicule biliaire est d'un jaune foncé et d'un blanc rougeâtre. La rate est noire ou bleue; le pancréas est d'un rouge blanc, la surface des reins d'un blanc brunâtre. Toutes ces parties renferment du sang gelé, d'un rouge foncé, qui passe au rouge clair par le dégel.

La durée de cette période est *indéterminée;* tant que le corps est dans les mêmes conditions, il ne change point d'état; on n'observe donc pas les périodes ultérieures de la décomposition. Mais si le cadavre est en outre sous l'influence de quelques agens mécaniques, tels que des glaçons mobiles, des animaux voraces, etc., il éprouve des changemens notables; les glaçons détachent quelques fragmens des parties molles, quelques doigts, quelques orteils et même des membres entiers; ils compriment les parois des trois cavités, les percent, et finissent par broyer les os. Les animaux aquatiques et voraces enlèvent les parties charnues. Le courant contribue également à détruire la connexion des diverses parties et à les disséminer; il élève le cadavre du fond de l'eau, et il l'entraîne plus ou moins haut avec les glaçons.

Action de l'eau très-chaude. Quand on verse de l'eau très-chaude sur le corps d'un enfant nouveau-né, que l'on laisse dans ce liquide jusqu'à ce que la température ne soit plus que de 30° R., on remarque que l'épiderme se soulève et se détache facilement, qu'il est ridé, rétiforme, surtout là où la chaleur a exercé sa principale influence; les poils peuvent être facilement arrachés; les cheveux ne sont plus solidement implantés; les os du crâne peuvent être déplacés; la fontanelle frontale est molle; les cartilages des oreilles et du nez sont souples et les paupières toujours ouvertes; les yeux sont lâchement maintenus dans les orbites; le cordon ombilical est très-ramolli, l'anus relâché, et les articulations très-mobiles. Les ongles des doigts et des orteils tiennent encore solidement par leurs racines.

Le cadavre exhale une légère odeur de gibier trempé dans l'eau bouillante, et ne présente point de taches cadavériques; il est d'un blanc jaunâtre, rouge dans quelques endroits; les points du réseau cutané soulevés tirent sur le blanc de lait; les yeux ont perdu leur éclat; les bords des lèvres sont d'un rouge brun clair; la langue et les parois de la bouche sont brunâtres; le cordon ombilical est d'un blanc sale, sans aucune tache bleue; les ongles des doigts sont d'un gris pâle, et blancs aux extrémités; ceux des orteils sont blancs. En ouvrant le corps, on voit que toutes les parties sont dans un état de flaccidité remarquable; c'est même à ce seul caractère qu'on peut les distinguer de celui d'un enfant nouveau-né, mort depuis peu de temps.

L'eau dans laquelle le corps a été plongé est d'un rouge pâle, trouble et mêlée de cheveux.

Quand, au lieu d'agir ainsi, on *fait bouillir* le cadavre pendant une *demi-heure* dans l'eau, l'épiderme se détache par grands lambeaux d'un blanc de lait; le corps, dont les parties paraissent avoir moins de cohésion, a conservé ses formes, quoique cependant la tête soit plus anguleuse, le menton et le nez aplati; mais ceci dépend de la pression exercée par les parois du vase; les cheveux s'arrachent avec facilité; les poils sont en partie suspendus dans l'épiderme détaché, en partie légèrement implantés dans le derme; les os de la tête se déplacent avec peine. Les deux oreilles et même les cartilages du nez adhèrent faiblement à leurs points d'insertion. Le ventre est flasque, le cordon ombilical et l'anus relâchés, les articulations très-mobiles : le derme reçoit facilement et conserve les impressions du doigt; aucune partie du corps n'est élastique. Les parties, dépouillées d'épiderme, sont d'un jaune gris clair, entremêlé de rose et même de rougeâtre; les parties colorées sont d'un blanc grisâtre, les lèvres d'un brun clair, les parois de la cavité buccale et la langue d'un brun encore plus clair, les mamelons d'un rouge brun clair. Le cadavre ne répand aucune odeur désagréable.

L'eau dans laquelle le corps avait bouilli était trouble et tirait sur le rouge; en en mettant un peu dans un verre, on voyait de la graisse et de l'écume surnager, des grumeaux de méconium se précipiter, des cheveux et des poils rester mêlés avec le liquide.

Quand, après avoir examiné rapidement les corps que l'on a fait bouillir pendant une demi-heure avec l'eau, on les plonge de nouveau dans ce liquide bouillant, et qu'on prolonge l'ébullition pendant une heure et demie, en ayant soin de renouveler l'eau à mesure qu'elle s'évapore, on remarque que la surface de l'eau est épaisse, écumeuse, mêlée de graisse, de cheveux, de fragmens d'épiderme, de sang, de mucus, et même de quelques parcelles de tissu cellulaire. En essayant de retirer le corps, on voit que ses formes sont considérablement changées et en partie détruites; la tête se détache; le cuir chevelu se déchire en plusieurs endroits; les commissures membraneuses sont déchirées, et livrent passage à des lambeaux de la dure-mère et du cerveau, qui est ramolli et d'un blanc grisâtre, excepté vers les parties internes qui sont rougeâtres. L'oreille droite et le nez n'existent plus. Les ouvertures des paupières et de la bouche ressemblent à de longues fentes étroites; la langue est petite et épaisse. Les tégumens et les muscles sont déchirés obliquement sans être frangés; les artères proéminentes sur les parties déchirées, comme des pointes tuberculeuses, longues d'un pouce; les vertèbres sont séparées dans un ou plusieurs endroits, et l'on voit sortir une portion de l'enveloppe de la moelle épinière. La cavité pectorale est ouverte; l'on aperçoit des déchirures profondes et transversales qui pénètrent jusqu'aux muscles intercostaux. L'abdomen, tiraillé et affaissé, était fendu depuis le nombril jusqu'à la région pubienne; cette fente donnait issue à une partie des intestins en bouillie et à du méconium; il n'y a plus ni cordon ombilical ni scrotum; le pénis est réduit à un petit bouton, et l'ouverture de l'anus remplit l'espace limité par les ligamens sous-sciatiques. Les extrémités supérieures sont presque dépouillées de parties molles; la main droite et les doigts de la main gauche n'existent plus, et l'on ne trouve dans l'eau que les noyaux ossifiés des os qui les formaient. Les extrémités inférieures, presque entièrement dépourvues de parties molles, ont éprouvé des altérations encore plus considérables. La jambe droite est séparée de la cuisse; l'extrémité gauche, dont le pied n'existe plus, s'est détachée de la cavité cotyloïde au moment où l'on a retiré le corps de l'eau. La plus légère traction suffit pour désunir les articulations. Les épiphyses cartilagineuses sont détachées de quelques os, notamment de ceux qui ne tiennent plus à l'ensemble. Les muscles, presque complétement dissous, ne présentent que çà et là un peu de solidité et une structure fibreuse : le derme et le tissu adipeux sont séparés des muscles, et comme renversés dans plusieurs endroits. Le cerveau, les nerfs et les gros vaisseaux sont assez consistans, surtout si on les compare aux autres parties.

Les *couleurs* sont en général plus pâles que lorsque l'ébullition n'avait duré qu'une demi-heure; l'épiderme est gris jaune, les muscles brun clair, et les os gris jaune. A l'intérieur, on voit que les poumons, le foie et la rate ont été dissous et comme fondus; que le thymus et les reins sont durcis et tenaces; que le diaphragme est réduit à son aponévrose centrale, et que tout le sang a été enlevé par l'eau.

CHAPITRE III.

De la putréfaction des cadavres dans les fosses d'aisance.

Nous suivrons ici la même marche que précédemment; nous ne ferons connaître l'état des organes des cadavres qui ont séjourné plus ou moins long-temps dans ce milieu, qu'après avoir rapporté les expériences que nous avons cru devoir tenter.

OBSERVATION I.re.

X.., enfant du sexe féminin, âgé de six jours, placé le 7 août 1829 *dans les matières fécales* en partie liquides et exposées à l'air : ces matières étaient renfermées dans un tonneau de trois pieds et demi de haut, qui en contenait jusqu'à la hauteur d'un pied et demi, et qui était constamment fermé par un couvercle; de sorte que les corps déposés dans ce milieu étaient évidemment placés dans les mêmes conditions que ceux que l'on jette dans les fosses d'aisance, si ce n'est que le tonneau dont il s'agit était en plein air et que par conséquent sa température n'était pas précisément la même que celle de ces fosses. Voici quel était l'aspect du cadavre au moment de l'immersion dans ces matières : maigreur générale; chute et cicatrisation imparfaite du cordon ombilical; la peau est ridée aux membres, au col et à la face; les grandes lèvres sont rougeâtres et flasques; le ventre est aplati, et présente une légère coloration verdâtre vers la partie inférieure; il y a une petite ulcération lenticulaire de la peau au-dessus de la malléole droite; les ongles ont une coloration bleuâtre foncée; on voit quelques cheveux bruns peu longs. Le 9 août, rien de remarquable. Le 13, la face est gonflée, de couleur violacée en haut et au milieu, plus claire vers la partie inférieure, où elle est même presque blanche; les yeux font saillie à cause des gaz qui se sont dégagés dans l'orbite; l'épiderme s'enlève facilement à la tête et à la face, et l'on voit alors que la peau du crâne a une teinte rouge vineuse. Le ventre est ballonné, taché en bleu et en violet lie de vin; l'épiderme qui le recouvre se détache aisément; la peau de l'abdomen offre une teinte bistre claire. Le dos est pâle et recouvert d'épiderme qui y adhère encore notablement. Les membres sont pâles, ridés; leur épiderme ne s'enlève pas aisément. Le 15, la tête surnage en partie et est entièrement dépourvue d'épiderme, d'une couleur légèrement olivâtre dans la région frontale et sur les pariétaux, d'un rouge vineux à la partie postérieure et aux oreilles; le col présente une couleur semblable; la face est d'un jaune cuivré; les yeux font toujours saillie, surtout le droit; le tissu cellulaire de ces régions est rempli de gaz; le tronc est aussi très-emphysémateux, et le thorax très-bombé.

L'épiderme est enlevé en partie, et là où il existe encore il semble n'être qu'apposé; dans les parties correspondantes aux deux mamelons, on aperçoit une couleur jaune cuivrée, moins foncée que celle de la face : vers la partie moyenne du thorax, on trouve une tache rouge vineuse, qui a environ la largeur d'un pouce, et qui s'étend du col à la partie inférieure du sternum. L'abdomen est gonflé, et présente différentes nuances de couleur bleuâtre, et d'un jaune cuivré comme aux mamelons; les membres sont un peu plus gonflés qu'avant-hier; ils sont pâles, et leur épiderme présente la même disposition que celui des autres parties. Pendant les neuf jours qu'a duré l'expérience, la température de l'atmosphère a *varié* de 16° à 22° + 0°.

Un autre enfant du sexe féminin, âgé de douze jours, ayant été placé dans les matières fécales le 22 juillet 1829, n'offrait rien de remarquable le lendemain (température de l'atmosphère, 19° + 0°. R.). Le 24 à midi, le ventre était sensiblement ballonné. Le 25, la température de l'atmosphère était de 23° R.; l'épiderme était détaché dans plusieurs parties et s'enlevait facilement; dans les autres, il était blanc, ainsi que la peau; le ventre était encore plus ballonné. Le 27, le cadavre était venu à la surface du liquide; une grande partie du thorax et de l'abdomen était en contact avec l'air.

OBSERVATION 2e.

J***, âgée de sept jours, fut placée le 24 avril 1830 dans les matières fécales que contenait le tonneau dont il a été parlé à la page 120. Au moment de l'immersion, la coloration générale était naturelle, si ce n'est que l'abdomen était verdâtre et le dos légèrement rosé; du reste, le cordon ombilical n'était pas encore cicatrisé.

Examen le *quatre* mai, dix jours après le commencement de l'expérience; pendant ce temps, la température de l'atmosphère avait varié de $4^\circ + 0^\circ$ à $19^\circ + 0^\circ$ R. Le cadavre est entier, de couleur pâle tirant légèrement sur l'olive très-clair; la partie antérieure et latérale gauche du thorax, ainsi que tout le côté gauche de l'abdomen, étaient hors de la matière, et étaient recouverts d'une couche demi-desséchée d'excrémens brunâtres que l'on pouvait aisément enlever avec de l'eau.

Épiderme. Excepté dans un petit nombre de points, l'épiderme existe partout; mais il est plissé, ridé, soulevé, et en général facile à détacher; il est même probable que celui qui manque dans certaines parties a été séparé pendant qu'on lavait le corps. Il est blanc, translucide, assez mince et peu résistant; celui de la plante des pieds et de la paume des mains n'est ni plus ni moins facile à enlever que celui des autres régions; mais il est bien plus plissé et d'un blanc mat, comme s'il eût été en contact pendant quelque temps avec un cataplasme émollient. Les *ongles*, qui ne sont pas encore tombés, sont d'un blanc grisâtre, de consistance presque normale et faciles à arracher; le derme qu'ils recouvrent est lisse et d'un rouge groseille.

La *peau*, dépouillée d'épiderme, offre partout les mêmes teintes que celles qui ont déjà été indiquées, excepté cependant à la plante des pieds, où elle est d'un rose pâle, et à la région épigastrique, qui est marbrée de blanc et de bleu, comme du savon. Nulle part on n'aperçoit la teinte rouge qui se manifestera plus tard. La consistance et la structure de ce tissu paraissent naturelles.

Le *tissu cellulaire* sous-cutané est très-humide sans être infiltré, assez résistant et d'un aspect ordinaire. Les *muscles*, sans en excepter ceux de l'abdomen, sont très-pâles; ils sont un peu ramollis et sans apparence d'infiltration. Les *nerfs* sont légèrement rosés et assez résistans. Les *tendons* et les aponévroses sont moins brillans que dans l'état naturel. Les *ligamens*, les *os* et les *cartilages* sont à l'état normal; ces derniers n'offrent aucune teinte rosée.

Tête. La face est parfaitement reconnaissable; les sourcils, les cils et les paupières sont entiers; celles-ci sont appliquées l'une contre l'autre, sans être poussées en avant ni enfoncées dans les orbites, en sorte que les yeux sont fermés et dans leur position ordinaire; la cornée transparente est devenue opaline; les membranes sont dans l'état naturel; les humeurs aqueuse et vitrée présentent déjà une teinte légèrement rougeâtre. Les oreilles sont un peu ramollies, et colorées comme le reste de la peau, en pâle tirant sur l'olive clair. Le nez est entier et non déformé; il en est de même des lèvres qui sont aussi un peu ramollies, et dont le bord libre est rougeâtre. La bouche est béante. Des cheveux nombreux et longs sont encore accolés à la tête et se séparent quand on enlève l'épiderme; la peau sous-jacente n'est pas rouge, elle offre la même teinte que dans les autres régions; le tissu cellulaire sous-cutané n'est ni coloré ni infiltré. Le cerveau est entier, rougeâtre à l'extérieur et d'un blanc rosé intérieurement; on distingue parfaitement les circonvolutions, les sillons, et même çà et là les deux substances; cependant il est assez ramolli pour qu'on ne puisse pas reconnaître les divers objets qui se trouvent dans les ventricules latéraux. Le cervelet est encore plus mou que le cerveau. La dure-mère est d'un blanc légèrement rosé, et à peu près de consistance et d'aspect ordinaires.

Thorax. Le péricarde contient environ une cuillerée à café d'un liquide séro-sanguinolent; il n'est pas sensiblement ramolli; sa couleur est rosée. Le cœur, de volume et de couleur ordinaires, contient du sang écumeux en partie coagulé; il est à peine ramolli, et laisse apercevoir toutes les parties qui le constituent. Les valvules sygmoïdes sont rosées; l'aorte, qui offre cette même teinte, surtout à l'intérieur, contient aussi du sang écumeux liquide et coagulé. Les poumons sont volumineux, déjà emphysémateux par parties, crépitans et de couleur naturelle; ils nagent sur l'eau, même après avoir été très-fortement pressés à plus de vingt reprises; ils sont un peu ramollis; toutefois, leur structure est encore parfaitement reconnaissable. La trachée-artère et le larynx sont entiers; leur membrane interne est olivâtre à la partie supérieure du canal et rougeâtre en bas, surtout entre les cerceaux cartilagineux, dont la couleur est simplement rosée. Le diaphragme est ramolli et bleuâtre dans les parties correspondantes au foie et à la rate; sa structure est normale, et l'on y reconnaît très-bien le centre tendineux.

Organes digestifs. La membrane muqueuse buccale est couleur d'ardoise à la partie moyenne de la voûte palatine; partout ailleurs elle est d'un gris rosé, un peu plus pâle que dans l'état naturel. La langue, à cela près d'un peu de mollesse, paraît aussi ne pas différer de ce qu'elle est à l'état normal. Le voile du palais, ses piliers, la luette et le pharynx sont d'un gris rosé pâle. La membrane interne de l'œsophage est grisâtre, pointillée çà et là de petites taches rougeâtres, surtout à la partie inférieure. L'estomac est tellement ramolli, qu'il est impossible de le séparer sans le déchirer et sans le réduire en quelque sorte en une masse gélatineuse, état qu'on ne saurait attribuer à la putréfaction, et qui tient évidemment à une maladie à laquelle l'individu avait succombé: du reste, il est d'un rouge violacé par parties, et grisâtre dans d'autres; les trois tuniques qui le composent peuvent être distinguées, partout où le ramollissement n'a pas été porté à un si haut degré. Le canal intestinal est très-pâle et paraît dans l'état naturel. Le foie est rougeâtre aux deux tiers internes de sa face inférieure, et de couleur ardoise à sa face supérieure et au tiers externe de sa face inférieure; sa structure ne présente rien de remarquable, quoique l'organe soit un peu ramolli. La *rate*, d'un bleu ardoisé à l'extérieur, est d'un rouge sale là où elle répond à l'estomac; elle est assez molle; cependant on peut encore la presser assez fortement sans la réduire en bouillie, et on y reconnaît bien sa structure. Le pancréas diffère peu de l'état naturel.

Organes urinaires et génitaux. Les reins sont verdâtres à l'extérieur et d'un rouge brun à l'intérieur; ils sont un peu ramollis, mais leur structure normale est parfaitement reconnaissable. La vessie est entière et dans l'état naturel; elle renferme un peu d'urine. L'*utérus*, d'un gris bleuâtre à l'intérieur, n'offre rien de particulier; les organes génitaux externes sont à l'état normal.

Le cadavre n'exhale pas une odeur très-désagréable, et il n'y a point de vers.

OBSERVATION 3e.

N.... enfant du sexe féminin, âgé de dix jours, mort le 1er avril 1830, fut mis le surlendemain dans la matière des fosses d'aisance contenue dans un tonneau semblable à celui dont il a été parlé à la page 120. Au moment de l'immersion, l'abdomen était verdâtre, la partie postérieure du tronc violacée, les organes génitaux et le pourtour de l'anus rouges, les membres rosés, tirant légèrement sur le violet; le thorax et la face étaient dans l'état naturel, et les ongles bleuâtres.

Examen du corps le 25 avril, vingt-six jours après le commencement de l'expérience : la température moyenne de l'atmosphère pendant ce mois a été de $12^{o}+0^{o}$ th. cent.

Le cadavre est entier; le côté gauche de la tête, du thorax et de l'abdomen, qui depuis quelques jours étaient hors du liquide, sont recouverts d'une légère couche d'excrémens non encore parfaitement desséchés, et que l'on enlève facilement, après avoir trempé le corps dans l'eau, en raclant avec un scalpel. La coloration est très variée; d'un violet clair dans beaucoup d'endroits, elle est blanchâtre vers le haut du thorax, d'un vert bleuâtre très-clair au bas et sur tout le côté gauche de l'abdomen; toutefois, on voit à la partie supérieure et antérieure de cette région latérale gauche une plaque marbrée de blanc et de bleu, large de deux pouces environ en tous sens, et qui a l'aspect du savon marbré. Le coude et l'épaule gauches, qui étaient également hors du liquide, sont verts; les genoux, les paumes des mains, les plantes des pieds, les doigts et les orteils sont blanchâtres; les organes génitaux, les fesses et le pourtour de l'anus sont d'un blanc jaunâtre.

Épiderme. Il existe partout, et il n'est soulevé nulle part. A la plante des pieds, aux orteils, à la paume des mains et aux doigts, il est ridé, plissé, d'un blanc mat, comme s'il eût été pendant quelque temps en contact avec des cataplasmes émolliens. Il s'enlève aisément à la partie postérieure du col, au dos et dans toutes les parties qui étaient hors du liquide, tandis qu'il tient fortement partout ailleurs; il est blanc, translucide, facile à déchirer, et semblable à celui qui a macéré dans l'eau pendant quelque temps. Les ongles ne sont pas encore tombés, et quoique leurs extrémités libres se déchirent par le plus léger effort, ils ne se laissent pas arracher très-facilement; toutefois, on peut les séparer, et alors on voit qu'ils sont assez ramollis, d'un blanc jaunâtre, translucides, et que le derme qu'ils recouvrent est couleur de lie de vin très-foncée.

Le derme est diversement coloré : à la cuisse et à la jambe gauche, il est d'un rouge ocracé, plus ou moins clair, et offre çà et là, surtout à la partie supérieure de la cuisse, des plaques de couleur vert d'herbe; à la jambe droite, il est d'un rouge ocracé plus clair, et à la cuisse du même côté, d'un gris tirant légèrement sur la même couleur; au tronc, il est gris ou d'un gris verdâtre; aux bras et aux avant-bras, il est rougeâtre: il conserve partout son épaisseur et sa texture normales.

Le tissu cellulaire sous-cutané des membres et de la partie antérieure du tronc, est dans l'état naturel, si ce n'est qu'il est d'un jaune légèrement safrané; il est rougeâtre à la partie inférieure du dos et jaunâtre en haut; celui de la tête est infiltré de gaz et d'un liquide sanguinolent, d'un rouge assez foncé et comme gélatineux; nulle part il n'est saponifié.

Les muscles, excepté ceux de l'abdomen, sont à peine ramollis et ont conservé tous leurs rapports; leur couleur est à peu près naturelle. Ceux de l'abdomen sont plus mous, verdâtres et même noirâtres dans quelques parties; cependant ils offrent encore à peu près leur aspect normal vers la partie gauche de l'abdomen et dans la région hypogastrique. Les *tendons* et les *nerfs* sont légèrement rosés, les *cartilages* jaunâtres; du reste, tous ces organes, ainsi que les *ligamens* et les *os*, sont dans l'état naturel.

Tête. La teinte générale de la face est d'un vert olivâtre clair; le nez, qui était jaunâtre quand on a retiré le corps de la matière, est devenu verdâtre; il est entier. Les paupières sont rapprochées et en quelque sorte adhérentes; elles sont poussées en avant par les globes oculaires, qui le sont eux-mêmes par des gaz développés dans le fond des orbites; leur tissu cellulaire est infiltré; du reste, elles sont un peu ramollies. Le paquet graisseux qui est en arrière du globe de l'œil est rougeâtre et un peu plus mou qu'à l'ordinaire; les muscles de cette région sont très ramollis et de couleur violacée. Les yeux sont entiers, et on y distingue toutes les parties qui les composent; la rétine et la choroïde ont notablement perdu de leur consistance; la sclérotique, légèrement rosée, paraît du reste à l'état naturel; la cornée transparente, un peu ramollie aussi, est d'un rouge clair; le cristallin est jaunâtre, et les humeurs aqueuse et vitrée, rougeâtres. La bouche est à moitié ouverte; les lèvres sont entières et verdâtres; leur bord libre est d'un rouge brun. Les oreilles sont légèrement ramollies et de couleur rosée tirant sur le violet. Le *cerveau* et le *cervelet* sont entiers et de volume ordinaire; mais ils sont sous forme d'une bouillie fluide, très-fétide, de couleur rouge, grise et violacée par places, et qui s'écoule pour peu que l'on penche la partie du crâne qui a été ouverte : il est impossible de distinguer dans ces organes aucune des parties qui les constituent. La dure-mère, la seule des membranes qu'il soit aisé d'apercevoir, est légèrement violacée dans certains points, mais du reste dans l'état naturel.

Thorax. Le péricarde contient une certaine quantité d'un liquide sanguinolent; il est d'un gris verdâtre et encore résistant. Le cœur, de volume ordinaire et d'un rouge violacé, est légèrement ramolli; il renferme beaucoup de sang noir en partie coagulé; l'intérieur, dont la coloration est normale, laisse facilement apercevoir les valvules et les colonnes charnues qui s'y rencontrent habituellement. Les vaisseaux sanguins renferment du sang et des gaz; l'aorte est d'un jaune rosé, surtout à l'intérieur. Les poumons sont très-volumineux, d'un rouge clair, très-emphysémateux, crépitans et plus légers que l'eau; ils nagent sur ce liquide, même après avoir été fortement pressés; ils sont un peu infiltrés de sérosité sanguinolente, surtout à leur partie postérieure; du reste, leur structure est parfaitement reconnaissable, quoiqu'ils soient un peu ramollis. La membrane muqueuse du larynx et de la trachée-artère est lisse et rosée, principalement entre les cerceaux cartilagineux; elle est très-adhérente et peu ramollie. Le *diaphragme*, refoulé en haut, est violet dans ses parties latérales et bleuâtre dans son milieu; sa face inférieure est brunâtre; quoique ramollie et infiltrée, on y distingue encore bien les fibres musculaires et le centre tendineux, dont la nuance est un peu moins foncée que celle des autres portions. On n'aperçoit aucune granulation.

Organes digestifs. La membrane muqueuse de la bouche, de couleur jaunâtre, s'enlève facilement; la portion qui recouvre la voûte palatine offre à sa partie moyenne et antérieure une tache arrondie d'un vert bleuâtre qui s'étend jusqu'aux os. Le voile du palais, les piliers et la luette sont plus pâles que dans l'état naturel. L'estomac, dans toutes les parties qui avoisinent le foie et la rate, est d'un rouge foncé; ailleurs il est d'un jaune verdâtre; il renferme une petite quantité d'un liquide bleuâtre; sa membrane muqueuse est soulevée par des gaz qui forment de grosses vésicules; elle est rougeâtre dans certains points, verdâtre et jaunâtre dans d'autres; les portions rouges ne sont le siége d'aucune arborisation vasculaire; elle est très-mince et ramollie; on peut aisément la séparer de la tunique musculeuse; celle-ci présente à peu près les mêmes nuances. Les intestins sont d'un jaune verdâtre ou brunâtres à l'extérieur; leur membrane interne est jaunâtre. Le foie est aussi volumineux qu'à l'état normal, de couleur bleue foncée à l'extérieur et brune à l'intérieur; il est gorgé de liquides et ramolli; on distingue à peine ses granulations, et déjà sa structure diffère sensiblement de celle qu'il offre ordinairement. La vésicule biliaire est entière, et renferme un peu de bile jaunâtre. La rate, d'un bleu presque noir, est plus ramollie que le foie, et, par la plus légère pression, se réduit en une bouillie fluide de la même couleur, qui s'échappe à travers la membrane extérieure de l'organe. Le pancréas est grisâtre et assez ramolli; du reste, on reconnaît bien sa forme et sa structure.

Organes urinaires et génitaux. Les reins sont entiers, ramollis et d'un rouge brunâtre; on y découvre toutes les parties qui les constituent. La vessie est à l'état normal. L'utérus est légèrement violacé à sa surface externe et brunâtre à l'intérieur; il est jaunâtre dans son tissu propre, notamment vers le col; sa structure est la même que dans l'état naturel, ainsi que celle du vagin et des parties génitales externes.

OBSERVATION 4e.

X***, enfant du sexe féminin, âgé de trois jours, mort le 17 février 1830, a été plongé le surlendemain dans de la matière des fosses d'aisance moitié liquide moitié solide, contenue dans le tonneau dont il a été fait mention à la page 120. Au moment du dépôt au milieu de cette matière, le cadavre était maigre, de coloration naturelle, excepté aux membres, où elle était un peu violacée.

Examen du corps le 30 *mars* 1830, c'est-à-dire, quarante jours après le commencement de l'expérience. La température moyenne de l'atmosphère avait été de $10^{\circ} + 0^{\circ}$ à son *maximum*, pendant les douze derniers jours de février, et de $8, 9 + 0^{\circ}$ th. c. pendant le mois de mars. Le cadavre est entier; la partie latérale de la cuisse droite de l'abdomen et du thorax est à l'air; tout le reste plonge au milieu de la matière; les portions qui sont hors du liquide sont d'un brun olivâtre et comme desséchées : c'est une couche d'excrémens durcis, ayant perdu une grande partie de leur humidité, et intimement unis à l'épiderme sous-jacent, en sorte qu'il est impossible d'enlever cette couche sans détacher en même temps celui-ci.

Coloration. Le sommet de la tête, le front et la joue gauche sont d'un gris jaunâtre sale; la face, les cuisses, les jambes, les bras, sont d'un rose tirant sur le livide; la partie gauche de l'abdomen et du thorax, celle qui est en contact avec l'air, est d'un vert ardoisé, tandis qu'à droite ces régions offrent une couleur grise rosée sale; le dos présente cette même couleur. Les plantes des pieds sont blanches; il en est de même de la paume des mains, si ce n'est que l'on y voit quelques taches verdâtres.

L'épiderme existe partout, excepté dans la moitié supérieure de la cuisse droite, à la jambe gauche et au pariétal de ce même côté; il est presque partout soulevé, ridé, plissé, et se détache en gros lambeaux de quatre, cinq ou six pouces carrés : ainsi, on enlève facilement en une fois la totalité de celui qui couvre la cuisse, la jambe et tout le pied gauches; il est mince, translucide, très-facile à déchirer et blanc : toutefois, les portions qui recouvrent des parties colorées, paraissent colorées aussi au premier abord; mais si on les lave, on sépare l'enduit qui tapisse leur surface interne, ou le liquide sanguinolent qui la colorait, et elles reprennent leur blancheur. Les parties d'épiderme que nous avons dit adhérer à la couche d'excrémens desséchés, sont d'un gris assez foneé, tant qu'on les examine lorsqu'elles tiennent encore à cette couche; mais on voit, en les séparant et en les lavant, qu'elles sont également blanches. Tous les ongles existent; ils sont rougeâtres aux mains et jaunâtres aux orteils; ils sont ramollis et à peine translucides; on les arrache avec facilité à l'aide des pinces; les cheveux aussi tiennent peu à la peau, et peuvent être séparés sans que l'épiderme soit endommagé.

La *peau*, dépouillée d'épiderme, est de couleur d'ocre aux cuisses, aux jambes, aux pieds, aux parties génitales et au crâne, dont la partie postérieure tire même sur le violet; aux bras, au dos et à la partie droite du thorax et de l'abdomen, elle est d'un rouge moins vif; elle est d'un vert assez foncé, parsemée de quelques taches ardoisées dans la partie gauche du thorax et de l'abdomen, c'est-à-dire dans celle qui était recouverte d'excrémens desséchés, et qui avait été au moins pendant vingt jours en contact avec l'air; à la face, elle est d'un rose clair tirant un peu sur le jaune; toutefois, les lèvres et les paupières offrent une teinte verdâtre. Quoique ramollie et amincie, cette peau présente encore assez de consistance pour qu'on puisse, en la saisissant avec des pinces, enlever le cadavre sans la déchirer.

Le tissu cellulaire sous-cutané est infiltré d'une sérosité sanguinolente à la partie droite du thorax et de l'abdomen qui plongeaient dans le liquide, tandis qu'il l'est à peine à gauche. Cette infiltration, peu marquée au dos, à la cuisse gauche et aux bras, l'est beaucoup à la cuisse droite ; elle n'est pas, ni à beaucoup près, aussi marquée à la tête qu'on aurait dû s'y attendre, d'après l'état de la partie droite du tronc. On peut dire que, sous le rapport de la coloration et de l'infiltration, le tissu cellulaire ressemble assez à celui des fœtus à terme qui ont séjourné trente ou quarante jours dans l'utérus après leur mort (1). Quoi qu'il en soit, ce tissu cellulaire présente partout l'aspect granulé qui lui est propre ; sa consistance est diminuée, surtout aux bras, d'où on le sépare, à l'aide du scalpel, sous forme d'une espèce de pommade qui ressemble à du gras des cadavres.

Les muscles sont ramollis, et en général d'un rouge beaucoup plus foncé que dans l'état naturel, surtout ceux du cou et de la partie droite de l'abdomen qui sont même livides ; ceux de la face sont moins rouges, et ceux de la région abdominale gauche sont verts ; ils sont notablement infiltrés au côté droit du tronc, au dos et à la partie supérieure de la cuisse droite ; ceux des autres régions, quoique moins infiltrés, se déchirent pourtant avec facilité. Les *tendons*, les *nerfs*, les *ligamens* et les *os* sont dans l'état naturel. Les *cartilages* sont légèrement violets et un peu ramollis.

Tête. Les paupières se touchent et sont amincies ; le globe de l'œil est saillant et poussé en avant par des gaz ; il est entier ; la cornée transparente est opaque ; les membranes, excepté la sclérotique, sont imbibées

---

(1) La couleur de la peau était semblable aussi à celle des fœtus dont nous parlons.

d'un liquide rougeâtre, et parmi les humeurs on ne distingue bien que le cristallin, qui a conservé sa forme et sa couleur, et qui est seulement un peu ramolli. Le nez, les oreilles, les joues et les lèvres sont entiers, mais ont perdu de leur consistance. La bouche est ouverte; la voûte palatine est enduite d'excrémens jaunâtres, presque fluides, qui, étant enlevés, laissent apercevoir des plaques comme pointillées, bleuâtres, et placées sur les côtés du raphé; du reste, la membrane muqueuse de cette région est pâle, ainsi que la langue, qui est ramollie. Il existe des gaz entre la dure-mère et le *cerveau;* celui-ci est réduit à une masse diffluente, à la surface de laquelle on remarque encore des circonvolutions; il est plus difficile de distinguer les deux substances; cependant on reconnaît à l'intérieur des portions d'un gris rosé et d'autres plus blanches. On trouve à la base du crâne une assez grande quantité d'un liquide couleur lie de vin, qui colore la portion correspondante de la dure-mère en rouge; partout ailleurs cette membrane offre son aspect ordinaire. Le *cervelet* est encore plus mou que le cerveau.

Thorax. Le thymus est ramolli, grisâtre, et presque en putrilage. On ne voit point de matières fécales *solides* dans le larynx ni dans la trachée-artère, dont la membrane muqueuse est d'un gris verdâtre, tandis que le tissu sous-jacent est violacé. Les poumons sont rouges, avec des plaques rosées et verdâtres; ils sont emphysémateux et même vésiculeux, très-ramollis, et prêts à tomber en putrilage; ils contiennent à peine du sang, et l'on a déjà quelque peine à reconnaître leur structure; ils surnagent quand on les place sur l'eau avec le cœur, et ils continuent à rester à la surface du liquide, même après avoir été fortement comprimés sous l'eau. Le *cœur* est entier, très-ramolli et d'un violet *foncé* tirant sur le vert dans certains endroits : ses ventricules contiennent un liquide spumeux, très-fétide, d'un rouge noir; leurs parois internes, ainsi que celles des oreillettes, offrent cette même couleur rouge-noire; on peut encore reconnaître dans cet organe toutes les parties qui le composent. Le péricarde renferme un peu de sérosité rougeâtre; du reste, il est ramolli et à peine coloré en rouge clair à sa face interne. Les veines et même les artères contiennent un peu de sang noir fluide; leurs parois internes sont colorées en rouge.

Canal digestif et abdomen. En ouvrant l'abdomen, on voit que l'estomac et les intestins, qui sont distendus par des gaz, offrent une teinte générale verdâtre, sans aucune trace de rougeur. L'œsophage est verdâtre. L'estomac présente aussi cette teinte à l'intérieur comme à l'extérieur; il renferme une petite quantité d'un liquide également coloré en vert, qui semble communiquer cette couleur à la membrane muqueuse; en effet, lorsqu'on l'a enlevé, et qu'on a lavé cette membrane, on voit qu'elle est d'un gris légèrement rosé, si ce n'est toutefois près du pylore, où elle conserve la teinte verte, malgré les lavages. La tunique interne des intestins est d'un gris verdâtre, même après avoir séparé les excrémens moitié liquides, moitié solides, dont elle est recouverte dans plusieurs parties. Les *épiploons* sont grisâtres et ramollis. Le *foie* est verdâtre à gauche, brun à droite ; il a perdu de sa consistance, et on ne peut plus reconnaître sa structure. La *vésicule du fiel* est vide, grisâtre, un peu ramollie. La *rate* est livide, et se réduit en une bouillie couleur lie de vin par la plus légère pression.

Les *reins* et les *capsules surrénales* sont extrêmement ramollis et violets ; il n'est plus possible de reconnaître les diverses substances qui les forment. La vessie est vide et dans l'état naturel. Le pancréas est sensiblement ramolli et grisâtre.

Le *vagin* est pâle. L'utérus est notablement ramolli ; sa face interne, de couleur rosée lorsqu'elle est ratissée, fournit une espèce de bouillie rougeâtre.

OBSERVATION 5e.

X**, enfant du sexe féminin, âgé de quatre jours, mort le 9 mars 1830 au soir, fut mis le surlendemain dans un tonneau contenant de la matière des fosses d'aisance (*V.* page 120). Le cadavre n'offrait aucune coloration particulière au moment de l'immersion dans ce milieu.

Examen le 26 avril 1830, c'est-à-dire un mois dix-sept jours après le commencement de l'expérience: la température moyenne de l'atmosphère avait été en mars de 8, 9° + 0°, et en avril, de 12° + 0° therm. centigr. Le cadavre paraît entier au moment où on le sort du tonneau : on le plonge dans l'eau pour le nettoyer et le débarrasser de deux larges croûtes noirâtres d'excrémens desséchés et durcis, qui occupent, l'une, tout le côté gauche de l'abdomen et une partie du thorax, et l'autre la moitié gauche de la tête : ces croûtes, en se séparant, entraînent avec elles l'épiderme sous-jacent qui y adhère assez fortement. Les avant-bras, les mains, le front et une partie du thorax et de l'abdomen, sont encore couverts d'épiderme, tandis que les bras, les cuisses, les jambes et les pieds en sont dépourvus. Partout où cette cuticule existe, il suffit du plus léger effort pour la séparer : après avoir été lavée, elle est blanche, translucide, facile à déchirer, comme si elle avait macéré dans l'eau pendant long-temps. Les ongles se sont détachés avec l'épiderme ; ils sont minces, mous, entiers et d'un blanc légèrement jaunâtre.

Le cadavre, qui au premier abord paraissait entier, offre une large éventration à la partie inférieure gauche de l'abdomen, qui s'étend en arrière jusqu'aux vertèbres, et par laquelle sortent les intestins ; la partie supérieure de la cuisse gauche, en avant comme en arrière, ainsi que les environs du sacrum, sont le siége d'une excoriation qui met à nu cet os, l'ilium et l'extrémité supérieure du fémur, et au milieu de laquelle se trouve le nerf sciatique : on voit aussi à la partie antérieure et supérieure de la cuisse droite, près de la région inguinale, une large ouverture, résultat de la destruction de la peau, qui est soulevée et très-amincie dans les parties environnantes ; le tissu cellulaire, mis à nu dans cette corrosion, est rouge, fortement infiltré de sérosité sanguinolente et comme gélatineux ; il existe encore quelques petites corrosions à la partie gauche de la tête. La peau est diversement colorée; elle est d'un rouge ocracé dans la moitié droite de la tête et d'une grande partie de la face, d'un vert olivâtre dans les autres parties de ces régions, d'un gris verdâtre au col, à la partie droite de l'abdomen, aux bras et aux avant-bras, ainsi qu'au dos, où l'on voit pourtant à gauche et à la partie moyenne une large plaque noirâtre; elle est gris-verdâtre plus clair en haut du thorax, bleu ardoisé à la partie moyenne de l'abdomen, blanc tirant légèrement sur le jaune verdâtre aux cuisses, aux jambes et aux pieds, rougeâtre à la main droite et aux doigts de la main gauche. Elle est lisse, humide et luisante; on peut la déchirer facilement en la tirant avec des pinces près des parties corrodées et dans quelques autres points, tandis qu'ailleurs elle présente encore assez de résistance pour qu'en la pinçant le corps puisse être soulevé sans qu'elle se rompe. Elle est soulevée par des gaz à la tête, aux bras et au thorax, et l'on sent en pressant ces régions, que les parties sous-jacentes doivent être réduites en une bouillie au milieu de laquelle se trouveront les os. Elle est recouverte à la partie droite et antérieure de l'abdomen, ainsi qu'en arrière et à gauche de cette même région, de petites granulations blanchâtres, dures, que l'on n'enlève pas en les grattant, et qui sont formées de sous-phosphate de chaux.

Le tissu *cellulaire* sous-cutané est tellement infiltré de sérosité rouge, qu'il est sous forme d'une gelée ;

aux cuisses et aux jambes, cette sérosité est jaunâtre. Les *muscles* ne sont plus distincts : on trouve à leur place une bouillie rouge, très-liquide, au milieu de laquelle cependant il y a encore des morceaux de chair très-ramollie, des vaisseaux, des nerfs et les os en partie disséqués. Toutefois, les muscles de l'abdomen sont entiers, et recouvrent toute cette région, excepté dans la partie où nous avons dit exister une éventration ; ils sont d'un vert foncé mêlé de violet, très-ramollis et comme gélatineux. Les *tendons* sont brillans et nacrés, mais se déchirent facilement. Les *ligamens* sont assez résistans. Les *cartilages* sont de couleur lie de vin et un peu ramollis. Les *nerfs* sont aussi beaucoup plus mous qu'à l'état normal, mais de couleur naturelle. Les *os* ne présentent rien de remarquable.

Tête. La face est entière ; les paupières sont enfoncées, amincies et très-ramollies. Les orbites paraissent vides; pourtant on y trouve au fond les globes oculaires entiers et affaissés ; la cornée transparente est tellement ramollie, qu'on la déchire par le plus léger contact; en incisant la sclérotique, on découvre des restes de la choroïde et un fluide de couleur bistre, sans pouvoir reconnaître ni le cristallin, ni l'humeur vitrée, ni la rétine ; quant à la sclérotique, elle est entière, résistante et de couleur ordinaire. Le nez, quoique aplati et ramolli, conserve encore assez bien sa forme. Les lèvres sont entières et ont beaucoup perdu de leur consistance. Les oreilles sont entières et molles ; la droite est rougeâtre et humide;

l'autre est d'un gris verdâtre et moins luisante. Le tissu cellulaire sous-cutané du côté droit de la tête est infiltré de sérosité sanguinolente et comme gélatineux; de l'autre côté où la peau présente quelques corrosions, il est à peine infiltré et verdâtre. Le *cerveau* occupe presque la totalité de la cavité du crâne; la dure-mère est d'un gris rosé, sensiblement ramollie; la masse cérébrale est réduite en une bouillie assez fluide, grisâtre, mélangée de violet, qui coule aussitôt qu'on sépare les os, et dans laquelle on ne peut distinguer ni circonvolutions, ni les deux substances grise et blanche.

Thorax. Le péricarde contient un peu de liquide couleur lie de vin; il est mince, demi-transparent et coloré en violet. Le cœur est entier, mais excessivement ramolli; sa couleur est violette foncée, mélangée de vert à l'extérieur, tandis qu'elle est d'un rouge violet obscur à l'intérieur; l'altération de l'organe est portée au point qu'il est impossible de reconnaître ni ses cavités, ni ses valvules, ni ses colonnes charnues; il ne contient point de sang. L'aorte thoracique renferme une petite quantité d'un liquide rouge foncé; elle est très-ramollie et d'une couleur rosée à l'intérieur; la portion abdominale de ce vaisseau est vide. La trachée-artère et le larynx sont aussi très-mous et d'un violet foncé; les cerceaux cartilagineux sont d'un violet plus clair que les tissus muqueux et musculeux. Les poumons sont volumineux, de forme ordinaire, très-ramollis et emphysémateux; on remarque en effet plusieurs grosses vésicules à leur surface; leur couleur est rouge clair à l'extérieur, et noirâtre à l'intérieur; ils nagent sur l'eau; mais si on les exprime fortement, on dégage les gaz qui constituaient l'emphysème, et ils se précipitent : or, comme l'enfant qui fait le sujet de cette observation avait respiré, il est évident que les cellules bronchiques ont été détruites par la putréfaction, et que l'air inspiré en a été chassé : du reste, la structure de ces organes est méconnaissable, et il ne serait guère possible de constater les altérations pathologiques dont ils pouvaient être le siége. Le diaphragme est en partie détruit, très-ramolli, de même couleur et de même consistance à peu près que les muscles de l'abdomen; il n'offre point de granulations, et il est impossible de distinguer la forme du centre tendineux.

Canal digestif. La bouche est béante; la membrane muqueuse de la voûte palatine présente vers sa partie moyenne et antérieure une plaque arrondie verte, tirant sur l'ardoise, au centre de laquelle existe une excoriation arrondie, de la largeur d'une lentille, et qui laisse les os à nu. Le voile du palais, les piliers, la luette et le pharynx sont rougeâtres et bien distincts, quoique ramollis. La langue est d'un rouge pâle et excessivement molle. L'*estomac*, les *intestins*, le *foie* et la *rate* sont dans le même état que chez le sujet de l'observation 6e (*V*. page 145).

Organes urinaires et genitaux. Les *reins* sont à peine reconnaissables; ils sont emphysémateux, et ne présentent plus à l'extérieur l'apparence lobulaire qui est propre à cet âge de la vie; leur ramollissement est très-considérable, et leur couleur d'un violet très-foncé. La vessie est entière, d'un gris rosé à l'intérieur et très-ramollie. Les parties externes de la génération existent toutes, et offrent une teinte jaunâtre sale; elles ne paraissent pas avoir autant perdu de leur consistance que les autres tissus. Le corps de l'utérus est détruit; le col est entier, d'un blanc grisâtre, et ridé vers son orifice vaginal.

Le cadavre exhale une odeur des plus infectes; il existe sous les croûtes durcies d'excrémens et dans l'abdomen une quantité considérable de *gros vers* (asticots), qui doivent nécessairement avoir dévoré une partie des tissus.

OBSERVATION 6e.

N....., enfant du sexe féminin, âgé de cinq jours, mort le 16 février 1830, a été plongé le lendemain dans un tonneau contenant la matière des fosses d'aisance, à côté de l'enfant qui fait le sujet de l'observation 4e. Le cadavre n'était pas coloré au moment où il a été déposé dans ce milieu. On le retire le 25 avril 1830, deux mois huit jours après le commencement de l'expérience. La température moyenne de l'atmosphère avait été pendant les derniers jours de février de 10° + 0° à son *maximum*, de 8°, 9 en mars et de 12° en avril, th. c. Le corps est entier; lorsqu'on le sort du tonneau, on voit que l'abdomen et une partie du thorax, qui depuis long-temps étaient hors de la matière, et par conséquent en contact avec l'air, sont couverts d'une couche assez épaisse d'excrémens secs et noirâtres. L'épiderme est détaché dans beaucoup d'endroits, et là où il existe encore, il est prêt à tomber. On lave le cadavre pour le nettoyer, et ce simple lavage suffit pour séparer le restant de l'épiderme et la croûte excrémentitielle qui recouvrait le ventre; en se détachant, cette croûte enlève avec elle l'épiderme de l'abdomen qui y est peu adhérent. Quelle que soit la portion de cette cuticule que l'on étudie, on voit qu'elle est blanche, translucide, très-facile à déchirer; et si dans quelques endroits elle paraît colorée, c'est qu'elle est recouverte d'une légère couche d'excrémens, qu'on sépare facilement par le lavage. Les *ongles* ont tous été détachés avec l'épiderme; ils sont entiers, très-minces, extrêmement mous et d'un blanc tirant légèrement sur le jaune.

En examinant de plus près le cadavre, que nous avons dit être entier, on remarque que la partie moyenne de la face est dépourvue de parties molles, que les parois abdominales sont détruites depuis l'ombilic jusqu'au pubis, dans presque toute leur étendue, en sorte que les intestins sont à nu; enfin, que la main droite est dénudée, au point que les os du métacarpe et des phalanges sont à découvert.

La *peau* est diversement colorée; elle est d'un rouge ocracé à la partie supérieure et postérieure de la tête, d'un blanc grisâtre à la joue gauche et à la moitié correspondante du front, piquetée et tachetée de gris, de vert et de bleu, à la joue droite, à la partie du front et à la région temporale du même côté, ce qui lui donne un aspect marbré, d'un blanc grisâtre légèrement rosé au col, au thorax, au membre thoracique gauche, aux deux jambes et aux pieds, de même couleur au bras droit, sur lequel on remarque cependant plusieurs taches assez larges d'un vert bleuâtre sale, d'un bleu ardoisé à l'abdomen, d'un gris légèrement verdâtre à la partie interne des cuisses, d'un vert clair au genou gauche et d'un rouge ocracé au dos. Sur plusieurs points, et notamment à la partie antérieure du thorax, à l'abdomen, aux cuisses et sur les parties latérales des membres thoraciques, on trouve des granulations dures, isolées ou réunies sous forme de petites plaques blanches, que l'on n'enlève pas facilement en les grattant, et qui sont formées de phosphate de chaux. Du reste, la peau est très-lisse, humide, luisante et d'une consistance différente : ainsi aux bras, aux cuisses, au thorax, elle résiste assez pour qu'en la pinçant on puisse soulever le cadavre sans le déchirer, tandis qu'à la partie postérieure de la tête et dans les environs des régions où nous avons dit qu'elle était détruite, il suffit d'une légère traction pour la rompre. Elle ne paraît saponifiée qu'aux joues.

Le *tissu cellulaire* sous-cutané est granulé d'un blanc grisâtre, infiltré dans plusieurs parties d'une sérosité rougeâtre, surtout à la tête, où il offre l'aspect de la gelée de groseille; il est transformé en gras dans quelques endroits, notamment aux joues.

Les *muscles* des membres sont d'un rouge pâle et ramollis; ils conservent encore leur forme et pourraient servir à l'étude anatomique; ceux des joues et du col sont plus mous; ceux de l'abdomen sont d'un vert foncé sale et presque entièrement détruits; enfin ceux du dos sont réduits en bouillie lie de vin foncée, au milieu de laquelle il est impossible d'apercevoir autre chose que quelques portions tendineuses.

Les *tendons*, les *ligamens*, les *os* et les *cartilages*, semblent dans l'état naturel; ces derniers pourtant offrent une couleur lie de vin claire. Les *nerfs* sont sensiblement ramollis, mais de couleur naturelle.

Tête. Ainsi que nous l'avons déjà dit, il ne reste à la partie moyenne de la face que des os; on trouve encore quelques débris des paupières supérieures qui sont très-ramollies. Les orbites ne renferment qu'une partie de la sclérotique, du nerf optique et du tissu cellulaire graisseux non saponifié; la couleur et la consistance de ces parties sont à peu près les mêmes que dans l'état naturel. La partie des joues qui reste est à peine recouverte d'une très-légère couche de derme, ce tissu étant presque entièrement transformé en gras. Il n'y a plus de lèvres ni de menton. Les os de la partie moyenne de la face, qui sont à nu, sont presque désarticulés; ils n'ont plus de connexion avec ceux du crâne, et le cerveau s'écoule au plus léger mouvement, sous forme d'une bouillie opaline extrêmement fétide, par les diverses fentes qui résultent de la séparation de ces divers os. Les oreilles sont entières, très-ramollies; la droite est verdâtre, la gauche d'un rouge ocracé. La cavité du crâne contient encore environ les deux tiers de la masse cérébrale, sous forme d'une bouillie assez fluide, grisâtre, mélangée de violet, au milieu de laquelle il est impossible de distinguer les substances grise et blanche, ni les diverses parties qui composent le cerveau. La dure-mère, la seule des membranes du crâne que l'on puisse reconnaître, est d'un gris rosé et ramollie.

Thorax. Le péricarde est entier, mince, bleu ardoisé, et ne contient aucun liquide. Le cœur est entier, excessivement ramolli, rouge livide dans sa moitié supérieure, bleu ardoisé inférieurement; il est vide et rouge lie de vin à l'intérieur; il serait impossible de distinguer les valvules ni les colonnes charnues qui en font partie. L'aorte est ramollie, vide, rosée et facile à déchirer. Le ramollissement de la *trachée-artère* et du larynx sont tels, qu'on ne trouve à leur place qu'une sorte de membrane couleur de lie de vin, imbibée d'un liquide sanguinolent, et sans la moindre apparence de parties cartilagineuses. Les *poumons* sont d'un rouge lie de vin et bleu ardoisé par places, excessivement ramollis, n'offrant plus par conséquent la structure qui leur est propre, emphysémateux, présentant à leur surface plusieurs vésicules gazeuses et nageant sur l'eau; après avoir été fortement comprimés sous ce liquide, ils se précipitent et ne reviennent plus à la surface, ce qui annonce que, par suite de la putréfaction, les cellules pulmonaires ont été détruites, et que la supernatation n'était due qu'aux gaz qui produisaient l'emphysème, et qui se sont dégagés, lorsque par la pression on a déchiré la plèvre.

Le *diaphragme* est entier, vert foncé, tirant sur l'ardoise; sa face supérieure est le siége de quelques petites granulations; le centre tendineux, coloré à peu près comme les autres parties de ce muscle, est à peine distinct; la structure musculaire, au contraire, est facile à reconnaître, quoique le tissu soit très-ramolli.

Canal digestif. La bouche est entière, à cela près des lèvres qui manquent; la langue est très-ramollie et rosée; le voile du palais et ses piliers, la luette et l'arrière-bouche sont d'un gris verdâtre, très-mous et très-distincts. L'estomac est d'un bleu ardoisé à l'extérieur et gris verdâtre à l'intérieur; ces couleurs sont en grande partie dues à un enduit que l'on enlève par le lavage: en effet, alors le viscère devient d'un gris blanchâtre quand on l'étend, et d'un bleu beaucoup plus clair lorsqu'il est ramassé. La membrane muqueuse offre çà et là plusieurs points jaunes orangés, mous, non saillans, et plusieurs autres grisâtres, rugueux, durs et saillans. On ne remarque aucune trace de rougeur. L'amincissement de l'organe est très-notable, et le plus léger effort suffit pour déchirer ses trois tuniques. Les intestins sont en partie détruits; il ne reste que le duodénum, le jéjunum et une petite portion de l'iléum; d'un bleu ardoisé à l'extérieur, ils sont grisâtres intérieurement, et tapissés par une matière verdâtre poisseuse qui semble d'abord leur communiquer cette teinte, mais qui s'enlève par le lavage. On n'aperçoit aucune de ces granulations que nous avons dit exister dans l'estomac; il n'y a pas non plus de rougeur. Le *foie* est entier et conserve sa forme, quoiqu'aminci et notablement diminué de volume; il est très-ramolli et d'un bleu ardoisé à l'intérieur comme à l'extérieur; quand on le coupe, on ne reconnaît de sa structure que quelques vaisseaux vides. La vésicule du fiel est d'un vert bouteille à l'intérieur, et contient une très-petite quantité d'un fluide épais de même couleur; les villosités de sa tunique interne sont encore très-reconnaissables. La *rate* est noire, très-ramollie, presque diffluente, et s'écrase entre les doigts pour peu qu'on la presse. Le pancréas est grisâtre et comme pultacé.

Organes urinaires et génitaux. Les reins, surtout reconnaissables à leur situation, offrent cependant encore l'aspect lobuleux qui leur est propre à cet âge de la vie; mais ils sont très-mous; leur couleur est ardoise foncée, et on ne peut plus reconnaître leur structure. La vessie est en partie détruite; les portions qui restent sont grisâtres, légèrement rosées et très-ramollies. Le vagin et l'utérus sont d'un jaune ocracé et parfaitement reconnaissables, quoique ramollis; on remarque dans le premier de ces organes un grand nombre de rides molles qui conservent leur direction naturelle.

Le cadavre exhale une très-mauvaise odeur; des asticots nombreux (gros vers) sortent du ventre et des parties corrodées, et doivent nécessairement avoir contribué à détruire les tissus.

Résumé des changemens qu'éprouvent nos tissus par leur séjour dans les fosses d'aisance.

Épiderme. Il commence par se rider, se plisser et se soulever; dans cet état il est facile à détacher; il est blanc, en général translucide, assez mince et peu résistant; celui de la plante des pieds et de la paume des mains est d'un blanc mat et tellement plissé, qu'on croirait qu'il a été pendant quelque temps en contact avec un cataplasme émollient; mais il n'est ni plus ni moins facile à enlever que celui des autres régions. Quelquefois les portions de cette cuticule qui recouvrent des parties colorées, paraissent colorées aussi au premier abord; mais si on les lave, on sépare l'enduit qui tapisse leur surface interne, ou le liquide sanguinolent qui la colorait, et elles reprennent leur blancheur. L'épiderme qui est immédiatement au-dessous des couches d'excrémens appliquées sur les parties du corps qui sont venues à la surface du liquide, et qui ont été exposées à l'air pendant assez de temps pour se dessécher, est d'un gris foncé tant qu'on ne l'a pas lavé, mais il devient blanc après le lavage. Plus tard il est détaché dans plusieurs endroits, et là où il existe encore, il est prêt à tomber et conserve les mêmes caractères; enfin il arrive une époque où l'on n'en trouve plus.

Les *ongles*, d'abord d'un blanc grisâtre, perdent peu à peu de leur consistance, et l'on ne tarde pas à pouvoir les arracher avec facilité; le derme qu'ils recouvrent est lisse et d'un rouge groseille; plus tard cette couleur devient lie de vin très-foncée, et les ongles sont rougeâtres ou noirâtres, et plus ramollis; enfin ils se détachent avec l'épiderme.

Peau. La peau, d'abord d'une teinte pâle tirant légèrement sur l'olive très-clair, ne tarde pas à se colorer de plus en plus et d'une manière très-variée. Les principales nuances que l'on remarque peu de temps après, sont le violet et le vert bleuâtre clairs, le gris verdâtre, le vert herbe et le rouge ocracé clair; dans les environs des parties recouvertes d'une couche d'excrémens desséchés, on observe assez ordinairement une plaque plus ou moins large, colorée en blanc et en bleu, et offrant l'aspect du savon marbré. Plus tard, cette plaque est d'un vert assez foncé, parsemé de quelques taches ardoisées, et les portions de peau qui n'ont pas eu le contact de l'air sont d'un gris rosé, d'un rose livide, blanches, d'un gris jaunâtre, rouges ou couleur d'ocre : assez souvent alors cette teinte rouge est assez générale pour que la peau ressemble, sous le rapport de sa couleur, à celle des fœtus mort-nés qui sont restés plusieurs semaines dans l'utérus après leur mort. Plus on avance et plus ces diverses teintes se foncent. Indépendamment des changemens de couleur, la peau en éprouve dans sa consistance; elle s'amincit et offre moins de résistance; toutefois, nous avons pu, chez des nouveau-nés qui étaient restés dans les excrémens pendant deux mois, par une température de 10° à 14° + 0°, soulever le corps en saisissant avec des pinces les portions de peau éloignées de celles qui n'étaient pas corrodées. Plus tard la consistance du derme a diminué au point de se corroder; nous avons constaté ces destructions de la peau, un mois dix-sept jours après le commencement de l'expérience, chez un nouveau-né qui avait été mis dans les excrémens le 9 mars 1830, et déjà l'abdomen offrait une large éventration par laquelle sortaient les intestins; dans les environs des parties ainsi corrodées, la peau se déchire très-aisément : du reste, les destructions de la peau dont il s'agit ressemblent beaucoup à celles qui ont été décrites en parlant de l'action de l'eau sur les cadavres.

Enfin il existe sur quelques parties de la peau, à une époque assez avancée, des granulations dures, isolées ou réunies sous forme de petites plaques blanches, que l'on n'enlève pas facilement en les grattant, et qui sont formées de phosphate de chaux.

Tissu cellulaire. Il commence par s'infiltrer de gaz et d'un liquide sanguinolent, d'abord rougeâtre, puis d'un rouge plus foncé; celui de la partie postérieure de la tête et celui de la partie inférieure du dos éprouvent les premiers ce changement qui arrive aussi assez promptement dans celui des parties qui plongent dans le liquide : cette infiltration et la coloration augmentent de plus en plus, ce qui donne au tissu cellulaire l'aspect d'une gelée rouge; il ressemble alors à celui des fœtus mort-nés qui sont restés long-temps dans la matrice après leur mort. A une époque plus éloignée, il commence à se transformer en gras.

Tissu musculaire. Les muscles pâlissent et se ramollissent d'abord sans s'infiltrer; ceux de l'abdomen, toutefois, sont déjà d'une teinte verdâtre et même noirâtre. Quelque temps après, ils deviennent d'un rouge plus ou moins foncé, et même livides dans beaucoup de parties; ils sont pour la plupart notablement infiltrés et faciles à déchirer; ceux de l'abdomen conservent encore leur couleur verte. Plus tard on ne trouve à la place de quelques-uns d'entre eux qu'une bouillie rouge très-liquide, au milieu de laquelle cependant il y a des morceaux de chair très-ramollie, des vaisseaux, etc.; à cette époque même, d'autres muscles sont encore entiers, quoique très-ramollis et comme gélatineux.

Tendons. Les tendons deviennent quelquefois rosés, perdent une partie de leur brillant, et finissent par se déchirer assez facilement; mais il faut beaucoup de temps pour que leur résistance soit notablement diminuée.

Ligamens. Au bout de trois mois de séjour dans les excrémens, nous n'avons remarqué aucun changement notable dans les ligamens des nouveau-nés soumis aux expériences.

Cartilages. Ils commencent par jaunir et par se ramollir, puis ils deviennent violets, et enfin couleur de lie de vin de plus en plus foncée.

Les *os* n'ont pas éprouvé de changement pendant le temps qu'ont duré nos expériences.

Système nerveux. Le cerveau ne tarde pas à se ramollir; il devient rougeâtre à l'extérieur, et d'un blanc rose intérieurement ; on y distingue encore les circonvolutions, les sillons, et même les deux substances. Quelque temps après, il est sous forme d'une bouillie fluide, très-fétide, rouge, grise, violacée par places, et qui s'écoule pour peu qu'on penche la partie du crâne qui a été ouverte ; il est impossible d'y reconnaître ni sillons, ni circonvolutions, ni les deux substances. Le *cervelet* suit dans sa décomposition la même marche que le cerveau, seulement elle est plus rapide. Les *nerfs* se ramollissent de plus en plus et deviennent quelquefois légèrement rosés. La *dure-mère* se colore d'abord en blanc rosé, puis en violacé ; quelquefois même elle devient lie de vin dans certains points ; du reste, sa consistance n'est pas sensiblement diminuée au bout de trois mois ; il est des cas où elle est soulevée par des gaz.

Organes de la circulation et de la respiration. Le *cœur* commence par se ramollir, puis devient d'un rouge qui se fonce de plus en plus, et qui finit par passer au violet tirant quelquefois sur le vert ; jusqu'alors il renferme souvent du sang noir en partie liquide, en partie coagulé, et souvent écumeux. Plus tard le ramollissement et l'altération de cet organe sont portés au point qu'il est impossible de reconnaître ni ses cavités, ni ses colonnes charnues, ni ses valvules, et il ne contient plus ordinairement du sang. Sa couleur violette très-foncée est souvent mélangée alors de bleu ardoise.

Le *péricarde* commence par être rosé ou d'un gris verdâtre ; plus tard il est violet ou bleu ardoise, et sensiblement ramolli; il renferme assez souvent une petite quantité d'un liquide sanguinolent, dont la couleur se fonce de plus en plus avec le temps.

Les *vaisseaux artériels et veineux* se ramollissent, et leur membrane interne se colore en rose, puis en rouge; ils contiennent quelquefois une petite quantité de sang.

La membrane interne du *larynx* et de la *trachée-artère* acquiert d'abord une couleur olivâtre ou gris verdâtre, surtout à la partie supérieure du canal; car inférieurement elle est rosée sur les cerceaux cartilagineux, et rougeâtre entre eux. Le tissu sous-jacent est violacé, même sous les portions olivâtres; plus tard ces organes sont sensiblement ramollis et colorés en violet foncé, surtout entre les cerceaux cartilagineux. Il arrive enfin une époque où le ramollissement est porté à un point tel, qu'on ne trouve à la place de ces parties qu'une sorte de membrane couleur de lie de vin, imbibée d'un liquide sanguinolent, et sans la moindre apparence de parties cartilagineuses.

Les *poumons*, ramollis et emphysémateux de très-bonne heure, sont crépitans et nagent sur l'eau, même après avoir été *très-fortement* pressés. Quelque temps après, ils sont plus emphysémateux, vésiculeux, et prêts à tomber en putrilage; leur couleur est verdâtre; et l'on a déjà quelque peine à reconnaître leur structure. Plus tard, ils sont noirâtres à l'intérieur, d'un rouge lie de vin et bleu ardoisé par places à l'extérieur, encore plus emphysémateux et beaucoup plus ramollis. Ils nagent sur l'eau; mais si on les exprime *fortement*, on dégage les gaz qui constituaient l'emphysème, et ils se *précipitent;* d'où il résulte évidemment que les cellules bronchiques ont été détruites par la putréfaction, et que l'air inspiré en a été chassé ; leur structure est méconnaissable.

Le *diaphragme* commence par se ramollir et par se colorer en bleuâtre, en violet ou en brun, surtout aux parties qui correspondent au foie et à la rate. Plus tard, le ramollissement a fait des progrès, et la couleur est devenue verte foncée, mêlée de violet, ou tirant sur l'ardoise ; déjà il n'est guère possible de distinguer le centre tendineux. A une époque plus éloignée encore, ce muscle est en partie détruit, et présente quelquefois à sa face supérieure des granulations de phosphate de chaux semblables à celles dont nous avons fait mention en parlant de la peau. (*V.* page 154.)

Organes de la digestion. Bouche. La membrane muqueuse buccale, d'un gris rosé pâle ou jaunâtre dans toute son étendue, se ramollit, et présente assez ordinairement, dès les premiers jours, vers le milieu de la voûte palatine, une tache couleur d'ardoise, ou d'un vert bleuâtre qui se fonce de plus en plus, et au centre de laquelle il existe quelquefois une excoriation qui laisse les os à nu. La *langue* acquiert de la mollesse, et au bout de quelque temps devient rosée ou d'un rouge pâle ; bientôt après le ramollissement a fait de grands progrès. Le *voile du palais*, les *piliers*, la *luette* et le *pharynx*, sont d'abord pâles ou d'un gris rosé pâle ; quelque temps après, ils sont très-ramollis et rougeâtres, ou d'un gris verdâtre. *OEsophage.* Sa membrane interne est d'abord grisâtre, pointillée çà et là de petites taches rougeâtres, surtout vers sa partie inférieure; quelque temps après elle devient verdâtre, et se colore à peu près comme l'estomac. *Estomac.* A l'extérieur et dans toutes les parties qui avoisinent le foie et la rate, ce viscère est d'un rouge plus ou moins foncé; partout ailleurs il est d'un jaune verdâtre; sa membrane muqueuse est verdâtre, jaunâtre et rougeâtre par places; les portions rouges ne sont le siége d'aucune arborisation vasculaire. Quelque temps après, cette membrane est soulevée par des gaz qui forment de grosses vésicules; elle est déjà amincie, très ramollie, et de couleur grise rosée. Quoiqu'elle paraisse verdâtre à cause d'une certaine quantité d'un liquide vert dont elle est enduite, et qu'on peut enlever par le lavage, toutefois on remarque, même après plusieurs lavages, que la teinte verdâtre persiste dans les environs du pylore; l'extérieur de ce viscère est également verdâtre. Plus tard, l'estomac est d'un bleu ardoisé à l'extérieur, et gris verdâtre à l'intérieur; à la vérité, ces couleurs sont en grande partie dues à un enduit que l'on enlève par le lavage, et alors le viscère devient d'un gris blanchâtre quand on l'étend, et d'un bleu beaucoup plus clair lorsqu'il est ramassé. A cette époque, déjà l'amincissement est à son comble, et le plus léger effort suffit pour déchirer les trois tuniques. *Intestins.* La coloration des tuniques des intestins suit à peu près la même marche que celle de l'estomac, excepté pour ce qui concerne les taches produites extérieurement par le foie et par la rate; nous pouvons en dire autant pour l'amincissement et le ramollissement de leurs tuniques. En outre, dans nos observations, nous avons vu deux fois une grande partie du canal intestinal détruite, à la suite de la corrosion des parois abdominales.

Foie. Cet organe se ramollit assez promptement; sa couleur est verdâtre, brunâtre ou bleuâtre, et finit par devenir ardoise foncée; il diminue de plus en plus de volume, acquiert plus de mollesse, et ne présente aucune apparence de sa structure normale; au bout de quelques semaines, on reconnaît tout au plus en le coupant quelques vaisseaux vides. La *vésicule biliaire*, au contraire, conserve pendant long-temps tous ses caractères, quoiqu'elle se ramollisse, et que sa couleur soit un peu plus foncée.

La *rate*, d'abord d'un bleu ardoisé, ne tarde pas à devenir noire ou lie de vin, et alors son ramollissement est déjà tel, que par la plus légère pression, elle se réduit en une bouillie fluide de même couleur, qui s'échappe à travers la membrane extérieure de l'organe.

Le *pancréas* se ramollit et devient grisâtre; il finit par devenir comme pultacé.

Organes urinaires et génitaux. Les *reins*, de couleur verdâtre ou rougeâtre, passent bientôt au violet, et se ramollissent au point qu'au bout de quelques semaines on ne peut plus reconnaître leur structure; plus tard ils deviennent emphysémateux, et souvent de couleur ardoise; ils sont aussi beaucoup plus mous. La *vessie* n'éprouve pas de changement notable d'abord, mais après elle se ramollit et se colore en gris rosé à l'intérieur; quelquefois aussi, lorsqu'il y a éventration, elle est en partie détruite.

L'*utérus* se ramollit de plus en plus, et acquiert une couleur violacée ou simplement rosée; quelquefois aussi cette teinte est d'un jaune ocracé. Les parties externes de la génération acquièrent ordinairement une couleur jaunâtre sale, perdent un peu de leur consistance, mais en général n'éprouvent pas de changement notable pendant les deux premiers mois.

CHAPITRE IV.

De la putréfaction des cadavres dans le fumier.

OBSERVATION 1re.

Le 21 novembre 1829, on a placé à un pied et demi de profondeur, dans un tas de fumier exposé à l'air, le cadavre d'un enfant femelle âgé de huit jours, et qui avait succombé deux jours auparavant. La peau offrait partout la couleur naturelle, excepté à la partie postérieure du tronc, où il y avait quelques lividités cadavériques, et à l'abdomen et aux flancs, qui étaient déjà verts.

Le 27 novembre, le cadavre est entier et de même couleur, si ce n'est dans plusieurs parties qui présentent une teinte rosée; l'épiderme ne se détache nulle part, mais il commence à se rider aux pieds; l'odeur est à peine sensible. Le cadavre est promptement remis dans le tas de fumier.

Le 4 décembre, même intégrité du cadavre. La peau, encore couverte d'épiderme, est généralement rosée; celle de l'abdomen est toujours verdâtre, mais d'une nuance moins foncée qu'au commencement de l'expérience. L'épiderme commence à se détacher, quoique assez difficilement, et non pas par lambeaux; lorsqu'on l'enlève, il reste sur le scalpel avec lequel on le gratte, sous forme d'un enduit graisseux : toutefois, on peut en séparer quelques fragmens, à la vérité de peu d'étendue. Les pieds et les mains sont les parties auxquelles cet épiderme tient le moins; celui des mains est très-ridé. L'œil droit fait une saillie assez considérable au-delà du bord de l'orbite; les paupières qui le recouvrent, fortement distendues, sont colorées comme si elles eussent été contuses. Les lividités de la partie postérieure du tronc sont moins rouges et entremêlées de plaques verdâtres. Le cadavre n'est pas resté plus de dix minutes hors du fumier.

Le 13 *décembre*, le cadavre est encore entier; les membres offrent, dans une grande partie de leur étendue, une couleur jaune d'ocre, due à un enduit de consistance de pommade, qui est appliqué sur l'épiderme et qui se détache avec facilité, en même temps que celui-ci. Dans plusieurs points de ces membres, des plaques de moisissure d'un blanc d'albâtre et d'un blanc grisâtre recouvrent cet enduit; çà et là, on trouve à la place de la matière onguentacée dont nous parlons, une couche humide vert bistre, qui paraît devoir son origine aux liquides qui ont filtré à travers le fumier. L'épiderme étant enlevé, la peau est humide, d'un rose clair, ridée, flasque, sans pourtant avoir perdu notablement de sa consistance : en effet, elle ne se déchire pas lorsqu'on la tire avec des pinces. La partie interne d'un des membres thoraciques, de celui qui était appliqué contre le corps, est dépourvue de toute espèce d'enduit; l'épiderme y existe encore: il est de couleur blanche tirant légèrement sur le rose, et s'enlève assez facilement, surtout en haut. L'autre bras présente partout l'enduit graisseux, excepté au pli du coude et au poignet, parce que la main étant fléchie sur l'avant-bras, et celui-ci étant fléchi sur le bras, ces parties n'ont pas été en contact immédiat avec le fumier.

On voit à la partie supérieure et antérieure du tronc ce même enduit et deux plaques assez larges de moisissure blanche; l'épiderme s'enlève moins aisément qu'aux membres, et la peau sous-jacente est assez résistante et de couleur mélangée de vert et de rose très-pâle. L'épiderme de l'abdomen est ridé dans toute son étendue, d'une couleur verte ardoisée à droite, et beaucoup plus claire à gauche; il se détache sans effort, et la peau qu'il recouvre est verdâtre.

Les traits de la face sont méconnaissables. Cette partie est également couverte d'une couche onguentacée brunâtre et jaune d'ocre par places; cet enduit est plus humide que celui des membres; la portion qui est appliquée sur la région frontale et sur une partie de la région temporale, est sous forme de petits mamelons un peu plus gros qu'une forte tête d'épingle; en cet endroit, l'épiderme s'enlève avec facilité. Les cheveux tiennent encore au crâne; mais, par une légère traction, on les détache avec l'épiderme, et l'on voit alors que la peau sous-jacente est d'un rose tirant plus sur le rouge que celle des membres; elle offre assez de consistance. Les oreilles sont entièrement déformées et recouvertes d'un enduit jaunâtre peu épais. On voit encore les paupières; l'œil droit est très-affaissé, probablement parce qu'il s'est vidé.

La partie postérieure du tronc est recouverte dans plusieurs endroits d'une couche de fumier que l'on ne peut détacher qu'avec l'épiderme; on trouve vers les épaules le même enduit graisseux déjà décrit; au côté droit et en bas, il existe des taches d'un vert ardoisé qui intéressent à la fois l'épiderme et la peau; dans d'autres parties, l'épiderme offre une couleur jaunâtre due au fumier; la peau sous-jacente est rosée.

On a trouvé quelques vers à la surface du corps; plusieurs d'entre eux sortaient de la bouche.

Le cadavre a été remis dans le tas de fumier au bout d'une demi-heure.

Le 25 décembre (1), l'aspect général du corps est à peu près le même, si ce n'est que les diverses teintes sont plus foncées, et que l'enduit de consistance de pommade et de couleur jaune d'ocre qui recouvre plusieurs parties, est plus mou et même fluide sur certains points, notamment à la partie postérieure de la tête.

Tête. Elle est généralement d'une couleur brune plus foncée que les autres parties du cadavre ; on voit aux régions pariétale et temporale gauche des petites plaques arrondies de moisissure d'un blanc éclatant. L'épiderme se détache facilement. Les cheveux tiennent encore. Le derme de la tête, d'une couleur rouge assez foncée, offre çà et là des taches assez larges d'un vert clair. Il existe sur le côté droit de la tête, entre les os et la peau, une assez grande quantité de matière sanguinolente, comme gélatineuse, semblable à celle que l'on remarque quelquefois sous la peau du crâne des nouveau-nés. Les yeux sont vides, et tellement rentrés dans les orbites, qu'on les aperçoit difficilement en écartant les paupières; celles-ci sont entières et dépourvues de cils. Le nez est écrasé et aplati au point qu'au premier abord on pourrait croire qu'il n'existe pas. La bouche est ouverte. Les oreilles, particulièrement la gauche, sont encore plus déformées que lors du dernier examen.

---

(1) Depuis le 13 décembre, la température de l'atmosphère a toujours été de plusieurs degrés au-dessous de zéro.

Col. L'épiderme du col se détache facilement; il est d'un vert ardoisé très-clair; le derme sous-jacent est d'un vert bouteille très-foncé dans certains endroits, tandis que dans d'autres il est d'un rose livide. Les muscles sont ramollis, livides, et imprégnés d'une sanie couleur de lie de vin.

Thorax. L'épiderme et l'aspect extérieur du thorax sont à peu près comme lors du dernier examen; les muscles seraient dans l'état naturel, s'ils n'offraient pas une teinte violette, et s'ils n'étaient pas légèrement infiltrés.

Abdomen. L'épiderme qui recouvre le côté droit de l'abdomen est d'un vert ardoisé très-clair à sa face externe; il est d'un vert noirâtre à l'intérieur; on l'enlève très-facilement; le derme qu'il recouvre est marbré de plaques d'inégale grandeur, dont les unes sont d'un bleu très-foncé, presque noir, les autres blanches ou d'un bleu très-clair. Le côté gauche de l'abdomen, beaucoup moins putréfié que le droit, est couvert d'épiderme qui est ridé, moins facile à enlever, et qui ne se détache que par petits lambeaux d'un blanc grisâtre, comme celui qui a macéré pendant quelque temps; le derme sous-jacent offre la même couleur blanche grisâtre, sauf dans certains points où l'on voit quelques taches d'un vert ardoisé clair. Les muscles de l'abdomen sont pâles, légèrement olivâtres; à droite, leur surface externe est teinte légèrement en bleu, comme les tégumens qui les recouvraient.

Dos. L'épiderme du dos s'enlève aisément. Depuis le milieu de cette région jusqu'à la nuque, le derme est d'un rose orangé, excepté dans quelques endroits où l'on voit des taches d'un vert clair. Dans les autres parties du dos, on remarque la même marbrure blanche et verte dont nous avons parlé à l'occasion du côté droit de l'abdomen, et en outre çà et là quelques taches d'un rose orangé.

Membres. On détache facilement l'épiderme des membres, dont l'aspect est à peu près le même que le 13 décembre, et alors on aperçoit le derme d'une teinte généralement rose orangée; à la partie externe du bras, ce derme est ridé et comme soulevé dans plusieurs points, de manière à imiter la lésion que déterminent les orties appliquées sur la peau; toutefois, ces élévations affectent toutes sortes de formes, et il suffit, pour les faire disparaître, de les applatir fortement avec la lame d'un scalpel. A la partie interne des bras, le derme est lisse, et parcouru çà et là par des stries et des plaques d'un vert clair. Les membres inférieurs présentent une disposition presque semblable. Les muscles sont à peu près comme dans l'état naturel; ils sont seulement un peu plus rouges et plus mous.

Le *derme* est partout très-consistant, car il ne se déchire pas quand on le tire fortement avec des pinces.

Le tissu cellulaire sous-cutané est d'un blanc grisâtre, serré, et n'offre aucune apparence de gras.

Les os et les ligamens sont dans l'état naturel.

Les cartilages articulaires et les épiphyses sont de couleur lie de vin; leur consistance paraît être sensiblement la même.

Le *cerveau* est fétide, mou et d'un rouge livide clair.

à l'extérieur; cette teinte est marquée près du sinus longitudinal supérieur, entre la scissure interlobaire, et surtout dans la partie qui répond à la tente du cervelet. A l'intérieur, la substance cérébrale est rosée, et l'on distingue difficilement les deux substances à la différence de couleur. Le *cervelet* est encore plus mou et plus rouge que le cerveau. Les *nerfs* paraissent dans l'état naturel.

La membrane muqueuse de la bouche est en partie détruite à la région palatine antérieure; les os sont à nu et en partie détruits eux-mêmes. La langue est molle, un peu livide et de volume ordinaire; elle est entièrement renfermée dans la bouche. La partie postérieure du voile du palais, le pharynx et le commencement de l'œsophage offrent une teinte rougeâtre livide qui est d'autant plus foncée qu'on approche davantage de l'œsophage : celui-ci présente à sa face interne, et dans toute son étendue, une couleur lie de vin qu'il partage avec toutes les parties molles qui l'avoisinent, comme la trachée-artère, le cœur, les muscles du cou et les gros vaisseaux : cette coloration est le résultat évident de la putréfaction. On sépare avec assez de difficulté la membrane muqueuse œsophagienne, qui est lisse et nullement emphysémateuse, et l'on voit alors que c'est surtout la tunique musculeuse qui est le siége de la lividité dont nous parlons. L'*estomac*, de volume ordinaire, contient une très-petite quantité d'un liquide brunâtre épais : sa membrane muqueuse offre généralement une couleur jaune orangée : on remarque vers le pylore une large plaque d'un vert noirâtre; du reste, cette membrane est lisse, de consistance ordinaire, et ne se détache pas facilement; la teinte orangée dont nous parlons est un peu plus foncée à l'extérieur de ce viscère, tandis que la plaque d'un vert noirâtre l'est moins : il n'y a point d'emphysème. Les intestins sont dans l'état naturel; on voit çà et là dans le canal qu'ils forment quelques parties colorées en vert par une matière fluide de même couleur.

Le *foie* est mou, livide, excepté dans une partie de sa face inférieure, où il est ardoisé; il se précipite au fond de l'eau : quand on l'incise, on voit qu'il commence à s'altérer, car on ne reconnaît plus bien sa texture, quoiqu'on y aperçoive l'orifice des vaisseaux, et en le grattant avec un scalpel, on enlève une bouillie claire d'un jaune d'ocre. La vésicule est pleine de bile, et paraît dans l'état naturel. La *rate* est d'un vert bouteille ardoisé, très-facile à déchirer, et fournit par la compression un liquide épais, paraissant noir quand il est en masse, et d'une couleur bistre foncée lorsqu'on l'étend. On n'aperçoit point de granulations sablonneuses sur le foie ni sur la rate. Le tissu cellulaire qui environne les *reins* est emphysémateux; les capsules surrénales sont très-ramollies et un peu rougeâtres. Les *reins* sont aussi plus mous que dans l'état naturel, mais on peut bien y reconnaître les trois substances. La *vessie* est vide et dans l'état naturel; il en est de même de l'utérus et des épiploons. Les parties génitales externes sont ramollies et rougeâtres.

Le *larynx*, la trachée-artère et les bronches sont

colorées en rouge livide comme l'œsophage. Les poumons, de volume et d'apparence ordinaires, surnagent avec le cœur lorsqu'on les met sur l'eau; ils sont de couleur rosée tirant un peu sur le rouge, postérieurement où l'on aperçoit quelques plaques livides; ils sont crépitans et emphysémateux; ils contiennent à peine du sang; la face inférieure des poumons droits offre quelques granulations blanchâtres, comme sablonneuses, semblables à celles qui ont été trouvées plusieurs fois sur le foie des cadavres laissés long-temps dans la terre. Le *cœur* est très-flasque, livide, ainsi que les gros vaisseaux qui en partent ou qui s'y rendent; les ventricules contiennent un peu de sang fluide, épais, noirâtre. Le *diaphragme*, un peu plus rouge qu'à l'ordinaire dans sa partie hépatique, est recouvert dans sa partie musculeuse d'une grande quantité de ces granulations blanches, dures, fortement adhérentes, dont nous venons de parler.

Le cadavre n'exhale pas une odeur très-fétide; on ne trouve pas sensiblement plus de vers à sa surface que lors du dernier examen.

OBSERVATION 2e.

N***, du sexe féminin, âgée de quatre jours, bien conformée, et n'offrant aucune coloration insolite à l'extérieur, a été placée dans un tas de fumier exposé en plein air le 2 décembre 1829, vingt-quatre heures après la mort, et n'en a été retirée que le 10 janvier 1830, trente-neuf jours après le commencement de l'expérience. Pendant ce temps, la température de l'atmosphère a presque toujours été à plusieurs degrés au-dessous de zéro. Le fumier, presque entièrement formé de crottin de cheval, est dur et comme gelé; on n'en retire le corps qu'avec peine.

Examen du cadavre. Le cadavre est entier, et recouvert dans presque toute son étendue par du fumier qui y adhère tellement, qu'on ne peut en enlever les dernières portions qu'en grattant avec un scalpel, et alors on détache l'épiderme sous-jacent. Excepté la partie supérieure de la tête, qui est couverte de cheveux blonds, entre lesquels se trouve une moisissure blanche, ce qui lui donne un aspect gris-cendré, et les mains où l'on voit quelques plaques tirant légèrement sur le rose, toutes les autres parties du corps présentent une teinte *jaune abricot clair*.

L'épiderme n'est détaché que dans les parties que l'on a grattées avec un certain effort pour séparer le fumier; mais il s'enlève très-facilement, excepté à la face palmaire de la main droite et à la tête; celui qui recouvre l'intérieur des mains et des doigts est fortement plissé, blanc, et assez translucide pour qu'on puisse apercevoir la couleur rosée du derme sous-jacent; il est mince et facile à déchirer. A la face dorsale des mains, il est moins plissé, plus épais, moins translucide et d'un jaune abricot; cette couleur tient à un enduit graisseux, assez résistant, qui le recouvre. Les différences qui existent sous ce rapport entre les faces palmaire et dorsale dépendent de ce que les mains ayant été constamment fermées et les doigts rapprochés, l'épiderme de l'intérieur des mains et des doigts n'a pas été en contact avec le fumier. L'épiderme de la face plantaire des pieds ressemble assez à celui de la face dorsale des mains, si ce n'est près des orteils et entre eux, là où le fumier touchait à peine : partout ailleurs il offre les caractères de celui de la face dorsale des mains, excepté à la partie supérieure de la tête; là il adhère fortement, comme nous l'avons déjà dit, et il présente à peu près la couleur, la consistance et l'aspect ordinaires. Vers les paupières, à la partie supérieure de la tête, sur les parties latérales du tronc, sur les avant-bras et sur la partie externe des jambes et des cuisses, on trouve une légère couche de moisissure blanche, cotonneuse, immédiatement appliquée sur l'épiderme. Les *ongles* et les cheveux existent encore et sont assez adhérens.

Le derme est très-résistant, de couleur *jaune abricot clair*, excepté aux doigts des deux mains, à la face palmaire de la main gauche, et à la portion de la face palmaire de la main droite, dont l'épiderme est enlevé ou prêt à se détacher, et où il offre une couleur rose : cette nuance qui *augmente* sensiblement d'intensité *par l'action de l'air*, et qui aurait fini par être celle de tout le derme, si le cadavre fût resté plus long-temps dans le fumier, se manifeste plus promptement dans les parties où l'épiderme est séparé ou sur le point de s'enlever. A la partie inférieure de l'abdomen, le derme offre un aspect granulé que l'on ne saurait mieux comparer qu'à la chair de poule. Le derme pris sur une partie quelconque du corps, et séparé du tissu cellulaire graisseux sur lequel il est appliqué, est translucide, jaune à sa face externe et grisâtre intérieurement; il n'est point saponifié.

Le *tissu cellulaire* sous-cutané est dur et jaune, excepté aux aisselles et aux parties latérales du thorax, où il est rouge et assez mou, parce que là, à raison de sa laxité, il s'est laissé facilement imbiber d'une sérosité rougeâtre; il n'est pas non plus saponifié.

Les *muscles*, encore très-résistans, paraissent dans l'état normal; si ce n'est qu'ils ont une couleur moins rouge; toutefois, ceux de l'abdomen sont d'un *violet livide*, tandis que la peau qui les recouvre est *jaune abricot clair*, et n'offre aucune trace d'une pareille teinte.

Le tissu *nerveux* est dans l'état naturel. Les *os* sont d'un blanc tirant sur le gris. Les *tendons* et les *ligamens* sont dans l'état naturel. Les cartilages, de consistance ordinaire, sont d'un blanc tirant légèrement sur le gris jaunâtre.

La *face* est écrasée, quoique ses traits soient parfaitement reconnaissables. Les paupières sont entières et fermées; il reste encore quelques cils. Les yeux sont pleins; la cornée a perdu une grande partie de sa transparence : aussi n'aperçoit-on la pupille qu'avec peine à son centre; la sclérotique et les autres membranes ne paraissent pas avoir éprouvé de changement notable. Les humeurs vitrée et aqueuse sont rouges comme la gelée de groseilles; le cristallin est rosé. Le nez et les lèvres sont entiers, mais aplatis. Le tissu cellulaire sous-péricranien est infiltré d'une sérosité rougeâtre, comme gélatineuse. La dure-mère est dans l'état naturel. Le cerveau est ramolli ; mais on y reconnaît aisément les circonvolutions et les anfractuosités; les vaisseaux qui rampent à sa surface contiennent une certaine quantité de sang noir; sa substance est rougeâtre à l'extérieur et d'un blanc grisâtre à l'intérieur. Le cervelet, beaucoup plus ramolli que le cerveau, est d'un rouge plus foncé à l'extérieur et rosé à l'intérieur.

Le thymus est légèrement ramolli et de couleur ordinaire. L'intérieur du larynx et de la trachée-artère est lisse, d'un *rouge* tirant légèrement sur le *violet;* à l'extérieur, ces parties sont d'un rouge moins foncé. Les *poumons* crépitans, nullement emphysémateux, de couleur normale, plus légers que l'eau, paraissent dans l'état naturel. Le *cœur* est plus mou et d'une couleur plus foncée qu'à l'état normal; on trouve dans son ventricule droit du sang noir assez épais et en partie sous forme de petits grumeaux; le ventricule gauche en contient à peine. On ne découvre aucun liquide dans la cavité des plèvres. Le *péricarde* offre une couleur un peu plus foncée. Le *diaphragme* est violacé dans les parties qui correspondent au foie et à la rate; du reste, il n'est le siége d'aucune de ces granulations blanches dont nous avons fait mention dans l'observation première (*v.* page 170). La langue est à peu près dans l'état naturel, si ce n'est qu'elle est un peu ramollie; le pharynx et l'œsophage sont rougeâtres; l'estomac, tant à l'intérieur qu'à l'extérieur, est lisse et d'un *rouge livide clair;* du reste, sa consistance est ordinaire, et il ne présente aucune tache verte, comme celui de l'observation première (*voyez* page 168), ni aucune trace d'emphysème. Les intestins seraient dans l'état normal, s'ils n'avaient une teinte légèrement rosée qui annonce manifestement leur tendance à rougir; il y a quelques matières fécales molles dans le colon et dans le rectum.

Le *foie* est d'un rouge foncé, livide par places et très-ramolli : on y reconnaît à peine sa structure granulée, et lorsqu'on gratte les parties incisées avec le scalpel, on enlève une bouillie d'un rouge brique foncé. La vésicule biliaire renferme un peu de bile, et n'offre rien de remarquable. La *rate* diffère peu de l'état naturel. Les *reins* sont ramollis et en partie réduits en bouillie; ils sont rouges, et on ne peut plus y reconnaître les substances qui les constituent; les calices seuls sont apparens. La *vessie* est vide, blanche à l'intérieur et légèrement rosée à sa face externe. L'utérus et les ovaires sont à l'état normal : on peut facilement reconnaître les parties génitales externes qui participent de la couleur jaune abricot clair dont nous avons parlé.

OBSERVATION 3e.

N**, enfant mâle, âgé de dix-huit jours, mort le 2 décembre 1829, fût mis dans un tas de fumier le 5 du même mois à midi. L'ombilic était parfaitement cicatrisé, le ventre légèrement bleuâtre. La région postérieure du tronc offrait çà et là une couleur rosée. La peau de cette partie était ridée. Les oreilles, le nez et les lèvres étaient d'un rouge rosé, les pieds et les mains d'un violet clair. La partie interne des bras était rosée, et la paume des mains violacée. Le corps n'exhalait aucune odeur fétide.

Examen le 21 février 1830, soixante-dix-neuf jours après le commencement de l'expérience (1). Le cadavre est entier et exhale une assez mauvaise odeur; il est difficile d'enlever plusieurs brins de fumier qui y sont adhérens, sans détacher l'épiderme dans les parties qui sont encore recouvertes de celui-ci. La teinte du corps est olivâtre à la face et à la tête, livide à la partie droite du thorax, blanchâtre à la partie inférieure de l'abdomen, tandis qu'elle est livide dans la moitié supérieure de cette région; les membres sont d'une couleur aurore, mêlée d'une teinte olivâtre à leur partie externe; car à leur face interne, surtout pour les bras, qui sont appliqués contre le tronc, ils sont presque pâles.

L'épiderme est détaché dans plusieurs endroits, et là où il existe, il s'enlève avec la plus grande facilité; les parties qui en sont dépouillées sont la presque totalité de la face, tout le côté gauche du thorax, la portion sus-ombilicale de l'abdomen, la presque totalité des membres abdominaux, la partie externe des

(1) Depuis le 5 décembre jusqu'au 10 février, la température atmosphérique a été presque toujours au-dessous de zéro, et souvent même à 8, 10, 12 et 14 degrés au-dessous; depuis le 10 jusqu'au 21, on peut considérer la température moyenne comme ayant été de 4° + 0°.

membres thoraciques dans presque toute leur étendue, et la partie inférieure du dos. Cet épiderme est blanc, translucide, ridé, peu consistant. Dans quelques points, lorsqu'il recouvre des parties de peau fortement colorées, il paraît coloré lui-même, ce qui tient à la présence d'un enduit *diversement* coloré, dont le derme est recouvert : cet enduit est *poisseux* à la face et aux parties des membres qui manquent d'épiderme; il est *liquide* au thorax, et il offre en général la coloration des parties qu'il recouvre. Les ongles existent encore.

Le derme présente assez de consistance pour n'être pas déchiré par de fortes tractions opérées avec des pinces; sa couleur très-variée est en général la même que celle des diverses régions du corps que nous avons déjà fait connaître; toutefois, il faut excepter la peau du crâne qui est d'un rouge cuivré, parsemée çà et là de petites taches vertes. La portion du derme qui recouvre le côté gauche du thorax et la majeure partie de l'abdomen, est recouverte d'une multitude de petites granulations, comme sablonneuses, sorte d'incrustations calcaires, dures, réunies en quelques points par petites plaques de couleur blanche, mais paraissant diversement colorées, suivant la couleur de l'enduit avec lequel elles sont mêlées; ces incrustations sont formées de phosphate de chaux.

Le tissu cellulaire sous-cutané, partout où il est graisseux, offre moins d'épaisseur que dans l'état naturel; dans les autres parties il est à l'état normal.

Les muscles des membres supérieurs ont conservé leur aspect naturel, seulement ils sont plus pâles et un peu moins consistans; ceux des membres inférieurs sont encore plus ramollis, plus pâles et infiltrés; au thorax, ils sont rouges et infiltrés de sérosité sanguinolente; à la partie inférieure de l'abdomen, ils sont d'un rouge pâle, tandis que supérieurement et à droite, dans la partie qui correspond au foie, ils sont très-ramollis, d'un rouge noir, et imprégnés d'un liquide de cette même couleur. Ceux du dos sont encore plus ramollis et plus infiltrés inférieurement, où ils sont couleur lie de vin; à la partie supérieure du dos, leur teinte violacée est moins foncée, et quoique ramollis, ils sont moins infiltrés.

Les *tendons* et les *nerfs* paraissent à l'état normal; les *cartilages* offrent une couleur lie de vin clair, mais leur consistance est ordinaire. Les *ligamens* ne semblent pas avoir perdu non plus de leur consistance. Les *os*, excepté ceux du crâne, ne sont pas colorés, et ne diffèrent pas de l'état naturel.

La *tête* est recouverte en entier d'épiderme et de cheveux qui adhèrent fortement. La face est tellement déformée, qu'il serait impossible de reconnaître l'individu; elle est aplatie latéralement, et semble alongée par l'affaissement des parties molles qui recouvrent la mâchoire inférieure, qui est notablement abaissée. Les paupières, qui existent encore, sont parfaitement reconnaissables, et quelques cils y sont accolés. Les orbites paraissent vides au premier abord; mais on trouve dans leurs cavités les globes oculaires affaissés, entiers : on reconnaît dans ces organes les diverses membranes qui les constituent, mais les humeurs sont remplacées par une matière noire, poisseuse; toutefois, on peut découvrir encore le cristallin très-ramolli, déformé et noirâtre. Les muscles des globes oculaires sont distincts, de couleur de lie de vin et peu consistans. Le nez est déprimé sur ses parties latérales, en sorte qu'on n'aperçoit ses ouvertures qu'avec difficulté; du reste, il est entier. La bouche est fermée; les lèvres sont flasques et pendent de l'un ou de l'autre côté, suivant que la tête est inclinée à droite ou à gauche, ce qui produit une déformation notable de la bouche; ces lèvres sont encore assez résistantes pour ne pas se déchirer lorsqu'on soulève le cadavre à l'aide de pinces appliquées sur elles. La langue est entière, enfermée dans la bouche, ramollie, d'un vert olivâtre, et couverte d'une matière demi-fluide, d'un jaune sale. La membrane muqueuse de la bouche et le voile du palais sont olivâtres; à la partie postérieure du pharynx, on trouve des granulations semblables à celles dont nous avons déjà parlé.

Il n'existe entre les os du crâne et les parties molles qui les recouvrent aucune trace d'infiltration; les os sont en général colorés en rose mêlé de vert; les commissures du crâne sont entières. Le cerveau, dont les circonvolutions sont très-apparentes, remplit toute la cavité du crâne: il est de couleur lie de vin à l'extérieur, grisâtre à l'intérieur, un peu ramolli; cependant il ne coule pas facilement quand on incline la tête en bas. La dure-mère est d'un blanc légèrement rosé et très-consistante. Le cervelet est d'un rouge beaucoup plus foncé et très-ramolli, et n'offre plus de trace de substance grise ni d'organisation ; il est presque sous forme d'une bouillie homogène. La moelle épinière est ramollie et grisâtre ; la membrane qui l'enveloppe est aussi de cette couleur. Le larynx, la trachée-artère et les bronches sont d'un rouge livide à l'intérieur comme à l'extérieur ; mais leur consistance n'est guère diminuée. Les *poumons* sont de volume ordinaire, emphysémateux, très-crépitans et de couleur rouge, si ce n'est en arrière et dans quelques autres points où l'on voit des plaques noires ; ils surnagent l'eau et se déchirent très-facilement ; leur texture ressemble assez à celle des poumons enflammés (1). Le *péricarde* renferme un peu de sang noir fluide ; il est imbibé par ce liquide ; cependant il est encore assez consistant : sa couleur est rouge lie de vin. Le *cœur* est flasque, facile à déchirer, de couleur lie de vin foncée, surtout à l'intérieur ; les ventricules renferment une certaine quantité de sang noir, en partie coagulé ; du reste, toutes les parties de cet organe sont distinctes. Les gros vaisseaux sont vides et colorés en violet, surtout à l'intérieur ; leur consistance ne paraît que peu diminuée. Le *diaphragme* est vert bouteille inférieurement ; en haut, cette teinte est moins prononcée, et tire un peu sur la couleur lie de vin.

L'œsophage et l'estomac sont d'un rouge violacé à l'intérieur comme à l'extérieur. Ce dernier viscère ne contient qu'une petite quantité d'un liquide épais et

---

(1) Peut-être cet enfant avait-il succombé à une pneumonie.

noirâtre; sa membrane muqueuse, en général, d'une teinte lie de vin foncée, offre dans plusieurs parties, notamment dans le grand cul-de-sac, des taches intéressant à la fois les trois membranes; mais c'est la membrane muqueuse qui présente la coloration la plus foncée. Quoique au premier abord cette couleur lie de vin puisse faire croire que l'estomac est fortement enflammé, on ne voit pas d'injection vasculaire : du reste, les trois membranes existent et ne sont pas très-ramollies. Les intestins, d'une teinte beaucoup moins foncée, sont cependant rouges.

Le *foie*, très-ramolli, conserve cependant sa forme; il est d'un vert bouteille tellement foncé qu'il paraît noir; sa membrane externe se détache avec la plus grande facilité; sa structure est méconnaissable, et on ne peut guère y reconnaître que les orifices des vaisseaux sanguins. La *rate* est absolument dans le même état. Les *reins* sont parfaitement distincts, d'un gris ardoise dans quelques points et rougeâtres dans d'autres; leur membrane externe se sépare facilement : quand on les incise, on y reconnaît toutes les substances, quoique leur couleur soit beaucoup plus foncée et qu'ils présentent un ramollissement marqué. La *vessie* est vide, et ne participe pas à cette teinte rouge foncée qu'offrent les autres tissus membraneux; cependant elle est d'un gris légèrement rosé, surtout à l'extérieur. La verge est parfaitement reconnaissable, mais ramollie; le scrotum est presque dans l'état naturel.

On ne voit point de vers sur le cadavre.

OBSERVATION 4e.

N...., enfant du sexe masculin, âgé de seize jours, mort le 3 février 1830, fut mis le surlendemain dans un tas de fumier exposé à l'air. Voici l'état extérieur du corps au moment où il a été placé dans ce milieu : couleur générale d'un blanc très-légèrement rosé, excepté au dos et aux fesses, où il existe quelques lividités cadavériques d'une nuance fort claire; ombilic cicatrisé.

Examen du cadavre le 4 avril 1830, cinquante-trois jours après le commencement de l'expérience. Depuis le 11 février jusqu'au 4 avril, la température avait beaucoup varié; le *maximum* avait été de 10° + 0° pendant les derniers jours de février, et la moyenne, pendant le mois de mars, de 8°,5 + 0° th. centig. Le cadavre paraît entier; sa surface est recouverte de brins de fumier, dont quelques-uns sont tellement adhérens, qu'il est difficile de les séparer sans altérer les tissus; on y voit aussi beaucoup de vers. *Coloration*. Il est impossible d'indiquer une teinte générale, car on voit que les cuisses, les jambes et les avant-bras, sont d'un rouge aurore, que la partie antérieure du thorax et de l'abdomen offre la même couleur dans certains points, mais qu'elle est plus généralement d'un blanc mat ou jaunâtre, que les parties latérales de ces deux régions sont d'un gris verdâtre sale, excepté dans les portions sur lesquelles les bras étaient appliqués, qui sont d'un blanc très-légèrement rosé; dans ces parties, qui évidemment n'ont pas été en contact avec le fumier, il y a encore de l'épiderme. Le bras droit et le col sont d'un gris verdâtre sale; toute la partie droite de la face est d'un vert foncé et humide; la partie gauche est aurore dans les deux tiers supérieurs et verdâtre dans son tiers inférieur. Le crâne est tellement couvert de fumier, qu'on ne voit pas d'abord sa couleur, qui est verdâtre. Le dos est moins humide que les autres parties du corps; lorsqu'on gratte avec le scalpel et qu'on enlève et le fumier et l'enduit jaunâtre qui le recouvrent, on voit qu'il est marbré de larges plaques d'un rouge foncé, grenade, aurore, jaune, blanc jaunâtre et verdâtre. Dans plusieurs régions, notamment aux mains, aux jambes et au front, il existe des moisissures blanches, comme pointillées; vers le coude, ces moisissures affectent la forme de larges plaques.

Quoique nous ayons dit que le cadavre paraissait entier, nous ferons remarquer que dans certains endroits les tégumens sont détruits et offrent des corrosions, dont quelques-unes ont un pouce de longueur sur sept ou huit lignes de large, et qui intéressent même les muscles; on en voit à la partie supérieure et latérale droite du thorax, dans les deux régions iliaques, à la partie supérieure et antérieure de la cuissse droite, aux jambes, au cou et au bras gauche; il en existe encore d'autres beaucoup plus petites, disséminées sur diverses parties du corps.

Il n'y a d'*épiderme* que dans les parties qui n'ont pas été en contact avec le fumier; ainsi on en trouve à la partie interne du bras droit, et à la portion correspondante du thorax sur laquelle ce bras était appliqué, et dans l'aine gauche, là où la cuisse était en contact avec la région pubienne; il est blanc, translucide et facile à déchirer. Partout ailleurs, c'est-à-dire dans les parties dépouillées d'épiderme, il existe un enduit différemment coloré, qui leur donne un aspect humide et même gras dans quelques points; cet enduit est liquide, plus ou moins épais ou même de consistance d'onguent; il est un détritus évident de l'épiderme mêlé à une certaine quantité de gras des cadavres provenant de la décomposition des tégumens; ce gras est surtout apparent à la partie antérieure de l'abdomen et du thorax, au bras et à l'avant-bras droits. Quand on a enlevé cet enduit en grattant avec le scalpel, on s'assure que la moitié environ de la *peau* de la partie antérieure du corps a été saponifiée; celle qui reste est diversement colorée dans les diverses régions, et affecte partout les nuances indiquées à l'occasion de la coloration de la surface du cadavre; ces teintes sont surtout marquées au dos, où la peau est conservée en entier, si ce n'est un peu en haut, vers l'épaule gauche; du reste, cette peau, quoique amincie, résiste encore assez à la traction. Les *ongles* sont détachés; quelques-uns cependant sont maintenus dans leur position par un mélange d'enduit graisseux et de fumier qui les accole en quelque sorte aux doigts et aux orteils; ils sont flexibles, élastiques, translucides, grisâtres et très-faciles à déchirer. Les *cheveux*, très-nombreux, sont entremêlés de l'enduit déjà indiqué et de fumier; ils tiennent à peine aux tégumens.

Le *tissu cellulaire* sous-cutané est transformé en gras, excepté dans les parties qui étaient couvertes par l'épiderme et au dos, et encore commence-t-il déjà à se saponifier.

En général, les *muscles* sont d'un rouge foncé et ramollis; quelques-uns même sont réduits en une bouillie rougeâtre ou verdâtre; là où nous avons dit exister des corrosions à la peau, le tissu musculaire est détruit. Au dos, les muscles sont violets, et beaucoup moins ramollis que ceux de la partie antérieure du corps qui n'étaient pas sous forme de bouillie. Les *tendons* et les *aponévroses* sont très-faciles à déchirer et de couleur blanche. Les *nerfs* sont rosés et même rouges dans certaines parties, et ramollis. Les *ligamens*, également de couleur rosée, offrent encore beaucoup de résistance. Les *cartilages* sont couleur de betterave, et les *os* paraissent dans l'état naturel.

Tête. La face est méconnaissable; le front qui est encore presque entièrement couvert de peau, est d'un rouge vineux par places et d'un rouge plus foncé dans d'autres portions. Les orbites, au premier abord, paraissent vides; cependant on trouve dans leur fond quelques débris des membranes des yeux, d'un rouge violacé, et dans lesquels il serait difficile de reconnaître autre chose que le tissu de la sclérotique et le nerf optique. Il n'y a à la place des paupières que des lambeaux minces de parties molles, encore humides, d'un rouge vineux et d'un rouge plus foncé par places. La peau du *nez* est en partie détruite, car il n'existe que la portion qui recouvre les os propres et l'apophyse montante de l'os maxillaire; cette peau est d'un vert noirâtre; du reste, les diverses pièces osseuses qui entrent dans la composition du nez et des fosses nasales ne sont plus articulées entre elles, et sont tombées pêle-mêle dans les cavités de ces fosses. La *joue* gauche est presque entièrement détruite, excepté dans la région de la pommette, où l'on voit une masse de gras des cadavres recouverte de petites lamelles de peau très-amincie et facile à déchirer, de couleur rougeâtre sale mêlée de vert. La joue droite est mieux conservée, plus humide, et la transformation graisseuse n'y est pas aussi avancée; on y trouve encore des débris du masséter qui offre l'aspect des autres muscles. On n'aperçoit plus à la place des oreilles qu'une matière molle, moitié membraneuse, moitié grasse, dans laquelle il est impossible de reconnaître la forme de ces organes. Les os maxillaires sont presque entièrement désarticulés et de couleur olivâtre très-foncée. La bouche est ouverte; il ne reste à la place des lèvres que quelques petits lambeaux de parties molles, d'un vert noirâtre, peu humides. La voûte palatine est olivâtre. Le voile du palais est violacé et perforé vers la partie supérieure gauche. Les dents, qui à cet âge sont réduites en quelque sorte à la couronne, ne sont plus dans les alvéoles et sont tombées dans la bouche; elles sont noires. La langue est détruite dans sa moitié gauche; la partie qui reste est très-ramollie, d'un rouge violacé, surtout à l'intérieur de sa substance; sa surface est enduite d'un fluide vert foncé qui au premier abord la fait paraître de cette couleur.

Le *crâne* est en partie dénudé; les parties molles qui existent encore, surtout en arrière, sont fortement accolées à du fumier; elles sont brunes et formées par des restes de peau très-amincie, sous laquelle on voit une grande quantité de vers blancs; à gauche, on trouve, sous une membrane mince, jaunâtre, du tissu cellulaire transformé en gras. La dure-mère est d'un vert clair à l'extérieur, et d'un vert bleuâtre à sa face interne; du reste, elle ne diffère pas beaucoup de l'état naturel. Le *cerveau* offre une teinte verdâtre à sa surface; mais pour peu qu'on en enlève une légère couche, on voit qu'il est transformé en une bouillie d'un rose sale dans les parties les plus superficielles, et lie de vin dans celles qui sont plus profondément situées; il est impossible de reconnaître ni circonvolutions, ni sillons, ni aucune des parties qui composent l'organe. La bouillie que l'on remarque à la place du cervelet est encore plus fluide et d'un rouge plus foncé que celle qui provient du cerveau.

Le *larynx* offre encore toutes les parties qui le composent; sa membrane muqueuse est d'un rouge brun sale et comme incrustée çà et là de petites granulations ressemblant à des grains de sable : la tunique interne de la trachée-artère et des bronches paraît au premier abord d'un gris ardoisé verdâtre; mais en l'examinant de plus près, on voit qu'elle est violacée sur les cerceaux cartilagineux et d'un gris verdâtre entre eux; elle est sensiblement ramollie. Les *poumons* sont assez volumineux, très-emphysémateux, crépitans et nagent sur l'eau, même avant d'être séparés du cœur, et après avoir été fortement comprimés sous ce liquide; ils sont d'un rouge foncé par places et d'un rouge plus clair dans d'autres; en général, ils sont d'un vert bouteille à leur face interne; ils ne contiennent point de sang; on peut encore assez bien reconnaître leur structure, quoiqu'ils soient notablement ramollis. Le *péricarde* contient une petite quantité d'un liquide verdâtre; il est d'un vert foncé tirant sur l'ardoise, et il a perdu de sa consistance. Le *cœur* est très-mou, d'un vert tirant aussi sur l'ardoise dans toute sa partie droite, surtout en arrière, et d'un violet foncé en avant et à gauche; il conserve sa forme, et renferme dans le ventricule droit un peu de liquide sanguinolent, assez fluide; le ventricule gauche est à peu près vide; l'intérieur des cavités de cet organe est d'un rouge brun à droite et d'un violet foncé à gauche : du reste, on distingue encore parfaitement les colonnes charnues, les valvules, l'orifice interauriculaire, etc. Les *artères* ne contiennent point de sang, mais un liquide roussâtre; leur tunique interne est de couleur aurore. Les veines sont amincies, translucides, et couvertes d'une légère couche d'une matière rosée. Le *diaphragme* est coloré en vert tirant sur l'ardoise, surtout dans la partie qui recouvre le foie; il est ramolli; mais on y distingue très-bien les fibres musculaires et le centre tendineux, quoique celui-ci soit d'une couleur grise ardoisée, et n'offre par conséquent pas la différence de couleur, par rapport aux fibres musculaires, qu'on remarque dans l'état ordinaire.

L'*œsophage* est d'un rouge violet à l'extérieur, d'un

rouge vineux à l'intérieur ; il est mou et facile à déchirer. L'*estomac* est vide et très-ramolli; il est d'un vert foncé tirant sur l'ardoise dans sa partie antérieure correspondante au foie; partout ailleurs, en avant, il est d'un rouge vineux ; sa face postérieure et externe est d'un bleu clair dans le voisinage de la rate, et d'un jaune rose dans le reste de son étendue. Il est emphysémateux; car, dans plusieurs points, la membrane séreuse est soulevée par des gaz, de manière à former des bulles assez grosses. La tunique muqueuse est entièrement couverte d'un enduit ardoise foncé sale, assez fluide, qui, étant enlevé, la laisse apercevoir colorée exactement de la même manière qu'à l'extérieur, c'est-à-dire que les plaques d'un vert foncé, d'un rouge vineux, d'un bleu clair et d'un jaune rosé, correspondent aux parties externes ainsi colorées : du reste, cette membrane muqueuse est lisse et moins villeuse que dans l'état naturel. Le *canal intestinal* est jaunâtre, légèrement rosé à l'extérieur, excepté dans les portions du colon qui avoisinent le foie, et qui sont couleur d'ardoise foncée ; ces deux premières couleurs passent promptement au rose et même au rouge par l'action de l'air. Leur surface interne contient des matières fécales ramollies et sous forme d'un enduit jaunâtre, qui communique cette teinte à la membrane muqueuse sous-jacente. Les parois des intestins sont sensiblement ramollies.

Le *foie* est d'un vert tirant sur l'ardoise; il a beaucoup perdu de sa consistance ; lorsqu'on l'incise, on y remarque encore bien l'orifice de certains vaisseaux;

mais on ne voit plus l'aspect granulé qu'offre cet organe dans l'état normal. La *rate* est encore plus ramollie; sa couleur est la même que celle du foie à l'extérieur; intérieurement elle est presque noire. Les *reins*, d'un gris foncé, sont très-mous aussi; il est difficile de reconnaître les différentes substances qui les composent; on y distingue bien les calices. La *vessie* a une légère teinte rosée.

Organes génitaux. Les parties génitales externes sont parfaitement reconnaissables, et, à l'exception des grandes lèvres qui ont été en partie détruites, on les trouve entières. Ces grandes lèvres sont rosées intérieurement et d'un gris verdâtre à l'extérieur; les nymphes et le clitoris sont d'un rouge violacé et mous. L'utérus est aussi un peu moins consistant qu'à l'état normal et d'un violet clair.

OBSERVATION 5e.

Le 22 juillet 1829, à midi, on enfonça dans un tas de fumier le cadavre d'une petite fille âgée de quatre jours, morte la veille. Le corps était décoloré, à l'exception de quelques taches bleuâtres, semblables à des ecchymoses, que l'on remarquait aux membres et au côté droit de la tête. Les yeux étaient fermés, la bouche ouverte; le cordon ombilical n'était pas encore tombé. La grande lèvre du côté droit offrait une incision assez profonde. La tête était couverte de cheveux courts et noirs.

Le lendemain à huit heures du matin, la portion du

fumier qui entourait le cadavre était à la température de 45° th. centigr., tandis qu'à l'air le même thermomètre marquait seulement 26°. En enlevant les couches de fumier pour chercher le corps, il se dégageait une fumée assez épaisse. Le cadavre était entier, et sans autre trace de coloration que celle que nous avons indiquée; l'épiderme était déjà détaché dans quelques parties, et s'enlevait avec la plus grande facilité dans les autres. La peau était comme cuite et facile à déchirer; celle qui recouvre la partie antérieure du cou s'était en effet déchirée par le simple renversement de la tête en arrière, qui avait eu lieu lorsqu'on avait sorti le cadavre en le prenant par les pieds; les muscles de la partie antérieure du cou avaient également été déchirés. Le cadavre fut replacé de suite dans le fumier.

Le jour suivant (24 juillet), à midi, la température était de 29° th. centigr., et celle du fumier qui entourait le corps, de 46°. La putréfaction était tellement avancée, que lorsqu'on cherchait à sortir le cadavre, on l'enlevait par morceaux; les os étaient désarticulés; ceux du crâne, séparés les uns des autres, laissaient voir la masse cérébrale encore entière, d'un *rouge clair*, teinte que présentaient aussi les différens lambeaux de chair que l'on pouvait extraire, excepté toutefois dans la partie de ces lambeaux qui était formée par la peau: celle-ci, en effet, était jaune, tirant dans quelques points seulement sur le rose. La consistance de ces lambeaux était celle de la viande cuite et ramollie; l'odeur aussi ressemblait beaucoup à celle de cette viande, si ce n'est qu'elle était un peu fétide. On ne découvrait plus que des débris d'organes.

Le cadavre d'un autre enfant âgé de six jours, et mort la veille, ayant été mis au centre d'un tas de fumier le 7 août 1829, en fut retiré le 10. Il fut impossible de l'avoir autrement que par lambeaux; les parties molles étaient comme la chair des jeunes animaux que l'on a fait cuire.

Résumé des changemens qu'éprouvent les cadavres placés dans le fumier.

Épiderme. Il commence par se rider et se plisser, puis se soulève, se détache, et tombe sans qu'on puisse dire quelles sont les portions du cadavre qui se dépouillent d'abord, ni indiquer rien de constant dans la marche de cette chute. Assez généralement il devient mince, et conserve sa translucidité et sa blancheur; cependant, lorsqu'il recouvre des parties de peau fortement colorées, il paraît coloré lui-même en jaune, en aurore, en vert, en ardoise, et même en noir, ce qui tient souvent à la présence d'un enduit de nuance différente et plus ou moins poisseux dont le derme est recouvert. Il arrive aussi que chez le même sujet, les parties qui n'ont pas été en contact immédiat avec le fumier, comme les paumes des mains, lorsque celles-ci sont restées fermées, sont pourvues d'épiderme blanc et presque dans l'état naturel; tandis que parmi les autres quelques-unes offrent leur épiderme diversement coloré et sensiblement altéré. Plus tard, partout où ce tissu n'existe plus, on trouve à sa place un enduit de couleur variée, qui leur donne un aspect humide et même gras dans quelques points; cet enduit est liquide, plus ou moins épais, ou même de consistance d'onguent; il est un détritus évident de l'épiderme, mêlé à une certaine quantité de gras des cadavres provenant de la décomposition des tégumens. Ajoutons que même de très-bonne heure on remarque sur plusieurs parties de l'épiderme des moisissures blanchâtres, d'un blanc grisâtre, etc.

Ongles et cheveux. Les *ongles* ne s'altèrent pas d'abord; quelque temps après ils deviennent flexibles, plus élastiques, grisâtres et faciles à déchirer; plus tard ils se détachent et tombent, à moins qu'après avoir été séparés ils ne soient maintenus par un enduit graisseux mélangé de fumier, qui les accole en quelque sorte aux doigts. Les *cheveux* ne subissent aucun changement, mais ils finissent par adhérer à peine aux tégumens.

Peau. La peau se colore d'abord en jaune abricot, puis en rose très-clair; quelque temps après elle affecte diverses nuances : ainsi dans quelques points elle est enduite d'une matière graisseuse de couleur jaune d'ocre ou brunâtre; dans d'autres, elle est colorée par une couche humide vert bistre, qui paraît devoir son origine aux liquides qui ont filtré à travers le fumier. Plus tard, ces diverses teintes se foncent davantage; les membres deviennent d'un rose orangé, puis aurore, sinon dans toute leur étendue, du moins dans beaucoup d'endroits; et s'il est vrai que l'on retrouve aussi ces teintes çà et là dans quelques autres parties du corps, c'est particulièrement dans les membres qu'on les observe. Assez souvent le derme de la tête acquiert une couleur rouge foncée, marbrée de taches vertes. Enfin il est assez ordinaire de voir la peau du còl, du thorax, et surtout celle de l'abdomen, finir par se colorer en vert bouteille, en ardoise, ou en bleu plus foncé ou plus clair : tantôt cette coloration affecte la forme de larges plaques; tantôt elle est circonscrite, non uniforme, et comme marbrée de petites taches entremêlées quelquefois de blanc ou de gris. Nous avons vu une fois la peau du dos offrant évidemment l'ensemble de plaques d'un rouge foncé, de couleur grenade, aurore, jaune, blanc jaunâtre et verdâtre. Nous ne quitterons pas ce qui se rapporte à la coloration de la peau, sans fixer l'attention du lecteur sur cette teinte aurore de la peau qui se produit dans le fumier, et que nous n'avons jamais remarquée lorsque les cadavres se pourrissaient dans tout autre milieu.

La *consistance* du derme ne commence à diminuer qu'au bout d'un certain temps; il s'amincit d'abord, puis se détruit, et donne naissance à des corrosions d'un ou de plusieurs pouces de longueur, qui ressemblent assez à celles que l'on observe lorsque les corps se sont pourris dans l'eau ou dans les fosses d'aisance. Si la température de l'atmosphère est très-élevée pendant que le corps séjourne dans le fumier, il suffit de deux ou trois jours pour que le derme soit réduit en lambeaux, qui ont la consistance et l'odeur de la viande cuite.

Il existe quelquefois sur certaines parties de peau déjà dépouillée d'épiderme de petites granulations comme sablonneuses, sorte d'incrustations formées de phosphate de chaux, dures, réunies en quelques points par de petites plaques de couleur blanche, mais paraissant diversement colorées, suivant la couleur de l'enduit avec lequel elles sont mêlées. Enfin le derme, tout en se corrodant dans certains points, finit par se *saponifier* dans d'autres.

Tissu cellulaire sous-cutané. Ce tissu, partout où il n'est pas très-lâche, n'éprouve pas d'altération sensible pendant les premières semaines; là où il offre beaucoup de laxité, il se laisse assez promptement imbiber quelquefois d'une sérosité rougeâtre; plus tard il se saponifie.

Muscles. Ils commencent par perdre de leur consistance; leur couleur varie beaucoup dans les premiers temps : plus pâles qu'à l'ordinaire dans certaines régions, ils sont rouges et infiltrés de sérosité sanguinolente dans d'autres. Plus tard, on les trouve plus ramollis, plus infiltrés, de couleur lie de vin, et même d'un rouge noir, surtout dans la partie qui correspond au foie. Enfin ils se réduisent en une bouillie rougeâtre ou verdâtre, et se détruisent complétement dans les parties où nous avons dit que la peau était corrodée.

Tendons. Le tissu tendineux se ramollit peu à peu, sans perdre ses caractères extérieurs. Les *ligamens* sont encore résistans au bout d'un temps fort long; quelquefois ils deviennent de couleur rosée. Les *cartilages* se colorent en rouge betterave, et se ramollissent lentement. Les *os* ne paraissent pas subir d'altération dans les deux ou trois premiers mois.

Système nerveux. Le *cerveau* commence par se ramollir; il devient rouge ou lie de vin extérieurement, tandis qu'il est grisâtre ou rosé à l'intérieur; plus tard sa surface extérieure est verdâtre, et l'intérieur est sous forme d'une bouillie rose sale dans les couches les plus superficielles, et lie de vin dans celles qui sont plus profondément situées. Le *cervelet* suit exactement la même marche dans sa décomposition; mais il se colore et se ramollit plus vite que le cerveau. La *dure-mère* devient d'abord d'un blanc rosé, puis d'un vert clair ou d'un vert bleuâtre; sa consistance tarde beaucoup à être diminuée. La *moelle épinière* se ramollit, acquiert une couleur grise, et subit les mêmes changemens que le cerveau. Les *nerfs* n'éprouvent d'abord aucune altération; au bout de plusieurs semaines, ils deviennent rosés d'abord, puis rouges, et se ramollissent de plus en plus.

Organes de la circulation et de la respiration. Le *cœur* perd notablement de sa consistance dès les premiers temps; sa couleur se fonce au point qu'elle finit par être d'un vert tirant sur l'ardoise, ou d'un violet noirâtre à l'extérieur, tandis qu'elle est d'un rouge brun à l'intérieur; déjà à cette époque le ramollissement a fait de grands progrès; mais on peut encore reconnaître les colonnes charnues, les valvules, etc. Il n'est pas rare, au bout de deux mois, de trouver du sang fluide ou coagulé dans l'intérieur des ventricules et des oreillettes. Le *péricarde*, dont la consistance diminue journellement, rougit d'abord, et contient quelquefois un liquide sanguinolent; plus tard il acquiert souvent une couleur verte foncée tirant sur l'ardoise, et alors le liquide qu'il peut renfermer est de cette même couleur. Les *vaisseaux sanguins* acquièrent une couleur aurore, rosée ou rouge, surtout à l'intérieur; ils se ramollissent comme tous les autres tissus.

Le *larynx*, la *trachée-artère* et les *bronches* ne tardent pas à rougir et à passer même au violet. A une époque déjà très-avancée, la membrane muqueuse paraît quelquefois, au premier abord, d'un gris ardoisé verdâtre; mais en l'examinant de plus près, on voit qu'elle est violacée sur les cerceaux cartilagineux, et d'un gris verdâtre entre eux; dans un cas, nous l'avons vue comme incrustée çà et là de petites granulations ressemblant à des grains de sable. Quoique ramollis, les organes dont nous parlons forment encore un tout dont les diverses parties se tiennent. Les *poumons* se ramollissent, acquièrent une couleur plus foncée, et deviennent emphysémateux. Dans nos expériences, nous ne les avons jamais vus assez altérés pour que leur structure fût méconnaissable; ils ont aussi constamment nagé sur l'eau, même après avoir été *fortement* comprimés, ce qui n'a pas eu lieu chez les sujets laissés dans la fosse d'aisance à peu près pendant le même espace de temps. En général, nous les avons trouvés contenant fort peu de sang; et une fois la face inférieure du lobe droit inférieur offrait quelques granulations blanchâtres, comme sablonneuses.

Le *diaphragme*, rougeâtre et même violacé dans les premiers temps, finit par devenir ardoisé ou vert bouteille; ces teintes sont surtout bien marquées à la face inférieure et aux parties qui correspondent au foie et à la rate. Il se ramollit de plus en plus, mais on peut encore distinguer assez tard les fibres aponévrotiques du centre tendineux, des portions musculaires. Dans un cas, nous avons vu la portion hépatique de cet organe recouverte d'une grande quantité de ces granulations blanches, dures, comme sablonneuses, dont nous avons déjà parlé tant de fois.

Organes de la digestion. La *bouche* se conserve long-temps entière; cependant il arrive une époque (*v.* observ. 4e, p. 186) où les lèvres sont réduites à quelques petits lambeaux de parties molles d'un vert noirâtre. La membrane muqueuse rougit de plus en plus et devient violacée ou olivâtre; nous l'avons vue une fois détruite à la voûte palatine. Le voile du palais, ses piliers, les amygdales et le pharynx offrent aussi les mêmes teintes et un grand degré de ramollissement; dans un cas, le voile du palais était perforé, et dans un autre le pharynx était le siége de granulations dures. La *langue*, de plus en plus molle, finit par se détruire au point qu'on n'en trouve que les deux tiers, la moitié, etc; elle acquiert au bout d'un certain temps une couleur olivâtre, surtout à sa surface, car souvent alors l'intérieur est d'un rouge violacé.

L'*œsophage* ne tarde pas à se colorer en rouge et même en lie de vin; cette nuance est encore plus marquée à l'extérieur et dans la membrane musculeuse, que dans la tunique muqueuse, qui du reste conserve son aspect lisse et est rarement emphysémateuse. Le ramollissement atteint cet organe aussi bien que les autres.

Estomac. Ce viscère n'a presque jamais été trouvé rouge dans toute son étendue; à la vérité, dans les premiers temps, il offre une teinte jaune orangée, qui finit par devenir rouge et même lie de vin; mais alors il est rare qu'on ne découvre pas çà et là, notamment dans le grand cul-de-sac et vers le pylore, une ou plusieurs taches ou plaques d'un vert bouteille ou noirâtre; cette altération intéresse tous les tissus du viscère, et est évidemment cadavérique, puisqu'on ne voit nulle part la moindre trace d'arborisation ou d'injection vasculaire. Plus tard, les parties de cet organe qui correspondent au foie et à la rate, sont couleur d'ardoise bleu clair, verdâtres ou noirâtres à l'extérieur comme à l'intérieur, tandis que les autres portions sont d'un jaune rosé ou d'un rouge vineux; quelquefois alors la tunique muqueuse paraît offrir une couleur ardoise uniforme; mais cela tient à la présence d'un fluide épais qui la recouvre, car lorsqu'on l'enlève, on aperçoit les diverses nuances que nous avons indiquées. Le ramollissement fait tous les jours de nouveaux progrès; enfin l'organe devient emphysémateux, et les tuniques muqueuse et séreuse sont soulevées par des gaz, de manière à former des bulles quelquefois assez grosses.

Les *intestins* ont une tendance manifeste à rougir et à se colorer comme l'estomac; mais c'est avec beaucoup plus de lenteur.

Le *foie* ne tarde pas à perdre de sa consistance; il devient d'abord livide, surtout à sa face supérieure, et il est difficile, même d'assez bonne heure, de reconnaître sa structure granulée; lorsqu'on le gratte avec un scalpel, après l'avoir incisé, on enlève une bouillie d'un rouge brique foncé. Plus tard il acquiert une couleur vert bouteille ou ardoise tellement foncée, qu'il paraît noir; à cette époque, on peut encore distinguer dans son intérieur l'orifice de certains vaisseaux sanguins, mais sa structure est méconnaissable. La vésicule biliaire reste long-temps sans s'altérer, si ce n'est qu'elle devient rougeâtre. La *rate* est bientôt d'un vert bouteille ardoisé, et très-facile à déchirer; lorsqu'on la comprime, elle fournit un liquide épais, paraissant noir quand il est en masse, et bistre foncé lorsqu'on l'étend. Le *pancréas* n'est pas le dernier organe à se ramollir; il devient d'abord grisâtre, puis rougeâtre.

Organes urinaires et génitaux. Les reins perdent peu à peu leur consistance, et finissent par se réduire en bouillie; ils deviennent rougeâtres dans certains points et d'un gris ardoise dans d'autres; leur structure ne tarde pas à être méconnaissable. La *vessie* acquiert une couleur rosée, surtout à l'extérieur; mais nous ne l'avons jamais vue aussi rouge que les autres tissus membraneux; elle se ramollit comme les autres organes.

Les *parties génitales* externes se colorent différemment dans les premiers temps; tantôt d'un jaune abricot clair, tantôt rougeâtres, elles deviennent plus tard d'un gris verdâtre en dehors et violacées dans toutes les parties recouvertes par la membrane muqueuse. L'utérus, les vésicules séminales et les testicules, acquièrent aussi une couleur violette, et se ramollissent comme toutes les autres parties.

CHAPITRE V.

De la marche comparée de la putréfaction dans la terre, dans l'eau, dans les fosses d'aisance et dans le fumier.

Ce chapitre peut être envisagé sous un double rapport : d'une part, on compare les changemens qu'éprouvent les divers tissus dans l'un et l'autre de ces milieux, pour en faire ressortir les différences, et établir en quelque sorte le caractère distinctif de chacun de ces modes de putréfaction : c'est ce que nous avons fait dans les quatre résumés placés à la fin des quatre chapitres qui précèdent; d'un autre côté, on s'attache à déterminer l'influence de ces mêmes milieux sur la *marche plus ou moins rapide* de la putréfaction : c'est ce qui nous paraît devoir faire l'objet de cet article. Un pareil problême, pour être résolu, exige que l'on soumette des parties d'un *même* cadavre à l'action de ces milieux en même temps et dans le même emplacement, afin d'annuler les autres conditions pouvant exercer quelque influence sur la marche de la décomposition putride, et d'être sûr que la différence dans la marche doit réellement être attribuée au milieu dans lequel le cadavre est plongé. Nous avons agi sur des parties d'un même fœtus, et nous avons pensé que le travail offrirait plus d'intérêt en examinant encore la marche de la putréfaction dans l'air atmosphérique.

Voici les détails de ces expériences.

Dans l'air atmosphérique. L'avant-bras et la main d'un fœtus mort la veille, ont été mis en contact avec l'air atmosphérique le 6 *mai* 1823, à 10 heures du matin : la température a varié dans la journée de 14° à 17° thermomètre centigrade (1). Le 7 *mai*, les ongles et le pouce sont livides; point d'odeur. 8 *mai*, teinte vio-

(1) Température depuis le 7 mai jusqu'au 13 juin inclusivement : 7 mai, de 16° à 21°; le 8, de 14° à 15°; le 9, de 12° à 13°; le 10, de 13° à 14°; le 11, de 11° à 15°; le 12, de 13° à 14°; le 13, de 14° à 15°; le 14, de 11° à 12°; le 15, de 11° à 12°; le 16, 15°; le 17, de 15° à 16°; le 18, de 14° à 15°; le 19, de 12° à 13°; le 20, 17°; le 21, de 14° à 15°; le 22, de 13° à

lacée générale; odeur à peine sensible. 9 *mai*, couleur verte livide, notamment aux articulations; l'épiderme commence à se détacher et à être soulevé par une petite quantité de sérosité; l'odeur n'est bien manifeste que dans la plaie faite à la partie supérieure de l'avant-bras pour détacher celui-ci du bras. 10 *mai*, la teinte verte est plus prononcée; l'épiderme s'enlève en totalité; le membre exhale une odeur fétide; la plaie est sèche. 11 *mai*, les ongles sont presque noirs; la peau est tachetée de plaques brunes, violettes, vertes, roses; on remarque déjà des larves assez grosses: odeur toujours forte. 12 *mai*, le ramollissement est tellement sensible, que la surface palmaire contiguë à la table est aplatie; elle est assez humide; sa couleur est verte jaunâtre; la surface dorsale qui est en contact avec l'air est sèche, d'un rouge foncé : odeur fétide, surtout dans les parties ramollies; larves plus grosses. 13 *mai*; les teintes verte et rouge sont plus prononcées; cette dernière annonce que la dessiccation de la portion dorsale ne tardera pas à être complète. 14 *mai*, la teinte verte domine. 15 *mai*, la portion palmaire commence à se dessécher; les muscles conservent leur couleur rouge; l'odeur est forte et différente de celle qui s'était mani-

---

15°; le 23, de 12° à 13°; le 24, 14°; le 25, 14°; le 28, 10° à 12°; le 29, de 14° à 16°; le 31, de 15° à 18°; le 1er juin, 20°; 2, *idem*; 3, de 15° à 18°; 5, 15°; 6, 14°; 7, 13°; 9, 15°; 11, de 13° à 14°; 13, de 12° à 14°.

Ce travail avait déjà été publié par l'un de nous en 1823 (V. *Leçons de médecine légale*, 1re *édition*).

festée dans les premiers jours. 16 *mai*, rien de remarquable. Deux ou trois jours après, la dessiccation a fait de tels progrès, que l'on n'observe plus aucun phénomène de putréfaction.

Si, au lieu d'agir ainsi, on place la même partie du fœtus au-dessus d'un baquet contenant de l'eau, à quelques pouces de ce liquide, la décomposition putride marche avec beaucoup plus de rapidité, parce que la matière animale est plongée dans une atmosphère plus humide.

L'avant-bras et la main de l'autre côté du même fœtus ont été exposés à l'air, *après avoir été profondément incisés* dans trois endroits : la putréfaction a marché beaucoup plus rapidement, comme le prouvent les détails suivans. Le 7 *mai*, odeur légère. 8 *mai*, plaies de la face dorsale légèrement desséchées, répandant une odeur déjà fétide; leurs bords sont d'un rouge violacé; plaie de la face palmaire contiguë à la table, humide, beaucoup plus fétide; ses bords sont verdâtres. 9 *mai*, l'odeur de cette dernière plaie est très-désagreable, bords livides; les plaies de la face dorsale commencent à se déssécher et ne répandent presque plus d'odeur. 10 *mai*, l'épiderme qui avoisine la plaie de la face palmaire se détache en totalité; on voit des larves nombreuses et déjà très-grosses; les autres plaies sont desséchées. 11 *mai*, le fond de la plaie de la face palmaire est brun, l'odeur très-fétide. 12 *mai*, la plaie de la face palmaire est d'un gris verdâtre; les muscles sont en partie rongés, les os sont dénudés, les larves très-volumineuses, la peau rouge et sèche, l'odeur très-fétide. 13 *mai*, les larves sont arrivées jusqu'aux plaies de la face dorsale. 14 *mai*, les muscles sont détruits; la peau enveloppe le radius et le cubitus à la manière d'une écorce sèche. 16 *mai*, on ne voit plus qu'un étui de peau desséchée rempli de larves.

Le 6 *mai*, on a exposé à l'air deux fœtus à terme morts la veille : l'un d'eux avait le thorax et l'abdomen ouverts; mais les viscères de ces cavités étaient couverts en grande partie par la peau. *Fœtus ouvert.* 7 *mai*, depuis l'ombilic jusqu'au pubis, le lambeau de peau est tacheté de vert; les viscères offrent l'odeur qui leur est propre. 8 *mai*, le lambeau est uniformément vert; cette couleur s'étend jusqu'aux clavicules; la portion des viscères non recouverte se dessèche; les portions couvertes sont humides et commencent à exhaler une odeur putride. 9 *mai*, le lambeau est d'un vert plus foncé; son épiderme se détache; dessiccation complète de la portion des viscères qui est en contact avec l'air; odeur plus forte de ceux qui sont recouverts; on voit un nombre prodigieux de larves. 10 *mai*, le lambeau se dessèche; les larves sont encore plus nombreuses; l'odeur est très-prononcée. 11 *mai*, lambeau rongé jusqu'à la peau; celle-ci est sèche et raccornie; les poumons, le cœur et le canal digestif sont presque entièrement dévorés par les larves; odeur ammoniacale très-pénétrante; toutes les parties exposées à l'air sont noires. 12 *mai*, la peau du ventre était détachée, les muscles abdominaux détruits, et les viscères réduits à quelques lambeaux noirâtres d'une odeur excessivement fétide.

Fœtus non ouvert. 7 *mai*, à partir de l'ombilic jusqu'au pubis, la couleur de la peau est verte; l'abdomen est ballonné; le thorax paraît dans l'état naturel. 8 *mai*, abdomen plus ballonné et vert dans une plus grande étendue; on voit sur chaque côté du thorax une plaque verte; la région du sternum est incolore; odeur cadavéreuse légèrement fétide. 9 *mai*, la teinte verte est plus foncée et s'étend *un peu* sur le sternum et sur les mamelons; l'abdomen est plus ballonné; l'épiderme ne se détache pas encore. 10 *mai*, odeur un peu plus fétide, couleur d'un vert brunâtre; la région du sternum n'est guère plus colorée; l'épiderme ne se détache que difficilement et par petits lambeaux. 11 *mai*, on fait l'ouverture du cadavre; les intestins, l'estomac et tous les autres viscères offrent la couleur et l'odeur qu'ils auraient présentées si l'ouverture eût été faite le 5 mai.

Dans l'eau stagnante. La jambe et le pied du fœtus mort le 5 *mai* (*voyez* page 202) ont été mis dans l'eau de puits, le 6 *mai*, à 10 heures du matin. Le 7 *mai*, le membre, qui jusqu'alors avait été incolore, présentait une teinte rougeâtre. 8 *mai*, la couleur est légèrement violacée. 9 *mai*, *idem*. 10 *mai*, odeur à peine sensible; l'épiderme se détache par petits lambeaux sous la pointe des pinces; couleur toujours violacée. 11 *mai*, on éprouve plus de facilité à détacher l'épiderme; l'odeur est déjà manifeste, mais différente de celle qu'exhalent les matières qui se pourrissent à l'air. 12 *mai*, ces deux caractères sont plus sensibles. 13 *mai*, couleur rouge marbrée. 14 *mai*, l'eau est trouble, rougeâtre, et répand une odeur forte, désagréable; l'épiderme se détache plus facilement. 15 *mai*, la peau résiste à la pointe des pinces; les propriétés physiques des muscles ne paraissent point altérées. 16 *mai*, couleur du membre blanchâtre, excepté à la malléole interne qui est verdâtre; on enlève la totalité de l'épiderme de la jambe, tandis que celui du pied résiste; l'odeur est moins sensible. 17 *mai*, la malléole n'est plus verte; l'épiderme du pied se détache en totalité. 18 *mai*, couleur grise brune sans aucune trace de lividité; point de changement dans l'odeur ni dans la consistance; on voit sept ou huit mouches dans l'eau, qui est trouble, légèrement fétide et colorée en rouge brun. 19 *mai*, supernatation du pied; dégagement assez considérable de gaz aux environs des vaisseaux tibiaux postérieurs; odeur un peu plus prononcée : l'eau présente à sa surface une pellicule, qui n'offre point l'aspect huileux. 20 *mai*, point de changement appréciable. 21, *idem*. 22 *mai*, couleur de café au lait tirant sur le vert; le derme est *corrodé;* on y voit des ulcérations assez larges, semblables aux chancres vénériens, et dont les bords sont fort mous; le ramollissement du membre est très-marqué; l'odeur est forte et *sui generis;* la graisse et les muscles présentent leur couleur naturelle. 23 *mai*, les *corrosions* sont plus larges; la couleur est verte. 24 *mai*, la peau se déchire facilement, et on voit alors qu'elle est rose, et que la couleur verte n'est que superficielle; les *corrosions* sont un peu plus larges. 25 *mai*, ramollissement croissant; la graisse paraît complétement saponifiée. 28 *mai*, peau d'un vert olive, très-ramollie au pied et à la partie interne de la jambe. 29 *mai*, les muscles sont tellement ramollis qu'ils sortent sous forme de putrilage par les trous de la peau, lorsqu'on presse celle-ci. 31 *mai*, le membre conserve encore sa forme. 3 *juin*, le membre, encore entier, semble réduit à une écorce de graisse sous-cutanée, solide et saponifiée, couverte en quelques points de derme aminci; les os sont presque dénudés, et le putrilage musculaire s'écoule par les fistules cutanées. 6 *juin*, les épiphyses se détachent; le membre tend à se séparer au niveau de l'articulation du pied. 13 *juin*, le membre a pour ainsi dire conservé sa forme; toutefois, le pied ne tient plus que par quelques tendons et par quelques ligamens; les parties charnues, réduites en une sorte de putrilage, ont abandonné les os, qui sont encore renfermés dans une sorte d'étui formé par une couche de graisse saponifiée.

Dans l'eau renouvelée deux fois par jour. La jambe et le pied de l'autre côté du même fœtus ont été mis, le 6 *mai*, dans l'eau de puits, que l'on a renouvelée deux fois par jour. 7 *mai*, point de changement. 8 *mai*, *idem*. 9 *mai*, couleur légèrement violacée; point d'odeur. 10 *mai*, pied légèrement verdâtre; l'épiderme qui le recouvre se détache plus facilement que celui de la jambe. 11 *mai*, *idem*. 12 *mai*, on voit à la surface de l'eau et du membre une multitude de bulles de gaz; odeur à peine sensible; même couleur. 13 *mai*, l'épiderme se détache facilement à la partie interne du membre; odeur marquée, nullement désagréable; bulles de gaz et couleur comme hier. 14 *mai*, ces caractères sont un peu plus prononcés. 15 *mai*, la peau résiste à la pointe des pinces; point de changement sensible dans les muscles. 16, couleur blanche; tache verdâtre à la malléole interne; même odeur. 17, l'épiderme du pied se détache en totalité; la malléole est toujours verte. 18, bulles gazeuses sur les points qui sont encore recouverts d'épiderme; celui-ci s'enlève facilement sur la région antérieure et supérieure du tibia; supernatation de la partie supérieure de la jambe; couleur d'un blanc mat, mélangée de gris-brun. 19, l'épiderme est complétement enlevé; on dégage des gaz par l'expression du membre : l'eau est fétide, recouverte d'une pellicule d'un blanc sale, légèrement colorée en jaune, d'apparence huileuse; l'odeur du membre est moins sensible que celle du liquide. 20 *mai*, supernatation complète. 21, le membre est d'un blanc laiteux; la peau ne se déchire pas encore. 22 *mai*, couleur *idem*; derme bien ramolli, offrant à sa surface une multitude de points *ulcérés*, très-rapprochés, moins larges et plus nombreux que dans l'expérience précédente. 23 *mai*, *corrosion* et ramollissement beaucoup plus évidens et plus étendus que dans le sujet de l'observation précédente; la peau est tellement ramollie dans toutes les parties *corrodées*, qu'on peut l'enlever en grattant légèrement avec le scalpel. 24, ces caractères sont plus prononcés; membre d'un blanc sale; odeur un peu plus forte; muscles rouges et légèrement ramollis. 25, les muscles sont déjà réduits en un putrilage rosé. 28 *mai*, *corrosion* portée au point que les ulcères sont de la largeur d'une pièce de deux francs; il suffit de presser un peu le membre pour faire sortir les muscles sous forme de putrilage; couleur d'un blanc rosé; le ramollissement est évidemment plus marqué que dans l'expérience précédente. 29 *mai*, les os sont en grande partie dénudés; les chairs sont presque complétement détachées; séparation du cinquième os du métatarse. 31 *mai*, les chairs sont ramollies, au point que le membre ne conserve plus sa forme; on n'en trouve que des lambeaux; la graisse semble se saponifier; l'odeur est semblable à celle du savon de graisse. 3 *juin*, la dénudation des os est complète; les muscles sont remplacés par un putrilage rougeâtre. 6 *juin*, les épiphyses se détachent; il ne reste plus que des ligamens, des tendons et quelques morceaux de graisse qui paraît saponifiée. 13 *juin*, on ne voit plus que les os qui sont en partie désunis, et deux lambeaux de graisse entièrement saponifiée.

Après avoir examiné comparativement les effets de l'eau stagnante et de l'eau renouvelée deux fois par jour sur les parties d'un même fœtus, nous avons voulu connaître l'action de l'eau sur des cadavres entiers : l'un de ces cadavres a été laissé pendant vingt-deux jours dans de l'eau de puits que l'on n'a point renouvelée; l'autre, au contraire, a été mis dans de l'eau qui a été renouvelée jour et nuit, pendant le même espace de temps. Il résulte de ces expériences, que l'altération que les corps éprouvent dans l'eau a lieu beaucoup plus rapidement dans l'eau renouvelée que dans l'eau stagnante.

Dans l'eau de fosses d'aisance. La cuisse du fœtus mort le 5 mai a été mise dans un seau rempli d'eau de fosses d'aisance, le 6 mai, à dix heures du matin.

7 *mai*, rien de remarquable. 8 *mai*, couleur légèrement violacée, surtout à la partie interne et postérieure. 9 *mai*, l'épiderme commence à s'enlever par une forte pression des pinces; couleur *idem*. 10 *mai*, tout est dans le même état. 11, *idem*. 12, l'épiderme se détache un peu plus facilement. 13, *idem*. 15, la peau résiste bien; la structure des muscles n'est pas changée; le membre nettoyé exhale l'odeur de l'eau de la fosse. 16 *mai*, on voit quelques parties violacées encore recouvertes d'épiderme; la majeure partie est jaune et dépouillée d'épiderme; léger ramollissement des muscles. 17 *mai*, la teinte violacée a moins d'étendue; la couleur de la peau ressemble à celle du café au lait. 18, l'épiderme se détache de plus en plus; il se dégage des gaz par les extrémités incisées du membre. 19, lavée et mise dans l'eau de puits, la cuisse surnage; dégagement de gaz par une légère pression; la peau commence à se ramollir; la graisse qui est à découvert sur les plaies offre l'aspect du savon ramolli. 22 *mai*, la peau se sépare plus facilement de la graisse; le reste est dans le même état. 23, on n'aperçoit aucune trace de *corrosion*, comme cela a déjà lieu pour les membres qui sont en contact avec l'eau de puits; les muscles sont plus ramollis que la peau; celle-ci est d'un jaune légèrement orangé, et se détache lorsqu'on la racle avec le scalpel. 25 *mai*, ramollissement de la tête du fémur; la peau est évidemment amincie. 28 *mai*, les muscles sont bien ramollis; la peau n'offre aucune trace de *corrosion*, mais elle s'enlève très-facilement; la graisse sous-cutanée, d'une couleur rosée dans cer-

tains endroits, paraît saponifiée. 29, *idem*, 31, la peau est entièrement détachée; le ramollissement des muscles, quoique considérable, est moins prononcé que sur la portion de cadavre qui est en contact avec l'eau non renouvelée. 3 *juin*, les cartilages sont sensiblement ramollis; la graisse paraît bien saponifiée. 6 *juin*, les muscles, encore d'une couleur jaune rosée, sont plus ramollis; la graisse est complétement saponifiée et moins cohérente. 13 *juin*, on ne trouve que quelques lambeaux de tissu savonneux qui se détachent des muscles encore roses et très-ramollis.

Dans du fumier. L'autre cuisse du fœtus mort le 5 mai a été placée dans du fumier, le 6 mai, à dix heures du matin. 7 *mai*, rien de remarquable. 8, odeur forte, surtout aux extrémités incisées. 9, couleur mélangée de rose et de vert; l'épiderme se détache; l'odeur de putréfaction est très-prononcée. 10, l'épiderme est complétement enlevé; couleur verdâtre dans la partie du membre qui regarde en haut, et aurore dans la partie opposée; la peau n'est pas sensiblement ramollie. 11, couleur aurore plus généralement répandue; les muscles commencent à se ramollir dans les environs des plaies. 12, léger ramollissement de la peau; odeur forte ammoniacale; muscles d'un gris rougeâtre. 13, ces caractères sont un peu plus prononcés. 14, couleur orangée; odeur très-fétide; on déchire assez facilement la peau. 16, les muscles sont réduits à une sorte de putrilage dans les parties découvertes, quoiqu'ils conservent encore leur couleur rouge. 17, odeur très-fétide, ramollissement beaucoup plus considérable des muscles. 19, peau d'un rouge orangé, en partie desséchée à sa surface externe, et dure comme du cuir; muscles réduits en lambeaux et en putrilage grisâtre; fémur dénudé. 22, il ne reste que la peau dont la couleur orangée est moins foncée; elle est plus humide et plus ramollie en dedans qu'à sa surface externe. 23, les portions de peau humide se détachent facilement en raclant avec le scalpel. 28 *mai*, on ne trouve que des lambeaux de peau.

Dans la terre. Le bras du fœtus mort le 5 mai a été enveloppé de terre, le 6 *mai*, à dix heures du matin; on a arrosé de temps à autre; cependant le terrain n'a jamais été sensiblément humide. 7, rien de remarquable. 9, l'odeur ne se fait sentir que dans les plaies. 10, l'épiderme commence à se détacher, et alors on voit que la peau est rose; point de ramollissement; légère odeur de putréfaction. 11, épiderme entièrement détaché; odeur nauséeuse; couleur mélangée de vert et de rose. 12, la plaie est d'un rouge gris; la peau n'est pas encore ramollie. 13, couleur orangée de la peau, qui commence à se ramollir; odeur fétide. 14, on déchire la peau, mais moins facilement que celle de la portion qui est placée dans du fumier. 15, la graisse ne présente plus l'aspect granuleux et vésiouleux qu'elle offre chez le fœtus; elle ressemble déjà au gras des cadavres; le ramollissement de la peau est plus marqué; la structure des muscles n'est point changée. 16, *idem*. 17, la peau, d'une couleur rose jaunâtre, se déchire très-facilement; odeur très-fétide; graisse rosée s'étendant comme de la cire molle sous une légère pression; muscles légèrement ramollis, sans changement apparent dans leur structure. 19, la peau se déchire plus facilement; la graisse découverte a l'aspect homogène du savon légèrement ramolli; celle que l'on met à nu par le déchirement de la peau, est encore jaune, vésiculeuse, et offre des filamens cellulaires manifestes à l'œil nu; les muscles sont ramollis et putrilagineux; l'odeur est très-fétide. 21, les tendons sont à nu; le reste est dans le même état. 23, peau détruite dans une grande partie du membre; la portion qui reste est d'un rouge orangé; graisse saponifiée et blanche, excepté dans quelques points qui offrent une couleur jaune; muscles rouges; odeur moins fétide. 31, peau entièrement détruite; graisse rosée à sa surface et blanche dans l'intérieur; os dénudé; muscles en grande partie détruits ou sous forme d'un putrilage rosé; odeur semblable à celle de l'ognon de lis. *6 juin*, on ne découvre que du gras des cadavres formé aux dépens de la graisse qui s'est changée en acides margarique et oléique, et de l'ammoniaque provenant des muscles qui sont entièrement détruits.

Les expériences qui précèdent nous permettent de conclure, 1° que la putréfaction *marche* beaucoup plus *rapidement*, tout étant égal d'ailleurs, dans le fumier que dans l'eau, dans la matière des fosses d'aisance et dans la terre; 2° que de ces différens milieux, la terre est celui qui *retarde* le plus la putréfaction, si l'inhumation a eu lieu à la profondeur de quelques pieds, et que l'on n'ait pas arrosé le terrain; car si la matière animale n'avait été enterrée qu'à cinq ou six pouces de profondeur, comme dans nos expériences, et que l'on eût arrosé, elle se serait pourrie aussi vite que dans l'eau stagnante ; 3° que dans la matière des fosses d'aisance, la putréfaction fait moins de progrès que dans l'eau, quoiqu'elle ait lieu plus rapidement que dans la terre; 4° qu'après le fumier, aucun de ces milieux ne favorise autant la décomposition que l'eau, surtout si elle est souvent renouvelée; 5° que l'air *humide* hâte encore plus que tout autre agent la putréfaction des matières animales (1), tandis que celle-ci s'arrête au bout d'un certain temps, si l'atmosphère est sèche.

---

(1) On objectera peut-être que, par un temps très-chaud, lorsque la température de l'atmosphère marque 25° ou 26°, *R.* les cadavres sont cuits et désorganisés 30 ou 40 heures après leur séjour dans le fumier, tandis qu'ils sont loin d'être complétement pourris si on les a laissés à l'air. Nous répondrons à cela que l'altération que le fumier fait éprouver dans ce cas aux cadavres, n'est pas à proprement parler une putréfaction, mais bien une coction ; et en effet la température du centre du fumier où repose le corps, s'élève de 45° à 50° *R.*

CHAPITRE VI.

Des changemens amenés dans nos tissus, et notamment dans le canal digestif, par la putréfaction, et que l'on serait tenté de confondre avec des lésions pathologiques.

Avant de comparer dans les principaux organes les altérations qui se sont produites sous l'influence de la vie, à celles qui succèdent aux réactions chimiques, il nous paraît convenable de traiter la question d'une manière générale. Les altérations éprouvées par nos organes du vivant de l'individu, peuvent être de deux ordres : ou la partie a été le siége d'une modification morbide dans le travail nutritif, ou elle a été soumise brusquement à une violence venant du dehors, ou à l'action de quelque substance désorganisatrice. Examinons séparément chacun de ces points.

A. *Modifications morbides dans le travail nutritif.*

Sous ce titre, nous croyons pouvoir ranger les six altérations suivantes :

1°. *Formation d'une nouvelle substance dans l'économie animale.* Quelquefois cette substance n'a point d'analogue; telles sont la matière tuberculeuse, le tissu squirrheux, le tissu encéphaloïde, etc.; dans d'autres cas, elle a son analogue, mais elle occupe une place où on ne devrait pas la trouver, comme lorsqu'une lame cartilagineuse ou osseuse existe dans une adhérence des plèvres, quand il se forme des kystes fibreux, séreux, etc. Il n'est pas besoin d'être très-versé dans l'étude de la putréfaction, pour affirmer qu'en aucun cas de semblables modifications de structure et d'aspect ne peuvent être le résultat de réactions chimiques, sans l'intermédiaire de la vie.

Sécrétion de pus. Ce pus est tantôt épanché dans une cavité, tantôt réuni dans une poche du tissu cellulaire, quelquefois infiltré, mais presque toujours reconnaissable, lorsqu'il n'est pas trituré avec la substance de l'organe, à sa couleur blanche jaunâtre, à ses globules, à la manière dont il se comporte avec l'eau, etc. La putréfaction ne donne jamais lieu à la formation d'une substance semblable: dans un degré avancé de la décomposition putride, il est vrai, on voit couler des parties devenues diffluentes, un liquide diversement coloré; mais alors l'altération est générale, et jamais ce liquide ne présente tous les caractères du pus.

Matière concrescible organisable. Cette matière est tantôt suspendue dans une sérosité lactescente, tantôt collée à la membrane qui l'a sécretée; elle peut être pénétrée ou non de vaisseaux de nouvelle formation, et sa présence dans les membranes séreuses ou ailleurs ne peut jamais être attribuée à la putréfaction.

2° *Changement survenu dans la cohésion des parties.* Tantôt ces parties deviennent plus dures, changement que n'opère presque jamais la décomposition putride, qui tend sans cesse à dissocier et à séparer les élémens des êtres organisés et à fournir des produits nouveaux, ordinairement liquides ou gazeux. Plus souvent la partie malade est ramollie, et, il faut l'avouer, c'est ici le point le plus difficile de la question que nous examinons. Il est à la vérité des organes, l'axe cérébro-spinal, par exemple, où l'on peut souvent distinguer le produit d'une action vitale de celui de la putréfaction; mais le problême offre ailleurs tant de difficultés, qu'après avoir rassemblé et rapproché les documens fournis par les auteurs qui se sont le plus occupés d'anatomie pathologique, on hésite encore à se prononcer : on voit bien que nous voulons surtout parler du ramollissement des membranes muqueuses, quoique ce ne soit pas le seul tissu dans lequel il soit difficile d'établir la distinction dont il s'agit : combien de fois, par exemple, n'a-t-on pas trouvé sur les cadavres d'individus récemment morts, la rate presque diffluente, ou le foie plus mou que de coutume, et comment distinguer souvent ce défaut de cohésion de celui que les mêmes organes éprouvent à mesure qu'ils se pourrissent?.... On pourrait établir plus facilement cette distinction, si les parties malades, en se ramollissant, acquéraient une pesanteur spécifique plus grande et devenaient moins souples, comme cela arrive aux poumons hépatisés, à la rate, etc., qui ont été enflammés; car jamais la putréfaction ne produit cet ensemble de changemens.

3° *Altération de couleurs.* Lorsque le sang a été retenu

mécaniquement dans une partie du vivant de l'individu, ou qu'il y a été appelé par une action vitale, il colore encore cette partie après la mort. Il est souvent difficile de décider si la coloration est le résultat d'une stase ou d'un mouvement fluxionnaire; mais fort heureusement cette question ne nous touche presque pas, puisque nous avons pour but unique de rechercher si la coloration a eu lieu ou non pendant la vie. Nous ne devons pas négliger cependant de signaler les traces de l'inflammation; car toutes les fois que nous pourrons en reconnaître les caractères, nous éprouverons moins d'incertitude sur la cause de la coloration. Un excellent moyen de distinguer souvent les colorations rouges qui ont lieu avant la mort de celles qui sont le produit de la décomposition putride, consiste à examiner si le sang qui colore la partie est ou non contenu dans les vaisseaux de l'organe. Dans le premier cas, la couleur se montrera disposée en arborisations, qui suivront les divisions et les subdivisions du système vasculaire, et on ne pourra guère refuser d'admettre, en général, que tel était l'état de la partie lorsqu'elle a été surprise par la mort; dans le second cas, ce sera une espèce de teinture plus ou moins foncée, sans apparence de ramifications. Si à ces caractères se joignent les inductions que l'on peut tirer du voisinage de parties très-abreuvées de sang, comme celui de la rate pour la grosse extrémité de l'estomac, celui du foie pour la face supérieure de l'estomac, etc., il y aura de fortes présomptions en faveur de l'opinion que la couleur est cadavérique. (V. plus loin à la page 245 des expériences à l'appui de cette assertion). Nous disons *de fortes présomptions*, parce qu'il est impossible de considérer la distinction que nous venons d'établir comme infaillible : en effet, d'une part, les rougeurs inflammatoires n'ont pas toujours l'aspect arborisé, puisqu'on les voit piquetées, ou sous forme de plaques dans lesquelles il y a souvent une sorte de combinaison du sang avec le parenchyme, combinaison que les expériences de Kalten-Brunner ont mise hors de doute ; d'une autre part, il peut arriver qu'à une certaine époque de la putréfaction, le sang liquéfié soit chassé dans les divisions vasculaires, par suite du ballonnement du ventre et du refoulement du diaphragme : à la vérité, ce phénomène est assez rare.

Outre la coloration rouge dont il s'agit ici, il existe beaucoup d'autres teintes que nous examinerons en parlant du cerveau et du canal digestif.

4° *Emphysème.* Lorsque l'emphysème est général et qu'il n'existe aucune solution de continuité du poumon, de la plèvre ou de la trachée-artère, il ne peut guère dépendre que de la putréfaction. S'il est partiel, il peut devoir son origine à une maladie : ainsi on a vu sur le vivant l'air sortir avec un léger sifflement d'un phlegmon qu'on venait d'ouvrir à la paroi antérieure de l'abdomen, et cependant l'intestin n'était pas dans la tumeur qui n'occupait que la paroi abdominale. Dans une fracture de la jambe avec plaie, il survint un emphysème considérable ; dans les abcès stercoraux urineux, il y a souvent des gaz. Les lésions concomitantes pourront suffire dans ces cas pour faire distinguer ce dégagement de gaz de ceux qui sont le résultat de la putréfaction. Le problême est plus difficile à résoudre lorsque l'emphysème est sous-muqueux (*V.* canal digestif, page 257).

5° *Gangrène.* Quelque similitude qu'il puisse y avoir, dans certains cas, entre la gangrène et les produits de la putréfaction, il est difficile de se méprendre quand la gangrène est sèche, et même toutes les fois qu'il y a escarre; dans les autres cas, la circonscription plus ou moins marquée du mal, l'aspect particulier de la partie gangrénée, l'état des vaisseaux qui s'y rendent, et qui sont obturés par des caillots un peu desséchés, aideront à établir la distinction.

6° *Ulcération.* La peau, par le seul fait de la putréfaction des cadavres dans l'eau, dans la matière des fosses d'aisance, etc., peut être le siége de corrosions qu'il serait souvent difficile de distinguer des ulcères; de pareilles ulcérations et même des perforations se remarquent quelquefois dans le canal digestif (*V.* peau et canal digestif).

B. *Violences brusques venant du dehors.* Ces violences peuvent occasionner des plaies, des déchirures, des fractures, des ecchymoses et des épanchemens de sang; la putréfaction ne produit rien qui ressemble aux fractures, aux déchirures ni aux plaies: ces dernières, en effet, ne sauraient être confondues avec les corrosions de la peau que détermine à la longue la putréfaction dans l'eau et dans la fosse d'aisance. Quant aux ecchymoses et aux épanchemens de sang, on jugera qu'ils sont cadavériques, en ayant égard à leur situation, à l'uniformité de la couleur de la partie ecchymosée, à l'odeur qu'exhalera le corps, et à l'état de dissolution de toutes les parties; à la vérité, ce dernier caractère, pris isolément, serait insuffisant pour établir la distinction dont il s'agit, parce qu'il pourrait arriver que les ecchymoses eussent été faites pendant la vie, et que le cadavre ne fût examiné que lorsqu'il serait déjà pourri. Les parties contuses peuvent également, à la suite de ces violences, être converties en une espèce de bouillie, ce qui a lieu aussi par la putréfaction; mais en général ce phénomène est plus circonscrit dans le cas de violence extérieure.

Examinons maintenant dans chacun des principaux organes ou appareils quelles sont les lésions faites pendant la vie, que l'on pourrait confondre avec les résultats de la décomposition putride.

Altérations de la peau. Parmi les nombreuses affections dont la peau peut être le siége, il n'y a que les *ecchymoses*, la *gangrène* et certaines *ulcérations* que l'on puisse être quelquefois tenté de considérer comme un effet de la putréfaction. Ce que nous avons dit ailleurs sur les ecchymoses et sur la gangrène, nous paraît suffisant pour établir la distinction, et nous dispense par conséquent d'y revenir (*V.* pag. 277 du tome Ier et 221 de ce volume). Quant aux *ulcérations*, on ne pourrait guère se méprendre que pour les cadavres qui se sont pourris dans l'eau et dans les fosses d'aisance; en effet, on remarque alors, mais à une époque déjà avancée, des corrosions, des pertes de substance quelquefois assez considérables, simulant jusqu'à un certain point certains ulcères. Il suffira cependant, pour éviter toute erreur, de se rappeler la description que nous avons donnée de ces corrosions en parlant de la putréfaction dans l'eau, ainsi que l'état dans lequel se trouvent déjà, par suite des progrès de la putréfaction, les divers tissus et organes de l'économie.

Lésions des muscles. Nous ne connaissons aucune lésion vitale des muscles, excepté le *ramollissement*, qui puisse être confondue avec les changemens occasionnés par la décomposition putride dans ces organes. Le *ramollissement* pathologique dont il s'agit n'est pas aussi commun qu'ont bien voulu le dire plusieurs observateurs; cependant il existe dans certaines affections aiguës et chroniques, et il est impossible de le distinguer de celui que détermine la putréfaction; la coloration du tissu musculaire ne fournit aucun caractère à cet égard, parce qu'elle varie beaucoup dans l'un et dans l'autre de ces ramollissemens.

Altérations de l'axe cérébro-spinal et de ses annexes. Le *decollement du péricrâne* peut aussi bien reconnaître pour cause la putréfaction, qu'une forte contusion; mais dans ce dernier cas il est ordinairement borné à la partie frappée. Si le décollement est consécutif à l'inflammation, on trouve déjà une matière puriforme entre l'os et les parties molles : l'os est altéré. Nous ferons à peu près les mêmes remarques pour la dure-mère, en ajoutant que, dans le cas où elle est brusquement décollée, il y a du sang épanché entre elle et les os.

Les *épanchemens de sang* dans la cavité de l'arachnoïde, dans la substance cérébrale ou dans les ventricules, ne sont jamais le résultat de la putréfaction. Quant aux épanchemens séreux, rien ne prouve qu'ils ne puissent, dans certains cas, reconnaître pour cause la décomposition putride aussi bien qu'une lésion vitale; mais on se rappellera, avant de les attribuer à la putréfaction, que les ventricules cérébraux, le canal rachidien et les aréoles de la pie-mère cérébrale, renferment habituellement, dans l'état de santé, un liquide séreux indiqué par Cotugno, et étudié depuis par M. Magendie (*V.* page 287 du tome Ier). Du reste, il serait difficile, pour ne pas dire impossible, d'assigner au juste l'origine d'un liquide séreux qui se trouverait dans les organes dont nous parlons, s'il n'y avait d'ailleurs aucune autre trace de lésion vitale, et si ce liquide était peu abondant : l'observation prouve en effet que l'épanchement dépendant d'une cause pathologique est en général beaucoup plus considérable que les autres.

Encéphale. Cerveau et cervelet. L'*endurcissement* de la substance cérébrale, que l'on observe surtout chez les aliénés, et dans lequel le cerveau offre quelquefois une teinte rouge (induration rouge de M. Lallemand), n'est jamais produit par la putréfaction. Il en est de même de toutes les *productions accidentelles* avec ou sans analogue, dont nous ne nous occuperons par conséquent pas.

Ramollissement du cerveau et du cervelet. Ce ramollissement peut succéder à une maladie ou à la décomposition putride, et il importe d'autant plus que nous cherchions à reconnaître quelle est son origine, que plusieurs de ses caractères sont souvent les mêmes, comme on pourra en juger, en examinant successivement le degré, le lieu, la couleur, l'odeur et l'étendue de l'altération. *Degré.* Dans la maladie comme dans la putréfaction, on a observé tous les degrés intermédiaires, depuis la diminution légère de cohésion jusqu'à l'état diffluent. *Lieu.* Sur quarante-six observations citées par M. Lallemand, le ramollissement a occupé trente-trois fois la substance grise, ou des parties dans lesquelles elle prédomine : or, c'est aussi la substance grise qui se ramollit le plus promptement après la mort. *Couleur.* Dans l'observation 3e de M. Lallemand, la couleur de la partie ramollie était rosée; dans la 2e et la 9e, amaranthe; dans la 5e, d'un rouge foncé; et dans la 6e, d'un violet lie de vin. Ces remarques ont été faites principalement sur la substance grise ramollie; car la substance blanche moins vasculaire devient pâle, jaune citron, verdâtre, etc., et se colore rarement en rouge. Des nuances exactement semblables se remarquent dans les cerveaux ramollis par suite de la putréfaction. Le ramollissement vital offre cependant quelquefois deux aspects qui lui sont propres : celui qui résulte de la formation de petits épanchemens sanguins au milieu de la partie ramollie, et celui qui provient de la trituration du pus avec la substance cérébrale, et dans lequel, plus tard, le pus se réunit en un foyer. *Odeur.* On remarque quelquefois dans des parties diffluentes, par suite de leur altération morbide, une odeur excessivement fétide ; mais on sait que de tous les organes, celui qui répand l'odeur la plus infecte en se pourrissant, est le cerveau ; à la vérité, les personnes habituées à ces sortes de recherches peuvent, dans certains cas, distinguer l'odeur cadavérique de celle qui se développe pendant la vie, pourvu que la partie ramollie par la maladie n'ait déjà subi un commencement de décomposition putride, ce qui arrive promptement après la mort; car alors il y a confusion, mélange des deux odeurs, et impossibilité de rien distinguer; on voit donc combien le caractère dont nous parlons est peu propre à nous éclairer dans la recherche qui nous occupe. *Étendue du ramollissement.* Le ramollissement cadavérique étant éprouvé par toutes les parties du cerveau et du cervelet à la fois, ce qui n'a presque *jamais* lieu dans le ramollissement vital, il est évident que de tous les caractères, celui-ci est le plus important, et que la circonscription de l'altération sera toujours le meilleur moyen d'établir la différence entre les deux espèces.

Pour faire des applications justes du principe dont nous parlons, il est nécessaire de se rappeler que toutes les parties de l'axe cérébro-spinal n'ont pas la même consistance. Chez l'adulte, la moelle est plus molle que l'encéphale, le cervelet plus mou que le cerveau, la protubérance annulaire plus ferme que toutes les autres parties ; le trigône cérébral et la cloison des ventricules paraissent offrir un peu moins de consistance que les lobes. Chez l'enfant, la moelle est plus dure que le cerveau, et beaucoup plus résistante que chez l'adulte ; on peut la dépouiller de la pie-mère avec un peu de soin, ce qu'on ne peut faire chez l'adulte sans que la moelle s'échappe. Le cerveau est plus ferme chez les vieillards que chez les jeunes sujets.

Mais, dira-t-on, le caractère tiré de l'*étendue du ramollissement*, quoique infiniment supérieur aux autres, n'est-il pas lui-même susceptible d'induire quelquefois en erreur ? Nous ne sommes pas éloignés de le croire d'après les considérations suivantes :

1°. Quoique excessivement rare, le ramollissement *vital général* a été observé quelquefois chez l'adulte ; il est plus commun chez l'enfant naissant : on sait que sur trente cas de ramollissement pultacé de la pulpe cérébrale, dix fois M. Billard a vu ce ramollissement envahir la totalité du cerveau et de la moelle épinière.

2°. Le ramollissement cadavérique ne commence pas au même instant dans toutes les parties ; le trigône cérébral, la cloison et les parois des ventricules cérébraux paraissent être les premières parties qui l'éprouvent : à la rigueur, il serait donc possible que l'on prît cette altération *circonscrite* pour le résultat d'une lésion vitale.

3°. Quand le cerveau est *généralement* ramolli, mais à un degré peu considérable, on ne peut pas toujours attribuer cela à la putréfaction, car nous n'avons point de mesure ou de terme pour exprimer la consistance naturelle de l'encéphale. Chez deux femmes mortes à la même heure et ouvertes en même temps à la Maternité, il y avait une différence si considérable dans la consistance des deux cerveaux, qu'il fallait admettre que le cerveau d'une de ces femmes était trop mou, ou que celui de l'autre était trop dur ; à la vérité, on pourrait encore expliquer cela en disant que la putréfaction avait commencé plus tôt chez l'une que chez l'autre. M. Louis croit qu'un certain degré de mollesse de *tout l'encéphale* peut être un état maladif; l'observation des deux femmes de la Maternité s'accorderait avec cette idée ; il cite même les troubles des fonctions du système nerveux qui ont accompagné le ramollissement général.

Ces remarques sont de nature à rendre circonspects les experts qui auraient à juger une semblable question, surtout dans les cas où le ramollissement général ou partiel serait peu prononcé.

Ramollissement de la moelle épinière. Cette partie de l'appareil cérébro-spinal est celle qui se ramollit le plus promptement après la mort, ainsi que l'avait déjà reconnu depuis long-temps Pourfour-Petit. Pour bien connaître la structure de cette partie, dit cet auteur, il faut la disséquer le même jour ou tout au plus tard le lendemain de la mort des sujets ; si l'on attend davantage, elle devient si molle qu'il n'est plus possible d'y travailler : la même chose arrive si on ne l'étudie pas immédiatement après qu'on l'a tirée du canal des vertèbres. La substance blanche se ramollit beaucoup plus lentement que la grise; il n'est pas rare de rencontrer celle-ci humide et presque diffluente, lorsque l'autre conserve encore sa consistance normale. (*V.* les recherches du docteur Calmeil dans le *Journal des progrès*, année 1828, vol. XI et XII.)

Il n'est guère possible de confondre le ramollissement putride de la moelle, avec *celui* qui est le résultat *d'une phlegmasie*, parce que dans ce dernier cas il pourra y avoir injection des vaisseaux environnans, et que la portion ramollie offrira une teinte rosée plus ou moins ponctuée de rouge; quelquefois aussi la moelle sera réduite à la consistance du pus liquide; ajoutons enfin que le ramollissement vital sera circonscrit, tandis que l'autre occupera toute l'étendue de l'organe. Ce dernier caractère est à peu près le seul qui puisse servir à distinguer le ramollissement cadavérique de celui que MM. Rostan et Récamier considèrent comme étant indépendant de l'inflammation, et produit par une altération particulière de la substance nerveuse de la moelle épinière.

Lésions des organes de la circulation et de la respiration. Péricardite. Il est évident, pour quiconque a observé quelques cas de péricardite, qu'il est impossible de confondre les phénomènes cadavériques dont le péricarde est le siége, avec les lésions que l'on y remarque, lorsqu'il est enflammé; en effet, dans ce dernier cas, le plus ordinairement le cœur et le péricarde, ou seulement l'un d'eux, sont tapissés par une fausse membrane tantôt molle et offrant un aspect comme aréolé, tantôt hérissée d'aspérités, tantôt épaisse, de consistance et de couleur de chair; quelquefois il existe des adhérences au moyen de concrétions albumineuses qui s'étendent comme des brides; quelquefois il y a des ossifications; enfin le plus souvent il y a, en outre, épanchement d'une plus ou moins grande quantité d'un liquide séreux, sanguinolent, séro-sanguinolent, purulent ou séro-purulent, transparent ou troublé par des flocons albumineux. Rien de pareil ne s'observe lorsque le péricarde se pourrit, comme on peut s'en convaincre en lisant ce qui a été dit à la page 295 du tome Ier. Il peut toutefois exister dans la cavité du péricarde un épanchement séreux ou séro-sanguinolent, reconnaissant uniquement pour cause la putréfaction; mais outre que cet épanchement est ordinairement peu considérable, il n'est accompagné d'aucune des altérations que l'on remarque dans l'inflammation du péricarde.

Cardite. Parmi les affections nombreuses dont le cœur peut être le siége, la cardite, ou l'inflammation de sa membrane interne, est surtout celle dont les traces pourraient en imposer jusqu'à un certain point à un observateur peu attentif, et les faire regarder comme des phénomènes cadavériques; en effet, dans l'un et l'autre cas, la surface interne du cœur est plus ou moins rouge, et quelquefois la substance charnue de l'organe est aussi ramollie et aussi rouge que dans la putréfaction avancée; mais alors, s'il y a eu phlegmasie, le tissu du cœur est gorgé de sang, et les portions de la membrane interne qui constituent les valvules des orifices auriculo-ventriculaires et artériels, sont boursoufflées et notablement tuméfiées, sans qu'il y ait emphysème, ce que l'on ne remarque pas dans les cas de simple putréfaction; souvent aussi la cardite s'accompagne de production de matière couenneuse qui se dépose à la face interne du cœur.

Dans certains cas aussi, il existe des *ecchymoses* dans le tissu du cœur des cadavres que l'on exhume quelque temps après la mort; nous en avons trouvé une fois dans la valvule tricuspide qui étaient semblables à celles que l'on remarque dans l'intérieur de cet organe, à la suite de certains empoisonnemens; si ces ecchymoses sont véritablement le produit d'une imbibition cadavérique, il serait difficile, pour ne pas dire impossible, de les distinguer de celles qui se manifestent pendant la vie; mais par cela seul que nous ne les avons observées qu'une fois, et qu'il est bien avéré aujourd'hui que des maladies autres que l'empoisonnement peuvent les occasionner, nous sommes portés à croire qu'elles ne constituent pas un phénomène cadavérique, et qu'elles dépendent d'une de ces maladies.

Enfin le cœur peut être affecté d'un *ramollissement pathologique*, quelquefois très-considérable, qu'il s'agira de distinguer de celui que détermine la putréfaction. Tout en admettant que souvent les pathologistes ont regardé comme produits par une lésion vitale des ramollissemens du cœur qui n'étaient que l'effet d'une putréfaction commençante, nous conviendrons que cet organe peut être ramolli, indépendamment de cette décomposition putride, surtout après les agonies lentes, les attaques d'étouffement chez les sujets qui ont des dilatations du cœur, etc. Si, en même temps qu'il y a ramollissement, la substance du cœur est pâle, blanchâtre, ou d'une teinte jaunâtre analogue à celle des feuilles mortes les plus pâles, ces phénomènes ne sont point cadavériques, soit que cette teinte soit générale, soit, comme cela arrive plus souvent, qu'elle soit bornée au ventricule gauche et à la cloison interventriculaire, ou qu'on trouve çà et là des points rouges, assez consistans, au milieu d'une substance d'ailleurs très-fortement ramollie et de couleur jaunâtre. Mais si le ramollissement coïncide avec une couleur violette foncée, surtout à l'intérieur des ventricules et des oreillettes, il est difficile, pour ne pas dire impossible, de décider s'il est cadavérique ou non, à moins qu'il n'y ait en même temps amincissement des parois des ventricules, comme cela a été presque toujours observé par les pathologistes, qui ont considéré le défaut de consistance du cœur comme une lésion vitale; alors évidemment cet état n'est pas cadavérique : toutefois, nous le répéterons encore, il est probable que cette dernière variété de ramollissement qui, dans les saisons chaudes, se manifeste peu de temps après la mort, a été souvent regardée comme le résultat d'une lésion vitale, tandis qu'elle était déjà un produit de la putréfaction.

Vaisseaux sanguins. Déjà nous avons dit à la page 293 du tome Ier, que l'intérieur des vaisseaux sanguins était quelquefois coloré en rouge, peu d'heures après la mort, et que cette rougeur était un phénomène cadavérique, résultat évident d'une imbibition. D'une autre part, on a pu voir que presque toujours, dans les ouvertures de cadavres que nous avons faites long-temps après l'inhumation, nous avons aussi trouvé ces vaisseaux d'un rouge plus ou moins vif. Comment distinguer la rougeur cadavérique des artères et des veines de celle qui reconnaît pour cause une phlegmasie de ces vaisseaux? Si, comme cela a déjà été observé, l'inflammation ne laisse d'autres traces qu'une rougeur, il nous paraît difficile, pour ne pas dire impossible, d'établir une distinction, à moins que le cadavre qui fait le sujet de l'observation n'ait été ouvert très-peu de temps après la mort; car alors tout porterait à croire que la coloration est vitale et non cadavérique, cette dernière ne se manifestant qu'au bout d'un certain temps, lorsque le sang a imbibé les tissus; la rougeur dans les points où des caillots fibrineux reposaient sur les parois, déposerait en faveur d'une phlegmasie, parce que, comme l'ont remarqué MM. Rigot et Trousseau, ces caillots ne colorent jamais les tissus sous-jacens, par imbibition. Si, au lieu d'une simple rougeur, le vaisseau ainsi coloré était en outre le siége d'ulcérations, de fausses membranes, d'épanchemens de lymphe ou de pus, s'il était épaissi, etc., on ne pourrait plus élever de doute sur l'existence d'une phlegmasie, car la putréfaction ne produit jamais rien de pareil.

Bronchite. On s'attend bien qu'il ne doit être aucunement question ici de ces bronchites dans lesquelles la membrane muqueuse trachéo-bronchique conserve sa couleur pâle, s'ulcère ou s'épaissit notablement, et encore moins de celles qui sont suivies de perforation de la trachée-artère; aucun de ces états en effet ne saurait être simulé par la putréfaction. Il n'en est pas de même de l'inflammation, surtout chronique, des bronches, dans laquelle la membrane muqueuse, plus ou moins ramollie, offre une couleur rouge, livide, violacée ou brunâtre, sans apparence d'ulcérations; car ces teintes et ce ramollissement peuvent aussi bien reconnaître pour cause la décomposition putride; à la vérité, le ramollissement inflammatoire de la membrane muqueuse des bronches est un phénomène assez rare. Il faudra alors se rappeler, pour établir la distinction, que, dans la bronchite, la coloration rouge est quelquefois sous forme d'injection fine ou de petits points rouges; qu'on l'observe surtout à la fin de la trachée-artère, dans les premières divisions des bronches et dans les plus petites ramifications, et qu'il n'est pas rare de la voir bornée aux bronches d'un seul lobe, notamment du supérieur; que souvent la rougeur, loin d'être générale, n'existe que sous forme de bandes ou de plaques isolées, dans les intervalles desquelles la membrane muqueuse conserve sa couleur blanche et son aspect naturel; qu'il est beaucoup de cas enfin où l'on trouve, en même temps qu'une bronchite, des tubercules pulmonaires. La présence dans un des tuyaux bronchiques d'un mucus plus ou moins tenace fermant comme un bouchon le conduit aérien, ne laisserait aucun doute sur l'existence d'une phlegmasie.

Nous ajouterons encore que, dans les colorations cadavériques des bronches, la couleur de celles-ci est beaucoup plus intense dans les portions les plus déclives du poumon où le sang s'est accumulé.

Laryngite. Jamais la putréfaction ne détermine l'épaississement ni le boursoufflement de la membrane muqueuse du larynx, pas plus que des végétations, des fongosités, etc., des fausses membranes, des pustules ou des boutons rouges, des abcès, des tubercules, des ulcérations et des conduits fistuleux : or, la laryngite amène souvent ces désordres. Ce ne sera donc, comme pour la bronchite, que lorsque la phlegmasie n'aura donné lieu qu'à une rougeur et à un ramollissement de la membrane muqueuse, que l'on pourra supposer que l'état de cette tunique est plutôt un effet de la décomposition putride que d'une laryngite. Or, ces cas sont rares, et lorsqu'ils se présenteront, on établira la distinction à l'aide de quelques-unes des données indiquées, en parlant de la bronchite et de l'angine couenneuse.

Angine couenneuse. Il est impossible d'attribuer à la putréfaction ces fausses membranes que l'on remarque dans l'*angine couenneuse*, et qui occupent, dans la plupart des cas, les fosses nasales, le pharynx, le voile du palais, la luette, les amygdales, le larynx, la trachée-artère et quelquefois les bronches; mais il peut arriver qu'à l'ouverture des cadavres d'individus qui ont succombé à cette affection, on n'aperçoive aucune trace de pseudo-membrane dans ces parties, tandis que la tunique muqueuse du pharynx, de la luette, du voile du palais, sont d'un rouge livide: dans ce cas, on pourrait être induit en erreur, en faisant dépendre de la putréfaction ce qui est le résultat d'une angine couenneuse, dont les fausses membranes ont été probablement rejetées par l'expectoration. On se rappellera alors qu'en général, dans l'angine couenneuse, la rougeur de la membrane muqueuse décroît du pharynx à la trachée-artère, que les follicules muqueux du pharynx sont quelquefois très-développés et les ganglions cervicaux souvent rouges et volumineux : on n'observe rien de pareil quand la rougeur est cadavérique.

Pneumonie. Parmi les lésions pathologiques, dont les poumons peuvent être le siége, il n'y a que l'engouement, ou le premier degré de leur inflammation, et la gangrène, que l'on puisse confondre avec l'état que la putréfaction détermine dans ces organes; en effet, les ramollissemens rouge et gris, l'induration rouge, grise et noire (mélanose), les tubercules, les granulations, les abcès, la matière encéphaloïde, l'apoplexie pulmonaire, etc., sont tellement caractérisés, et tellement distincts des altérations cadavériques, qu'il est impossible de commettre à cet égard la moindre méprise.

Relativement à l'*engouement*, déjà nous avons vu à la page 289 du tome Ier, que peu de temps après la mort, aussitôt que le cadavre est refroidi, la portion des poumons qui est la plus déclive est le siége d'une congestion sanguine, simulant assez bien l'engouement qui constitue le premier degré de la pneumonie. Plus tard, le cadavre se putréfiant, et le sang contenu dans les poumons devenant plus liquide et spumeux, la ressemblance entre l'état de ces organes et de ceux qui ont subi un premier degré d'inflammation, est encore plus grande, en sorte qu'il est difficile de dire si l'engouement est cadavérique ou non. L'expert chargé de juger cette question se rappellera, 1° qu'il est assez commun, à la suite d'un engouement *pathologique*, de trouver réunis dans un même poumon les trois degrés de la pneumonie aiguë : ainsi, tandis que telle partie du poumon est simplement engouée, telle autre a déjà éprouvé le ramollissement (hépatisation) *rouge* et même *gris*; ce qui dépend, ou de ce que l'inflammation n'a pas marché avec la même rapidité dans tous les points, ou bien de ce qu'elle ne les a envahis que successivement : or, il suffit de constater qu'il y a hépatisation, pour être autorisé à regarder la congestion comme dépendant d'une lésion vitale; 2° que dans le plus grand nombre de cas de pneumonie, il y a en même temps pleurésie, et alors on trouve une injection plus ou moins vive, des concrétions albumineuses, ou un léger épanchement séreux, purulent ou sanguin dans la plèvre qui correspond au poumon enflammé, ce qui n'a jamais lieu par suite de la simple décomposition putride; 3° que c'est ordinairement dans les parties les plus déclives au moment du refroidissement du corps, si l'agonie n'a pas été longue, que l'on remarque l'engouement produit par la putréfaction. La rougeur plus ou moins intense de la membrane interne des bronches, qui accompagne constamment l'inflammation des poumons, ne pourrait pas servir ici de caractère distinctif, parce que les bronches des cadavres qui se pourrissent se colorent également en rouge dans les portions du poumon où le sang s'est accumulé.

La gangrène *non circonscrite* des poumons, celle qui se montre sous la forme de taches ou de points bruns ou livides, offre quelque ressemblance au premier abord avec certaines congestions cadavériques; mais en détachant une partie de l'organe et en l'agitant dans l'eau, on lui enlevera le sang et la couleur brune, et on lui fera reprendre son état naturel, si l'altération n'est pas vitale; d'ailleurs, il se dégage une odeur toute particulière dans le cas de gangrène. Quant à la gangrène *circonscrite*, il n'est guère possible de la confondre avec l'engouement cadavérique, parce qu'il existe alors une escarre autour de laquelle s'établit un travail de suppuration.

Pleurésie. Cette inflammation laisse ordinairement après la mort des traces qui ne permettent pas de la confondre avec les altérations que la putréfaction développe dans la plèvre; la présence des fausses membranes, l'aspect du tissu malade qui peut être rouge, la nature du liquide épanché qui est souvent limpide et troublé par des flocons albumineux, et quelquefois opaque, bourbeux et différemment coloré, sont des caractères suffisans de la pleurésie. Mais il arrive dans certains cas que le liquide épanché dans les cavités des plèvres est séreux, incolore et transparent, séro-sanguinolent ou sanguin, sans contenir la moindre apparence de flocons albumineux; alors il serait difficile de décider si l'épanchement a eu lieu pendant la vie, ou s'il est le résultat d'une transsudation opérée après la mort, à moins qu'il n'y eût sur la plèvre des traces évidentes de phlegmasie.

Lésions du canal digestif. Estomac et intestins. Parmi les altérations nombreuses dont ces organes peuvent être le siége pendant la vie, il en est un certain nombre qu'il est impossible de regarder comme étant le résultat de la putréfaction ; nous citerons le squirre, le cancer, l'hyperthrophie de la tunique musculaire de l'estomac, l'état mamelonné de la membrane muqueuse de ce viscère, si bien décrit par M. Louis, enfin l'état exanthémateux des intestins, sous forme de plaques ovalaires ou de boutons isolés rouges, gris, etc., qui constitue une véritable tuméfaction inflammatoire des follicules intestinaux. Il en est au contraire d'autres dont les caractères anatomiques sont tels, qu'on serait souvent tenté de les prendre pour des produits de la décomposition putride; c'est de celles-ci que nous devons spécialement nous occuper. Pour procéder avec ordre, nous distinguerons les altérations gastro-intestinales sans solution de continuité, de celles qui ont lieu avec perte de substance.

§. 1er. *Altérations gastro-intestinales sans solution de continuité.* Ces altérations peuvent se rapporter aux *colorations* et à la *consistance* des membranes, notamment de la muqueuse, aux *matières contenues* dans le canal digestif, et à l'*emphysème* sous-muqueux.

A. *Colorations.* Les nuances rosées qui s'observent à l'estomac et au duodénum après la mort qui surprend au moment des digestions, dépendent d'un état vital, et témoignent de l'afflux du sang appelé par une excitation physiologique.

Les plaques jaunâtres qu'offrent quelquefois les intestins grêles semblent au contraire devoir être considérées comme un effet de l'imbibition cadavérique; ce qui prouve en faveur de cette opinion, c'est que la teinte jaunâtre, quand elle affecte les valvules conniventes, ne se voit le plus souvent qu'à leurs bords libres, seules parties, vu l'imbrication, qui plongent dans les mucosités jaunâtres qui occupent cette portion du tube digestif.

Il en est de même de la teinte verte communiquée par le méconium au gros intestin des enfans nouveau-nés; la totalité des parois en est pénétrée.

Il est moins facile de déterminer quelle est la nature de plusieurs autres colorations. Pour parvenir à distinguer celles qui appartiennent à une modification opérée pendant la vie de celles qui ne sont qu'un effet cadavérique, examinons-les successivement, en adoptant les divers états établis par le docteur Billard d'Angers (*De la membrane muqueuse gastro-intestinale.* Paris, 1825). Les colorations qui dépendent d'une lésion vitale peuvent être *inflammatoires* ou le résultat de simples *congestions* mécaniques, par stase du sang arrêté dans les vaisseaux lors d'obstacles à la circulation, soit dans les poumons, soit dans le cœur, etc. Les unes et les autres de ces colorations affectent des dispositions variées : ainsi on reconnaît la *teinte rouge* ramiforme, capilliforme, pointillée, striée, par plaques, et diffuse; la *teinte brune* et *violacée*, uniforme et par plaques; la *teinte ardoisée*, uniforme, striée et pointillée; la teinte *noire* ou *mélanique;* la *teinte grise.*

Teinte rouge. a. Ramiforme inflammatoire. Elle consiste dans l'injection de petits rameaux vasculaires qui *ne tiennent à aucun* tronc principal, et présentent, par l'élégance de leur disposition, un aspect agréable à la vue. Cette espèce de rougeur peut également être *passive,* et se trouver dans l'*état sain* du canal digestif; mais alors toujours les ramifications procéderont d'un tronc veineux, et seront ordinairement bleuâtres : le canal intestinal des vieillards, comme nous l'avons déjà dit, présente fréquemment cette injection à l'état normal.

b. Capilliforme. Cette teinte diffère de la précédente en ce que le réseau vasculaire est infiniment plus serré; il consiste dans l'entrelacement inextricable de vaisseaux si déliés, que leur assemblage constitue une surface qu'on pourrait au premier coup d'œil prendre pour une plaque uniforme. Cette rougeur peut être inflammatoire ou passive; cette dernière se rencontre dans les mêmes circonstances que l'injection ramiforme passive.

c. Pointillée. Le sang est épanché dans le tissu muqueux sous forme de petits points rouges disséminés de la même manière que le piqueté du cerveau qu'on dit sablé; la membrane muqueuse présente alors, pour nous servir d'une comparaison de M. Lallemand, un aspect analogue à celui d'une feuille de papier blanc, sur laquelle on aurait disséminé une poudre rouge; cette rougeur est le résultat de l'inflammation, mais elle n'est jamais passive dans le sens attaché à ce mot. Elle peut être déterminée sur le cadavre par le grattage de la membrane muqueuse; les petits vaisseaux alors sont déchirés, et la pression de l'instrument exprime le sang par les orifices artificiellement produits.

d. Striée inflammatoire. Cette rougeur consiste en bandes plus ou moins larges, étendues le plus souvent sur les parties saillantes de la surface muqueuse, telles que les plis de l'estomac et les valvules conniventes de l'intestin grêlé.

e. Par plaques. Les matières les plus irritantes, les poisons les plus violens déterminent quelquefois des plaques inflammatoires d'un rouge plus ou moins vif et uniforme. D'autres causes peuvent aussi développer une pareille lésion; dans certains cas, outre ces plaques, on remarque une *arborisation vasculaire*.

f. Diffuse. Cette rougeur occupe des espaces variables en étendue; résultat ordinaire d'une inflammation interne, elle est souvent accompagnée d'érosions et d'ulcérations. Il existe une autre rougeur, *non inflammatoire*, dont le tube intestinal est le siége chez les individus atteints depuis long-temps d'une lésion organique du cœur ou des gros vaisseaux. Quelquefois aussi la membrane se colore en rouge dans toute on étendue par son contact avec du sang épanché dans l'intérieur du canal digestif ou avec des médicamens colorés.

Teinte brune et violacée a. Uniforme. D'après le docteur Billard, elle a pour cause l'inflammation dans les neuf dixièmes des cas au moins; les poisons irritans la déterminent souvent. *b. Striée.* Ce sont les *marbrures* de la membrane muqueuse de l'estomac qui ont été signalées dans les livres d'anatomie; elles sont considérées par le même auteur comme pouvant être les traces d'une inflammation ancienne, et même d'une inflammation actuelle peu intense, entretenue par une cause irritante quelconque : elles sont ordinairement brunâtres et semées sur un fond de couleur naturelle.

Teinte ardoisée. Cette coloration, regardée par le docteur Billard comme appartenant à l'inflammation chronique, et comme étant produite par du sang altéré et épanché dans le tissu muqueux, se présente sous l'apparence *pointillée*, et *uniformément* répandue sur une surface plus ou moins grande.

Teinte noire ou mélanique. La mélanose se montre le plus ordinairement sous forme de plaques plus ou moins étendues sur le canal digestif, soit du côté de sa tunique péritonéale, soit à sa face interne; quelquefois elle est sous forme de taches semblables à des pétéchies, ou de points ou de stries. Il est probable qu'en général elle provient d'une altération morbide du sang; et s'il n'est pas démontré qu'elle reconnaisse pour cause une phlegmasie du tube digestif, toujours est-il qu'elle ne se rencontre presque jamais à la face interne des intestins, sans que la membrane muqueuse ne soit en même temps dans un état d'inflammation chronique évident. Ici c'est la corrosion des glandes intestinales avec toutes les traces d'une dysenterie ancienne, ou des ulcérations grises qui environnent les points noirs;

plus loin c'est une rougeur foncée, avec épaississement de la membrane muqueuse. Certains poisons, et notamment l'acide sulfurique concentré, occasionent dans le canal digestif une altération ayant des rapports avec la mélanose.

Teinte grise. Indépendamment des colorations déjà citées, M. Louis indique dans ses recherches sur les affections typhoïdes, une teinte grise de la membrane muqueuse qu'il n'a rencontrée que dans l'intestin grêle, et dans le gros intestin d'un certain ordre de sujets, de ceux qui ont succombé à une époque plus ou moins éloignée du début (1).

Les diverses teintes dont nous venons de parler peuvent-elles être confondues avec les rougeurs qui se développent après la mort? Les considérations et les expériences suivantes nous paraissent propres à résoudre cette question.

1°. MM. Rigot et Trousseau ont fait voir que l'injection du canal digestif est un phénomène invariable de la *stase* du sang dans les anses déclives de ce canal, et que dans certains cas le sang distend à la fois les troncs, les rameaux, les ramuscules veineux, colore

(1) On remarque encore dans certaines fièvres graves, notamment dans celles que l'on désigne sous le nom d'ataxo-adynamiques, des colorations plus ou moins analogues à celles que nous avons notées; mais elles sont ordinairement accompagnées d'un état exanthémateux, d'ulcérations, de perforations etc., lésions qui ne permettent pas de les considérer comme étant le résultat de la putréfaction.

les villosités, et transsude à la surface de la membrane muqueuse, sans qu'il y ait eu inflammation de l'intestin, et par le fait seul de la stase du sang dans les parties déclives. (*Archives générales de médecine*, tome 12e.) Cette injection peut amener une coloration diffuse à aspect arborisé, ou des rougeurs circonscrites sous forme de points, de stries, de taches, etc.

2°. Différentes matières putrides qui se développent dans l'intestin, donnent lieu à des *stries rouges*, qui correspondent presque toujours aux valvules conniventes, et qui ont leur siége au-dessous de la membrane séreuse.

3°. Tous les médecins qui ont ouvert des cadavres pendant des étés très-chauds, savent que trente ou quarante heures après la mort, chez certains sujets, les membranes de l'estomac sont déjà imbibées de sang et *uniformément* rouges, surtout dans l'extrémité splénique; quelquefois cependant la rougeur, au lieu d'être diffuse, est sous forme de taches, de stries ou de bandes le long du trajet des vaisseaux.

Expérience 1re. Une chienne de moyenne taille fut empoisonnée le 30 janvier 1830 avec une once d'acide sulfurique étendu de quatre onces d'eau; elle mourut le lendemain à neuf heures du matin. On la mit dans une bière en sapin mince que l'on entoura de paille. Le 13 février suivant, la terre étant dégelée, la boîte fut inhumée dans un des coins du jardin de la Faculté de Médecine de Paris; la fosse était creusée à trois pieds de profondeur.

Examen du cadavre, le 6 mai 1830, trois mois six

jours après le commencement de l'expérience. L'estomac contient une quantité notable d'un liquide noir, épais, dans lequel on peut démontrer aisément la présence de l'acide sulfurique. L'intérieur de ce viscère étant lavé, présente à l'intérieur un grand nombre de vaisseaux volumineux gorgés de sang noir coagulé; on remarque en outre, entre ces gros vaisseaux, une injection capillaire imitant une *arborisation* très-fine. La membrane muqueuse est d'un rouge brun, ni ulcérée ni épaissie, mais assez résistante; les tuniques musculeuse et séreuse sont également rouges.

Expérience 2e. La même expérience ayant été répétée sur un autre chien avec la même dose d'acide sulfurique étendu de huit onces d'eau, et l'ouverture du cadavre ayant également été faite le 6 mai, on a vu que l'estomac renfermait une petite quantité d'un liquide rosé, et que la membrane muqueuse, d'un gris rosé, parsemée çà et là de plaques rouges, détruite dans quelques points, et très-ramollie dans tous les autres, était le siége d'une *arborisation* vasculaire très-fine, interrompue dans plusieurs endroits, et manquant là où la membrane muqueuse n'existait plus; les petits vaisseaux qui constituaient cette injection étaient noirs; la teinte générale de l'intérieur de cet estomac ressemblait assez à celle du même viscère d'un des chiens pendus et enterrés le même jour (*voyez* expérience 4e); mais chez ce dernier il n'y avait aucune apparence d'arborisation.

Expérience 3e. Un chien empoisonné, le 30 janvier 1830, par l'acide hydrochlorique étendu de quatre fois son poids d'eau, et mort le surlendemain, fut inhumé et exhumé comme les précédens. L'estomac renfermait une petite quantité d'une matière très-épaisse et noire; la membrane muqueuse, notablement épaissie et facile à déchirer, était d'un vert foncé parsemé de taches noires qui étaient autant d'ulcères intéressant cette membrane, et même la tunique musculeuse : il n'y avait aucune trace d'arborisation.

Expérience 4e. Un chien de moyenne taille, à jeun, ayant été pendu le 30 janvier 1830, fut inhumé et exhumé comme les précédens. Quelques minutes avant la mort, on avait fait une fracture à la cuisse gauche. La membrane muqueuse de l'estomac, très-lisse, était diversement colorée en violet sale, en rougeâtre, en rouge pâle et en gris; on y remarquait quelques ramifications rougeâtres qui, au premier abord, semblaient être de gros vaisseaux injectés, mais qui, examinés avec soin, furent reconnus pour être le résultat d'une imbibition des parois vasculaires et de la membrane muqueuse, *sans aucune trace d'arborisation.* Cette tunique était amincie, ramollie et facile à séparer. La membrane musculeuse était grisâtre.

La cuisse fracturée était plus ramollie que l'autre; mais il n'y avait aucune trace d'ecchymose ni d'autre caractère pouvant servir à faire reconnaître si la blessure aurait été faite pendant la vie. La putréfaction de ce cadavre avait marché beaucoup plus vite que celle des autres, en raison de la solution de continuité dont nous parlons.

Expérience 5e. Un autre chien ayant été soumis à la

même expérience, excepté que la cuisse n'avait pas été fracturée, l'estomac était à peu près dans le même état; toutefois, il n'était point le siége des ramifications rougeâtres mentionnées plus haut, et sa membrane interne offrait, outre les colorations déjà notées, quelques plaques assez larges d'un vert olive.

Les faits qui précèdent nous permettent de répondre à la question que nous avons posée plus haut, *que les diverses teintes rouges, brune, violacée, ardoisée et noire*, peuvent être confondues avec les colorations qui se développent après la mort. A la vérité, nous croyons que les *teintes rouges*, *ramiforme*, *capilliforme*, *pointillée* et *striée*, ne sont pas souvent le résultat de l'hypostase ni de la transsudation du sang : d'abord, parce que nous ne les avons jamais rencontrées dans nos recherches sur les exhumations, et ensuite parce que, dans les expériences tentées sur les chiens, pour résoudre le problème, nous n'avons jamais observé d'*injection vasculaire*, de véritable *arborisation* dans l'estomac de ceux qui n'avaient pas été empoisonnés; tandis que ceux dont ce viscère avait été enflammé par une substance vénéneuse, en offraient constamment; et, à cet égard, la différence était très-remarquable, même au bout de trois mois. Quoi qu'il en soit, on pourra presque toujours reconnaître si les teintes rouges dont nous parlons sont un phénomène cadavérique, parce qu'elles occuperont les parties les plus déclives de l'estomac et des intestins.

Quant à la *rougeur par plaques*, celle qui est le résultat de la putréfaction des cadavres qui sont dans la terre est souvent jaunâtre et même aurore ; loin d'être bornée à la membrane muqueuse, elle s'étend à toutes les tuniques qui forment les parois de l'estomac, et elle est même plus marquée à l'extérieur de l'organe qu'à l'intérieur, ce qui n'a pas ordinairement lieu dans le cas d'inflammation gastro-intestinale ; quelquefois aussi les plaques dont il s'agit sont produites par l'imbibition cadavérique au voisinage du foie et de la rate ; mais alors la coloration occupe la membrane péritonéale, et elle est si nettement circonscrite dans les points où se faisait le contact, qu'il n'y a pas possibilité de commettre d'erreurs à ce sujet : d'ailleurs, la membrane muqueuse de l'estomac ne pourra être colorée par les liquides du foie ou de la rate, qu'autant que toute l'épaisseur des parois aura été colorée préalablement.

Si, à l'exemple de M. Billard, nous rattachons aux rougeurs *inflammatoires* par plaques les ecchymoses de la membrane muqueuse, c'est-à-dire les épanchemens sanguins, circonscrits, provenant d'une cause mécanique, nous verrons qu'elles occupent la portion la plus déclive du tube digestif, qu'elles co-existent avec une injection générale des vaisseaux abdominaux, et souvent avec une exsudation sanguine dans la partie ecchymosée. Si la putréfaction développe quelque chose d'analogue, ce ne doit être que fort rarement, puisque nous ne l'avons jamais observé. Nous en dirons autant des pétéchies de la membrane muqueuse gastro-intestinale, véritables exhalations sanguines, bien décrites par Stoll, par MM. Mérat, Billard, etc. ;

la décomposition putride ne produit jamais rien qui ressemble à cette lésion.

La rougeur *diffuse* et la *teinte brune et violacée* sont celles que l'on serait le plus tenté de regarder comme étant le résultat de la putréfaction, d'autant mieux qu'elles envahissent souvent les tuniques musculaire et séreuse. Les caractères indiqués à l'occasion de la rougeur par plaques pourront servir quelquefois à établir la distinction.

Quant à la *teinte ardoisée*, MM. Rigot et Trousseau pensent qu'elle pourrait aussi reconnaître une autre cause que l'inflammation, et provenir de phénomènes *purement cadavériques*, du développement, par exemple, du gaz acide hydrosulfurique, et de l'action de ce gaz sur le sang des vaisseaux sous-muqueux. S'il en est ainsi, comment distinguer si cette teinte ardoisée *générale* est ou non le résultat d'une lésion vitale? C'est ce qu'il nous est impossible de dire. Nous ne mettrons pas la même réserve pour assigner une origine à ces plaques ardoisées, quelquefois verdâtres, plus ou moins étendues, que nous avons souvent trouvées aux environs du pylore, et qui nous paraissent être le résultat de la putréfaction ; en effet, la membrane muqueuse de ces parties n'est pas devenue plus épaisse ; elle ne s'enlève pas plus facilement en larges lambeaux, et la plaque colorée est circonscrite ; tandis que la teinte ardoisée, que l'on remarque chez les individus qui ont succombé avec une gastrite chronique, n'affecte pas spécialement les environs du pylore, et n'est pas aussi bornée. D'ailleurs, si cette plaque était le résultat d'une phlegmasie chronique ou d'une congestion passive, pourquoi ne l'apercevrait-on pas peu de temps après la mort? Nous sommes portés à croire qu'elle est due au voisinage du foie, car elle intéresse toutes les membranes de cette partie de l'estomac; et d'ailleurs, le foie prend une teinte analogue à mesure qu'il se pourrit dans la terre; il renferme dans sa substance des matières d'un bleu foncé qui finissent par devenir liquides, et qui doivent nécessairement s'épancher à l'extérieur de l'estomac.

Pour ce qui concerne la *teinte noire* ou *mélanique*, il pourrait arriver, par suite de la putréfaction, que les parties de l'estomac qui sont en contact avec la rate, et surtout avec le foie, offrissent une coloration noire qui en imposât au premier abord, et fît croire à l'existence d'une mélanose; cette teinte noire ne se manifesterait que lorsque les liquides, dont le foie et la rate sont imprégnés, auraient acquis eux-mêmes cette couleur; et alors on pourrait juger si la coloration est cadavérique, parce qu'elle serait bornée aux parties touchées par ces organes, ou seulement par l'un d'eux. Les traces d'inflammation chronique, jointes à une coloration noire qui ne serait pas circonscrite aux portions qui ont été en contact avec ces mêmes organes, serait au contraire un indice certain de la présence de la mélanose.

B. *Consistance.* Les considérations relatives aux diverses altérations de cet ordre ont un rapport immédiat avec le sujet qui nous occupe. *Les ramollissemens que l'on observe dans les tissus du canal digestif des ca-*

davres que l'on ouvre avant ou après l'inhumation, sont-ils le résultat d'une lésion vitale ou le produit de la putréfaction? Telle est la question importante que nous devons nous efforcer de résoudre.

Signalons d'abord une première difficulté, qu'il faudrait surmonter avant de chercher à donner une solution du problème. Parmi les médecins qui se sont le plus occupés de cette matière, M. Louis regarde le ramollissement pultacé de l'estomac, qui a fait l'objet de son mémoire, comme étant souvent le résultat d'une *maladie* éprouvée par ce viscère pendant la vie. M. Cruveilher, au contraire, considère ce même ramollissement comme étant toujours un effet de la *putréfaction*. D'après M. Carswell, le plus grand nombre des ramollissemens de l'estomac sont dus à une action chimique qu'ont exercée sur les viscères, *après la mort*, les sucs digestifs. Il est évident que tant qu'on ne sera pas d'accord sur ce premier point, il sera impossible d'établir les caractères propres à distinguer le ramollissement cadavérique de l'autre, puisque pour tel auteur un ramollissement sera le produit de la putréfaction, tandis que pour tel autre il sera le résultat d'une affection morbide.

En attendant que de nouvelles recherches aient fixé sur ce point les opinions des savans, voici les différences établies par MM. Cruveilher et Carswell entre ces deux sortes de ramollissement.

1°. Le ramollissement *gélatiniforme* ou *vital*, dit M. Cruveilher, a lieu presque toujours chez les enfans, à la suite d'une maladie dont les signes varient suivant son siége, mais sont bien déterminés : on l'observe l'hiver comme l'été. L'estomac ou l'intestin ramolli n'ont pas besoin de contenir de liquide; il a été trouvé chez un sujet ouvert douze heures après la mort. — Le *ramollissement pultacé* se remarque chez les adultes, à la suite de toutes les maladies aiguës ou chroniques; aucun symptôme ne l'indique pendant la vie; il survient presque toujours pendant l'été; en hiver, on le voit aussi sur des cadavres ouverts quarante-huit heures après la mort, et il est nécessaire qu'il y ait une certaine quantité de liquide.

2°. Le ramollissement *gélatiniforme* n'occupe pas toujours l'extrémité splénique de l'estomac; on le trouve aussi à sa paroi antérieure, près du cardia, à l'œsophage, dans l'intestin grêle et dans les divers points du gros intestin. Le ramollissement *pultacé* occupe toujours la grosse extrémité de l'estomac. Le bord libre des plis que forme la membrane muqueuse, est détruit, et l'estomac est quelquefois bariolé de bandes blanches qui toutes correspondent à ces plis.

3°. Dans le ramollissement *gélatiniforme*, non-seulement la membrane muqueuse est envahie, mais la tunique albuginée, la membrane musculaire : il y a épaississement des parois qui ont acquis, dans certains cas, jusqu'à quatre fois l'épaisseur naturelle. M. Cruveilher dit avoir vu une fois l'estomac perforé; il y avait en outre un épanchement et des traces non équivoques d'un travail morbide tout autour. Dans le ramollissement *pultacé*, la membrane albuginée résiste d'ordinaire; la tunique muqueuse seule est convertie en une pulpe brunâtre; les parois du viscère ne sont pas épaissies : on n'a jamais observé de perforation bien prononcée.

Le ramollissement *gélatiniforme*, ajoute M. Cruveilher, offre le même aspect que celui que donne aux tissus l'action d'un acide peu étendu, ou d'un alcali; lorsque ces tissus ont été saisis, racornis par un acide, plongez-les dans l'eau, vous aurez une altération tout-à-fait semblable à celle qui constitue le ramollissement gélatiniforme; et il y a si peu putréfaction, que les tissus ramollis n'exhalent aucune odeur et peuvent être facilement conservés (Note inédite).

Le docteur Carswell différencie ainsi les ramollissemens pathologiques et cadavériques : 1° Dans le ramollissement *pathologique*, la membrane muqueuse est souvent rouge, et qu'elle soit rouge ou blanche, toujours elle est plus ou moins opaque et ressemble à de la crême épaisse, mêlée de farine; ce ramollissement peut exister dans toutes les parties de l'organe, et là où les sucs gastriques n'ont pu évidemment séjourner; les bords de la partie altérée ne sont pas libres, adhèrent aux organes voisins, et offrent des vestiges d'actions morbides. 2° Dans le ramollissement *cadavérique* ou par dissolution chimique, la membrane muqueuse est pâle, transparente, et a une consistance gélatiniforme; le siége de cette altération est au point le plus déclive de l'organe, là où les sucs gastriques naturellement s'accumulent dans le grand cul-de-sac; les bords des parties ramollies sont libres, sans adhérence aux organes voisins; on n'observe dans leur voisinage aucuns vestiges d'actions morbides ; il n'y a pas eu d'épanchement ; enfin le sang contenu dans les vaisseaux de la partie altérée est noir ou brun (*Archives générales de Médecine*, tome XXIIIe).

Terminons tout ce qui se rapporte au ramollissement du canal digestif par l'exposition de ce que nous avons remarqué dans les diverses exhumations que nous avons faites : on croira peut-être qu'en examinant des cadavres enterrés depuis plusieurs mois, nous avons dû trouver le ramollissement dont nous parlons porté au dernier degré, puisque souvent il est très-considérable dès le lendemain de la mort. Loin de là, nous n'avons jamais vu les parois de l'estomac assez ramollies pour être près de se détruire ; jamais nous n'avons observé le ramollissement sous forme de bandes qui se produit lorsque la membrane muqueuse est plissée ; presque toujours il occupait la grosse extrémité de l'estomac, et les parties ramollies présentaient cette variété de colorations que l'on remarquait sur la membrane muqueuse ; en un mot, ce ramollissement nous paraissait offrir, à très-peu de chose près, les caractères assignés par M. Cruveilhier à celui qu'il nomme pultacé ; seulement il existait à un degré peu marqué.

C. *Matières contenues dans le canal digestif.* Les matières qui doivent faire le sujet de cet article sont les gaz, les mucosités, la bile, le sang et un liquide brunâtre.

Il est difficile, pour ne pas dire impossible, de déterminer si les *gaz* que l'on trouve dans le tube digestif se sont dégagés après la mort ou pendant la vie ; les maladies aiguës dans lesquelles ce phénomène a lieu sont à la vérité très-peu nombreuses, ce qui pourrait mettre jusqu'à un certain point sur la voie; on ne l'a guère observé que dans la péritonite, l'affection typhoïde et l'occlusion des voies digestives.

Mucosités et bile. Les mucosités abondantes qu'on rencontre quelquefois dans le tube digestif sont évidemment le résultat d'une sécrétion pendant la vie. Quand elles sont très-épaisses, très-consistantes, elles annoncent une phlegmasie de la membrane muqueuse, puisque dans toutes les affections catarrhales, le coryza, la bronchite, etc., leur opacité et leur consistance sont toujours en raison de l'irritation inflammatoire. Il est des cas où ces mucosités sont purulentes et sous forme d'un pus épais presque louable. Rien, dans ce que nous avons vu, ne nous porte à croire que la putréfaction puisse développer quelque chose de semblable; cependant il ne serait pas impossible qu'à une certaine époque, quand le ramollissement de la membrane muqueuse est à son comble, les mucosités naturellement existantes dans le canal digestif des cadavres, en se mêlant aux produits de ce ramollissement, offrissent l'aspect purulent dont nous venons de parler. On doit sentir combien il serait difficile alors d'établir la distinction.

La bile, mêlée aux mucosités, l'est le plus souvent pendant la vie; cependant on sait que l'imbibition cadavérique peut donner lieu à sa pénétration de dehors en dedans. Si sa consistance est augmentée, si elle est poisseuse, on devra la regarder comme altérée par un travail phlegmasique, surtout si elle adhère fortement à la membrane muqueuse, qui offre elle-même une couleur rouge.

Sang. C'est ici que les phénomènes vitaux et cadavériques peuvent être aisément confondus. Il est incontestable que dans certaines dysenteries, dans les dernières périodes de la fièvre typhoïde, dans la fièvre jaune, du sang plus ou moins pur peut se trouver dans le canal intestinal. Il n'est pas rare de voir dans des portions enflammées de l'intestin un liquide rougeâtre qui paraît dû à un mélange de sang et de mucus : le cœur et l'intestin grêle en contiennent le plus souvent. M. Andral a vu, au milieu des ascarides, cette espèce de mucosité sanguine qui n'existait qu'autour d'eux. En injectant du sublimé corrosif dans le tissu cellulaire d'un chien, M. Smith a trouvé la membrane muqueuse gastrique recouverte par une abondante exhalation sanguine.

D'une autre part, les observations sur les phénomènes cadavériques prouvent que l'exhalation sanguine, ou plutôt l'écoulement du sang hors des vaisseaux, peut avoir lieu par simple compression de gaz développés par la putréfaction; à la vérité, ce phénomène doit être excessivement rare, puisque nous ne l'avons jamais observé.

D. *Emphysème sous-muqueux.* Non-seulement il est des observateurs qui admettent que l'emphysème sous-muqueux peut arriver pendant la vie (*V.* les diverses observations publiées par MM. J. Cloquet, Aristide Bosc, etc., dans les *Bulletins de la Faculté de Méde-*

cine, t. 7e, et dans plusieurs autres recueils); mais il en est qui le regardent comme une preuve d'inflammation; telle est l'opinion de M. Scoutetten. Quoi qu'il en soit, toujours est-il que l'on rencontre quelquefois ce dégagement de gaz dans l'épaisseur des parois intestinales ou de l'estomac, quand on ouvre les cadavres peu d'heures après la mort et avant que la putréfaction ne se soit manifestée; mais c'est surtout dans le canal digestif des corps qui ont séjourné pendant quelque temps dans la terre, dans l'eau, etc., qu'on la remarque: alors la membrane muqueuse est soulevée, amincie, flexible, et forme des bulles quelquefois fort grosses et crépitantes au toucher. Qu'on ne pense pas cependant que cet emphysème soit un effet constant de la putréfaction; car il est aisé de voir que dans les ouvertures que nous avons décrites, il n'a pas toujours existé. Il n'y a aucun moyen de juger, long-temps après la mort, si l'emphysème sous-muqueux est le résultat d'une lésion vitale, ou s'il s'est développé après la mort.

§. II. *Altérations gastro-intestinales avec perte de substance.* On sait que dans ces derniers temps le docteur Carswell a fait revivre l'ancienne opinion de Hunter, d'Adams, d'Allan Burns, etc., qui admettaient la dissolution de la membrane muqueuse de l'estomac par le suc gastrique, surtout dans des cas de mort subite: des expériences ingénieuses, faites sur les animaux, ont porté ce médecin à penser que *le plus grand nombre* des érosions et des perforations du canal digestif étaient dues à l'action chimique qu'ont exercée sur ces viscères, après la mort, les sucs digestifs. Quelque contestée que puisse être cette manière de voir, il n'en résulte pas moins de tout ce qui est connu sur ce point, et notamment de celles des recherches de M. Carswell sur lesquelles tout le monde est d'accord, que *des érosions et des perforations de l'estomac et des intestins peuvent reconnaître pour cause l'action chimique du suc gastrique après la mort.* Ajouterons-nous à ces deux genres d'érosions et de perforations, les unes vitales, les autres produites par le suc gastrique après la mort, un troisième genre, qui comprendrait les érosions et les perforations occasionées par la putréfaction, et qui se manifesteraient plus ou moins long-temps *après l'inhumation* dans les tubes digestifs qui n'en offraient aucun vestige au moment de la mort? Sans doute, rien ne s'oppose à ce que l'on admette ce troisième genre d'altération; mais nous ne croyons pas qu'il soit commun, car nous ne l'avons observé qu'une fois, et tout porte à croire qu'alors les perforations des intestins avaient été produites par des vers. Nous nous bornerons donc à dire que les érosions et les perforations du canal digestif sont vitales ou cadavériques, sans décider, dans un cas d'exhumation juridique, si ces dernières sont dues ou non à l'action du suc gastrique, et nous renverrons à ce que nous avons dit à la page 251, à l'occasion du ramollissement, pour reconnaître si elles existaient avant la mort.

Pour mieux mettre le lecteur à même de juger si les *ulcérations* que l'on peut rencontrer dans le canal digestif, sont le produit d'une action vitale, nous croyons devoir rappeler sommairement les principaux caractères de ces lésions.

Les ulcérations de la membrane muqueuse, dans les *fièvres graves*, affectent presque exclusivement les glandes de Brunner et de Peyer; elles se trouvent généralement sur le bord libre de l'intestin; constamment il en est ainsi, quand ce sont les plaques de Peyer qui en sont le siége; des matières diverses, par leur aspect et leur consistance, en remplissent le fond : tantôt ce sont de véritables escarres, ce que M. Bretonneau appelle des bourbillons; tantôt ce sont des masses molles, colorées en jaune vif. Ces ulcérations ont une forme elliptique, et sont presque toujours parallèles à la longueur de l'intestin.

Les ulcérations tuberculeuses présentent le plus souvent, dans leur fond, des portions encore reconnaissables de tubercules; elles occupent surtout le bord adhérent des intestins, et leur direction est transversale.

Le gros intestin présente aussi des ulcérations remarquables, surtout dans certaines dysenteries; quelquefois il est criblé d'ulcères très-petits et très-rapprochés, qui lui donnent un aspect aréolaire; dans d'autres cas, les ulcérations sont larges, leurs bords durs et taillés à pic; elles offrent une teinte d'un noir foncé, qui pourrait faire croire au premier abord à l'existence de la gangrène; mais il n'y a point d'odeur, et l'ulcération est assez ferme : son apparence est plutôt celle d'un fond de cheminée couvert de stalactites de fumée.

Du reste, c'est dans les ouvrages de MM. Billard, Andral, Bretonneau, etc., qui ont traité ce sujet *ex professo*, que l'on peut puiser les caractères des nombreuses variétés d'ulcérations intestinales.

Lésions du foie. Les abcès du foie, son cancer, ses tubercules, son induration, sa dégénération graisseuse (1), l'hyperthrophie de sa substance rouge qui constitue l'état granuleux, la cirrhose ou l'hyperthrophie de la substance blanche, aucune de ces lésions ne peut être confondue avec l'état que détermine la putréfaction; il n'en est pas de même du *ramollissement* que plusieurs médecins regardent comme *pathologique*, parce qu'on l'observe peu d'heures après la mort et avant le développement de la putréfaction. Ainsi on a vu, chez des sujets qui avaient succombé à des fièvres typhoïdes, le foie ramolli, surtout dans le grand lobe, et facile à déchirer, comme on le remarque plusieurs semaines après la mort sur les cadavres déjà pourris; quelquefois la couleur de cet organe était rouge, et alors il aurait été impossible de distinguer si le ramollissement était vital ou cadavérique; le plus souvent, il est vrai, le défaut de consistance dont nous parlons s'accompagnait d'une pâleur

(1) On ne saurait confondre la dégénération graisseuse du foie avec l'état du même organe qui se serait converti en gras des cadavres; d'ailleurs, si le foie était transformé en savon, par suite de la décomposition putride qu'il aurait éprouvée, beaucoup d'autres organes, pour ne pas dire tous, le seraient également.

ou d'une coloration jaune, qui n'est jamais le résultat de la décomposition putride.

Quant à l'*hépatite*, si la rougeur ou le ramollissement du foie, sans une certaine quantité de pus, peuvent être considérés comme une preuve non équivoque de son inflammation, ce qui est loin d'être démontré, il faudra convenir que dans les cas d'exhumation, où cet organe sera seulement rouge et ramolli, il y aura souvent impossibilité de constater cette inflammation, parce que, comme nous l'avons déjà dit, le propre de la putréfaction est de déterminer aussi la coloration et le ramollissement dont il s'agit.

Altérations de la rate. Il en est de la rate comme du foie; on ne peut guère comparer ces organes putréfiés qu'aux mêmes organes ayant éprouvé pendant la vie un ramollissement notable; en effet, plusieurs fois on a trouvé la rate ramollie dans toute son étendue, surtout chez des individus qui avaient succombé à des fièvres ataxo-adynamiques; son tissu était si peu consistant, dans certains cas, que par la plus légère pression on la réduisait en bouillie couleur de lie de vin ou noire; à la vérité, presque toujours le ramollissement était accompagné de l'*augmentation de volume* qui était quelquefois *double*, phénomène que nous n'avons jamais remarqué dans les rates ramollies et colorées par l'effet de la décomposition putride. Que si, par hasard, cette tuméfaction n'existait pas, comme cela paraît avoir été observé un petit nombre de fois chez des sujets qui n'étaient pas morts de fièvres ataxo-adynamiques, il serait impossible de décider si le ramollissement et la coloration sont cadavériques ou non. Mais est-il bien avéré que les ramollissemens sans augmentation de volume, que l'on a considérés comme pathologiques, le soient réellement; et n'est-il pas présumable qu'ils sont plutôt l'effet de la putréfaction de la rate, qui, chez certains individus et dans les saisons chaudes et humides, se développe avec une rapidité prodigieuse?....

Altérations des organes urinaires. Qu'à l'ouverture d'un cadavre, dans un cas d'exhumation juridique, on trouve du pus, des tumeurs de différente nature, ou des tubercules dans les *reins;* que le parenchyme de ces organes soit transformé en une matière dure, terreuse, osseuse, cartilagineuse ou molle, et comme spongieuse ou graisseuse, on ne sera pas tenté d'attribuer ces états à la putréfaction, mais bien à une lésion vitale. Qu'au contraire les reins soient *rouges,* plus injectés qu'à l'ordinaire, ramollis et de volume ordinaire, on sera souvent embarrassé pour décider si ces altérations sont cadavériques, puisqu'elles peuvent être le résultat de la putréfaction, et que, d'une autre part, on les a constatées chez des individus qui avaient succombé à des fièvres ataxo-adynamiques, à des inflammations des reins ou de la vessie, à des affections calculeuses des reins, etc., et qui avaient été ouverts avant d'être pourris. A la vérité, souvent, quand la mort a été occasionée par une néphrite qui n'a déterminé que ce premier degré d'altération, une réplétion sanguine des reins, ces organes sont beaucoup plus volumineux, et laissent ruisseler du sang sous les doigts lorsqu'on les coupe; nous ajouterons encore qu'il est rare, pour peu que l'inflammation ait été intense, qu'on ne puisse, en comprimant les mamelons, faire suinter un liquide séro-purulent, ce qui n'arrive jamais quand l'altération des reins est due à la décomposition putride. Quant au ramollissement des reins avec *pâleur* ou teinte *grise* de l'organe, il est impossible de le considérer comme un phénomène cadavérique, par cela même qu'il y a décoloration.

Vessie. On ne saurait considérer, comme étant l'effet de la putréfaction, ni l'épaississement, ni l'ulcération, ni les abcès, ni la gangrène, ni les végétations, ni les polypes, ni le cancer, ni les kystes, ni les tumeurs graisseuses de la vessie; il n'y a guère que le ramollissement de cet organe, accompagné de la rougeur de la membrane interne, résultat d'une cystite, qui pourrait, à la rigueur, être pris pour tel. Mais nous ferons remarquer que dans l'inflammation de la vessie, souvent la rougeur, qui est vive et quelquefois très-intense, est sous forme de ramifications ou de plaques plus ou moins pointillées; que le plus ordinairement elle occupe les environs du col de la vessie, et que rarement la tunique muqueuse est ramollie; tandis que lorsque les phénomènes sont cadavériques, l'intérieur de la vessie est de couleur rosée ou d'un vert olive dans une assez grande partie de son étendue, et quelquefois la tunique muqueuse est soulevée par des gaz et dans un état emphysémateux.

SECTION III.

Applications des données précédentes à la médecine légale. Utilité des exhumations pour éclairer les questions relatives à l'empoisonnement, aux blessures, à l'infanticide, à l'appréciation du sexe, de l'âge, de la taille et de tout ce qui se rapporte à l'identité. Réfutation des auteurs qui ont considéré les exhumations juridiques, non-seulement comme inutiles, mais encore comme pouvant induire quelquefois les experts en erreur.

ARTICLE PREMIER.

De l'utilité des exhumations pour éclairer les questions relatives à l'empoisonnement.

Dans la plupart des cas, le médecin chargé de constater la cause d'une mort subite, que l'on soupçonne être un empoisonnement, est appelé avant que l'inhumation du cadavre ait eu lieu; mais il peut se faire qu'il ne soit consulté que plusieurs jours, plusieurs mois et même plusieurs années après. Est-il permis de découvrir une substance vénéneuse en analysant les matières trouvées dans le canal digestif, ou dans les débris de ce canal d'un cadavre inhumé depuis long-temps? Est-il possible de constater les lésions des tissus que produisent certains poisons dans le canal digestif, dans les poumons, dans le cœur, etc.? Des expériences nombreuses, tentées par nous, et plusieurs exhumations juridiques faites depuis 1823, époque à laquelle l'un de nous découvrit de l'acide arsénieux dans le cadavre de Boursier, qui était inhumé depuis trente-deux jours; ces travaux, disons-nous, nous permettent d'établir la possibilité de résoudre le premier de ces problèmes, sinon toujours, du moins dans la plupart des cas; *l'existence matérielle d'un poison ou du métal qui lui servait de base, s'il était métallique, peut être prouvée, dans la plupart des cas, plusieurs mois et même plusieurs années après l'inhumation, toutes les fois qu'il y aura encore un canal digestif ou la matière graisseuse qui résulte de la destruction de ce canal, pourvu qu'au moment de la mort il y eût dans l'estomac ou dans les intestins une certaine quantité de poison.* En d'autres termes, les substances vénéneuses renfermées dans les voies digestives ne se décomposent pas, pendant la putréfaction des corps, de manière à ne pas pouvoir être reconnues long-temps après, comme elles l'eussent été vingt-quatre heures après la mort.

Quant à la possibilité de constater les lésions des tissus du canal digestif, etc., nous renverrons à la page 245 et aux observations qui terminent cet article.

Les expériences qui nous conduisent à admettre les

résultats dont nous parlons sont de deux ordres: 1° des substances vénéneuses minérales et végétales, dissoutes dans une pinte d'eau environ, à des doses tantôt faibles, tantôt fortes, ont été mêlées avec des matières animales, et abandonnées à elles-mêmes à l'air libre et dans des vases à large ouverture, pendant dix, quinze ou dix-huit mois: on a eu soin de renouveler l'eau à mesure qu'elle s'évaporait; 2° les mêmes substances mêlées à de l'albumine, à de la viande, à de la gélatine, etc., ont été enfermées dans des estomacs ou dans des intestins, et ceux-ci ont été introduits à leur tour dans des boîtes en sapin qui ont été bien closes et enterrées à la profondeur de deux pieds et demi. Plusieurs mois après, on a exhumé ces boîtes, et on a analysé les matières contenues dans les estomacs et dans les intestins.

Cette manière d'opérer a trouvé des contradicteurs parmi des médecins et des critiques, peu habitués aux recherches expérimentales. Ils eussent voulu qu'au lieu d'agir avec des infiniment petits, en enterrant dans des boîtes de sapin des estomacs contenant des poisons mêlés à des alimens, nous eussions empoisonné des chiens qui auraient été enterrés après la mort, ou bien ils auraient voulu que les expériences eussent été tentées sur des cadavres d'adultes. On conçoit avec peine que l'on ait pu argumenter de la sorte. Pense-t-on par hasard que quatre ou cinq grains d'une substance vénéneuse, introduite avec plusieurs substances alimentaires dans un estomac que l'on enterre ensuite dans une boîte, se comporteront autrement que dans l'estomac d'un cadavre? on suppose donc que l'action de l'estomac et des alimens sur les poisons sera différente quand ce viscère sera isolé, ou renfermé dans l'abdomen? Rien de plus gratuit et de plus contraire aux notions les plus élémentaires, qu'une pareille supposition. D'ailleurs, des faits déjà nombreux, et que nous exposerons incessamment dans les observations qui terminent cet article, prouvent que dans les affaires de Boursier, de Billout, dans celles que nous a fait connaître le docteur Lepelletier, du Mans, etc., l'on est parvenu à constater la présence de l'acide arsénieux et du sulfure d'arsenic, précisément en employant les mêmes procédés que ceux qui ont servi à la recherche du poison contenu dans les boîtes contre lesquelles on s'élève si mal à propos.

Les expériences sur les chiens, par lesquelles on aurait voulu remplacer celles dont nous parlons, offrent plusieurs inconvéniens, parmi lesquels nous signalerons le suivant : une grande partie, et même la totalité du poison administré pendant la vie, peut avoir été absorbée ou rejetée par le vomissement et par les selles, en sorte qu'en enterrant le cadavre, il peut se faire que le canal digestif *ne contienne plus de poison;* comment, dès-lors, étudier les effets d'une inhumation prolongée sur une substance vénéneuse qui n'existerait pas au moment de cette inhumation? C'est justement parce que nous avons essayé ce genre d'expérimentation que nous y avons renoncé; en effet, après quatre mois d'inhumation de deux chiens empoisonnés par le même poison, en même temps et à la même dose, il nous est arrivé de retrouver la substance vénéneuse dans l'estomac de l'un des cadavres, tandis qu'il n'était pas possible d'en démontrer la plus légère trace dans les voies digestives de l'autre; celui-ci avait eu des selles et des vomissemens plus nombreux que le premier.

On a encore dit que les poisons sur lesquels nous avons expérimenté n'ont été mis en contact avec nos organes qu'après la mort; dès-lors on ne peut pas conclure qu'ils aient agi sur nos tissus comme s'ils avaient été introduits dans l'estomac pendant la vie. Cette objection, nous l'avions prévue dans notre mémoire inséré dans le tome XVII des *Archives générales de médecine*, et nous y avions répondu: « Qu'importe, disions-nous, que l'action d'un poison pendant la vie ou après la mort, puisse ne pas être la même; qu'importe encore qu'une portion de ce poison ait été absorbée ou rejetée avec la matière des vomissemens et des selles du vivant de l'individu? Le point capital est de savoir si la *quantité de substance vénéneuse* que l'expert aurait pu découvrir en ouvrant le cadavre vingt-quatre heures après la mort, pourra être décelée dix, quinze ou vingt mois après l'inhumation. Or, il ne peut rester aucun doute d'après nos expériences, puisque ces substances vénéneuses ne se comporteront pas, dans le canal digestif du cadavre enterré, autrement que dans l'estomac et les intestins dans lesquels nous les avions enfermées, après les avoir mêlées avec des matières alimentaires. »

Cette réponse, qui a satisfait tous les esprits justes, paraîtra encore plus péremptoire par les deux exemples suivans. Un individu avale vingt grains d'acide arsénieux et meurt douze heures après; huit grains de ce poison ont été vomis, quatre autres ont été absorbés; il en reste donc huit dans le canal digestif au moment de la mort. L'expert chargé de faire l'ouverture du cadavre et de constater la cause de la mort, s'embarrasse fort peu de l'altération chimique que l'acide arsénieux a pu éprouver pendant la vie, s'il en a réellement éprouvé; il démontre que les huit grains de matière trouvés dans le canal digestif possèdent *tous les caractères de l'acide arsénieux.* Eh bien! qu'avons-nous prétendu dans notre mémoire, si ce n'est qu'il était possible, au bout de plusieurs années, de déceler dans nos organes ou dans leurs débris les huit grains d'acide arsénieux, que l'on aurait reconnus vingt-quatre heures après la mort, ou seulement une partie de ces huit grains?.... Un autre individu meurt après avoir avalé quinze grains de sublimé corrosif (deutochlorure de mercure). Trois grains de ce poison ont été vomis; quatre ont été absorbés; les huit autres ont été décomposés et transformés par la matière organique en un composé de protochlorure de mercure et de matière animale. L'homme de l'art chargé de faire les opérations judiciaires, vingt-quatre heures après la mort, établit la présence dans le canal digestif de ces huit grains du composé mercuriel dont nous parlons; c'est précisément ces huit grains que nous avons dit pouvoir être retrouvés plusieurs années après l'inhumation, nous occupant fort peu de l'action que la vie a pu exercer sur les portions absorbées.

Une autre objection aussi peu fondée que les précédentes a encore été faite à notre travail. Admettons, a-t-on dit, qu'au bout de plusieurs mois d'inhumation le canal digestif fournisse à l'analyse du mercure, du plomb, de l'étain métalliques ; vous établirez qu'il y a eu empoisonnement par un sel mercuriel, ou de plomb, ou d'étain; vous aurez tort, car ces métaux peuvent provenir d'un médicament tel que le calomélas, par exemple, qui aurait été prescrit au malade quelques heures avant la mort. Cette objection avait été prévue et réfutée par l'un de nous dès l'année 1812. (*V.* le *Traité de Toxicologie.*) Si l'on ne peut pas parvenir à démontrer la présence d'un sel mercuriel, d'antimoine ou tout autre, disions-nous, et que l'on n'obtienne que le métal qui fait la base de ces préparations, le médecin ne *pourra pas affirmer* qu'il y ait eu empoisonnement; il se bornera à dire qu'il a trouvé dans le canal digestif un métal qui ne doit pas y exister, que ce métal fait la base de plusieurs substances vénéneuses et médicamenteuses que l'on a dû certainement introduire dans ce canal, et qu'il importe de savoir si ces substances ont été ordonnées par un médecin, ou si elles ont été employées dans le dessein d'attenter aux jours de l'individu. Nous avons été plus loin ; précisément pour résoudre le problème relatif aux préparations mercurielles, nous avons supposé le cas où un individu qui aurait avalé quelques grains de calomélas pour se purger, aurait péri au bout de sept à huit heures, après avoir présenté les symptômes d'une gastro-entérite; l'ouverture du cadavre aurait été ordonnée; l'analyse chimique aurait prouvé que l'on pouvait retirer du mercure métallique du canal digestif; nous avons voulu savoir s'il ne serait pas possible de reconnaître que ce mercure provenait, non du calomélas que l'homme de l'art aurait pu prescrire, mais bien du sublimé corrosif ou d'un sel mercuriel que l'individu aurait avalé; nous croyons avoir résolu le problème et avoir indiqué des moyens faciles de juger la question, comme on peut le voir à la page 300 de l'ouvrage cité (3e édition.)

Observons d'ailleurs que les sels dont nous parlons sont le plus souvent décomposés quelques heures après la mort, en sorte que l'expert qui cherche à démontrer leur présence éprouve les mêmes difficultés et doit suivre les mêmes procédés, soit qu'il opère avant l'inhumation ou plusieurs mois après; donc cette objection ne s'applique en aucune manière à notre travail, mais bien aux procédés propres à faire découvrir les poisons *à quelque époque que ce soit après la mort*, et nous avons déjà dit que ce problème avait été résolu par l'un de nous dès l'année 1812.

Entrons maintenant dans les détails de nos expériences. Les poisons qui ont été l'objet de notre examen sont les acides sulfurique, nitrique et arsénieux, le sulfure d'arsenic, le sublimé corrosif, le tartrate acide de potasse et d'antimoine, l'acétate de plomb, le proto-hydrochlorate d'étain, le sulfate de cuivre, le nitrate d'argent, l'hydrochlorate d'or, l'acétate de morphine, l'hydrochlorate de brucine, l'acétate de strychnine, l'opium et les cantharides.

Acide sulfurique concentré. Le 12 mars 1826, on introduisit dans un bocal à large ouverture, exposé à l'air, dix onces d'acide sulfurique concentré, le quart d'un foie humain coupé en morceaux, et une portion d'un canal intestinal. Le 15 du même mois, la matière, d'un brun noirâtre, était réduite en une sorte de bouillie d'une odeur aigre, nauséabonde; elle rougissait fortement le papier de tournesol, et donnait par l'hydrochlorate de baryte un précipité abondant de sulfate de baryte blanc, insoluble dans l'eau et dans l'acide nitrique: chauffé dans une fiole avec du cuivre métallique, elle tardait beaucoup à dégager du gaz acide sulfureux, apparemment parce que l'acide avait été affaibli par l'eau contenue dans les matières animales: cependant, en continuant à chauffer, on obtenait une quantité notable de ce gaz, et il se formait du sulfate de cuivre. Le 26 mai 1827, c'est-à-dire, vingt-deux mois et demi après le commencement de l'expérience, la masse était sous la forme d'une bouillie noire, jouissant de tous les caractères ci-dessus indiqués; le mercure, qui fut substitué au cuivre pour dégager de l'acide sulfureux, se trouva transformé en proto-sulfate. Dans l'intervalle de ces deux époques, la matière fut examinée au moins vingt fois, et fournit constamment les mêmes résultats.

Acide sulfurique faible. — Le 18 juillet 1826, on mêla dans un bocal à large ouverture exposé à l'air vingt grains d'acide sulfurique concentré, une pinte et demie d'eau, et environ le tiers d'un canal intestinal humain. Le 12 août suivant, le liquide était d'un blanc jaunâtre, *rougissait fortement* l'eau de tournesol, et donnait par les sels solubles de baryte un précipité blanc insoluble dans l'eau et dans l'acide nitrique. On voulut savoir si, en le concentrant et en le faisant bouillir avec du mercure, on obtiendrait du gaz acide sulfureux ; mais le liquide qui contenait beaucoup de matière animale se boursouffla, et se répandit avant qu'on eût pu sentir ce gaz. Le 21 mai 1827, c'est-à-dire neuf mois et trois jours après le commencement de l'expérience, le mélange exhalait une odeur insupportable : on l'étendit d'eau distillée et on filtra; le liquide filtré *rougissait à peine* le papier de tournesol, parce que la majeure partie de l'acide sulfurique avait été saturée par l'ammoniaque provenant de la putréfaction; aussi lorsqu'on la faisait bouillir avec de la chaux vive, ce sulfate d'ammoniaque se décomposait-il, et obtenait-on un grand dégagement d'ammoniaque. Ce même liquide fournissait, avec les sels de baryte, un précipité blanc abondant de sulfate de baryte insoluble dans l'eau et dans l'acide nitrique; concentré par l'évaporation et bouilli avec du mercure, il ne laissait point dégager de gaz acide sulfureux, quoiqu'il eût été réduit presque jusqu'à siccité. Voyant qu'il était impossible par ce moyen de prouver que l'acide libre de la liqueur fût de l'acide sulfurique, on eut recours au procédé suivant. Une portion de cette liqueur fut traitée à froid par du sous-carbonate de chaux *pur* que l'on avait fait préalablement bouillir dans de l'eau distillée, et qui ne contenait pas un atome de sulfate; il n'y eut point d'effervescence;

après dix minutes d'agitation on filtra. La masse blanche qui était sur le filtre, lavée avec de l'eau distillée, pour lui enlever tout l'acide sulfurique et le sulfate d'ammoniaque qu'elle pouvait contenir, fut desséchée et traitée dans une fiole par de l'eau distillée bouillante; la dissolution filtrée ne contenait point de sulfate de chaux, car elle ne se troublait ni par l'hydrochlorate de baryte, ni par l'oxalate d'ammoniaque. Il est donc évident que la quantité d'acide sulfurique libre qui existait dans cette liqueur était tellement faible, qu'il se forma à peine du sulfate de chaux, et que le peu qu'il s'en produisit trouva assez d'eau pour se dissoudre dans le liquide employé pour laver le précipité.

Un gros d'*acide sulfurique concentré* fut placé le 10 novembre 1826, avec une portion d'un canal intestinal, dans un vase de porcelaine; celui-ci fut à son tour enfermé dans une boîte de sapin que l'on enterra à deux pieds et demi de profondeur. L'exhumation de cette boîte eut lieu le 30 avril 1828, dix-sept mois vingt jours après l'inhumation. L'intestin était à peine jaune, et semblait nager dans un liquide grisâtre, légèrement trouble; ce liquide rougissait le papier de tournesol, faisait effervescence sur le carreau, fournissait, avec les sels de baryte, un précipité blanc, insoluble dans l'eau et dans l'acide nitrique, et donnait, lorsqu'on le faisait bouillir avec du mercure, du gaz acide sulfureux; donc il contenait de l'acide sulfurique libre : toutefois, il fallait, pour constater ce dernier caractère, prolonger l'ébullition presque jusqu'à siccité, probablement parce que l'acide avait été singulièrement affaibli par l'humidité des intestins.

Nous établirons donc, 1° qu'il est possible de constater la présence de l'acide sulfurique *concentré*, plusieurs mois et même plusieurs années après son mélange avec des matières animales; 2° que si cet acide a été *très-affaibli*, et mêlé avec des substances qui, en se pourrissant, ont dégagé beaucoup d'ammoniaque, il est saturé par cet alcali au point qu'il n'y en a plus ou presque plus de libre au bout de quelques mois; 3° que dans ce cas il ne serait plus permis de conclure qu'il y a eu empoisonnement par l'acide sulfurique; que tout au plus on pourrait, d'après la présence du sulfate d'ammoniaque, que nous supposons avoir été obtenu cristallisé et bien caractérisé, établir quelques probabilités d'empoisonnement, ce sulfate ne faisant ordinairement partie ni des matières alimentaires, ni de celles qui composent le canal digestif.

Acide nitrique concentré. Le 12 mars 1826, dix onces d'acide nitrique du commerce ont été placées dans un bocal à large ouverture exposé à l'air; on y a introduit une portion d'un canal intestinal vide et de foie humain coupé par morceaux. Le 19 du même mois, le mélange offrait une couleur jaune; le liquide était transparent, rougissait fortement le tournesol, et n'*agissait* sur le cuivre ni à froid, *ni à la chaleur de l'ébullition;* il fallait, pour en obtenir du gaz acide nitreux jaune orangé, l'évaporer jusqu'à siccité, et décomposer par le feu le nitrate de cuivre formé. Mêlé avec un peu de potasse à l'alcool solide, il devenait rouge sur-le-champ, et fournissait par l'évaporation un résidu de même couleur, qui fusait sur les charbons ardens comme le nitrate, et qui, mis en contact avec du cuivre, de l'acide sulfurique et quelques gouttes d'eau, donnait sur-le-champ du gaz acide nitreux jaune orangé. Le 26 mai 1827, quatorze mois et demi après le commencement de l'expérience, le liquide traité par la potasse solide, par les charbons ardens, par le cuivre et par l'acide sulfurique, comme il vient d'être dit, se comportait de la même manière.

Acide nitrique faible. Le 18 juillet 1826, on a mis dans un bocal à large ouverture, contenant une pinte et demie d'eau, vingt grains d'acide nitrique, et à peu près le tiers du canal intestinal d'un adulte. Le 12 août suivant, le liquide est un peu jaunâtre; il *rougit le papier de tournesol*, et lorsqu'on l'évapore jusqu'à siccité avec de la potasse caustique, il fournit un résidu rougeâtre qui, mis sur les charbons ardens, *ne fuse point*, mais se charbonne, répand l'odeur de corne qui brûle, et se comporte, en un mot, comme un produit riche en matière animale; traité par du cuivre et de l'acide sulfurique, ce même résidu fait effervescence, mais il est difficile de constater l'odeur ni la couleur du gaz acide nitreux. Le 23 mai 1827, c'est-à-dire dix mois quatre jours après le commencement de l'expérience, le mélange exhale une odeur des plus fétides: la liqueur filtrée, loin de rougir le tournesol, *ramène au bleu* la couleur du papier rougi par un acide, ce qui tient à la présence d'une certaine quantité d'ammoniaque; traitée par la potasse, à la température de l'ébullition, il se dégage beaucoup de gaz ammoniac, et il se forme du nitrate de potasse, puisqu'en évaporant jusqu'à siccité, et en agitant le produit pendant quelques minutes avec de l'eau distillée, on obtient un liquide qui, étant filtré et évaporé, fournit un sel à base de potasse qui fuse sur les charbons ardens, et qui donne du gaz acide nitreux lorsqu'on le mêle avec du cuivre, de l'acide sulfurique et un peu d'eau.

Un gros d'acide *nitrique concentré* ayant été placé avec une portion d'un canal intestinal dans un vase de porcelaine, celui-ci fut enfermé dans une boîte de sapin que l'on enterra à la profondeur de deux pieds et demi, le 10 novembre 1826. On procéda à l'exhumation le 30 avril 1828, c'est-à-dire dix-sept mois vingt jours après, et l'on reconnut que l'intestin n'était pas jaune, qu'il y avait dans le petit vase environ trois gros d'un liquide grisâtre, trouble, qui rougissait le papier de tournesol, qui faisait effervescence sur le carreau, qui n'agissait point sur le cuivre à froid, et qui, ayant été saturé par la potasse et évaporé jusqu'à siccité, fournit une masse fusant sur les charbons ardens, comme le nitrate de potasse, et dégageant des vapeurs d'acide nitreux jaune orangé, lorsqu'après l'avoir mêlée avec du cuivre, on la traitait par l'acide sulfurique à peine étendu d'eau : donc le liquide dont il s'agit contenait de l'acide nitrique.

Ces expériences prouvent d'une manière incontestable, 1° que l'on peut démontrer la présence de l'acide nitrique concentré, plusieurs mois après qu'il a été mêlé avec des matières animales, et lorsque déjà la putréfaction est à son comble; 2° que, pour y parvenir, il est préférable d'avoir d'abord recours à la potasse plutôt qu'au cuivre métallique; 3° qu'il n'en est pas de même lorsque cet acide a été considérablement affaibli par de l'eau, et employé en petite quantité, l'ammoniaque qui résulte de la putréfaction des matières animales étant alors plus que suffisante pour saturer tout l'acide; 4° que dans ce cas on ne peut tout au plus qu'établir l'existence du nitrate d'ammoniaque dans la liqueur, ce qui ne suppose pas nécessairement qu'il y ait eu empoisonnement par l'acide nitrique, puisque ce nitrate aurait pu, à la rigueur, se former de toutes pièces pendant la putréfaction de la matière animale (1).

On a objecté que ces résultats étaient loin de prouver que l'on pût retrouver au bout d'un certain temps les acides sulfurique et nitrique concentrés, puisque ces acides perforent nos tissus, s'épanchent dans l'abdomen, se combinent avec les os qu'ils décomposent, et s'altèrent même en attaquant les tissus membraneux de nos organes. Nous répondrons d'abord que les acides nitrique et sulfurique avec lesquels on s'est empoisonné, peuvent être étendus d'une assez grande

(1) Nous dirons toutefois qu'ayant laissé dans de l'eau distillée un canal intestinal tout entier, depuis le 27 février jusqu'au 23 avril, nous nous sommes assurés qu'il ne s'était point formé de nitrate d'ammoniaque; la matière avait toujours eu le contact de l'air, et la putréfaction était à son comble.

quantité d'eau, pour ne pas perforer l'estomac pendant la vie, pour déterminer une mort assez prompte, et pour ne pas dissoudre même au bout de plusieurs mois les membranes de l'estomac et des intestins; il suffit d'avoir lu la dissertation de M. Tartra, d'avoir vu quelques empoisonnemens par les acides chez l'homme, et d'avoir fait quelques essais sur les animaux, pour adopter cette opinion; donc il était important de prévoir ce premier cas, et de prouver que, même au bout de plusieurs mois, il était possible de constater la présence de ces acides moyennement affaiblis. Que s'il s'agit d'acides concentrés qui perforent l'estomac pendant la vie, il est vrai que ces acides pourront s'épancher dans l'abdomen avant la mort, et qu'il pourra être fort difficile de constater leur présence. Mais croit-on sérieusement que cette difficulté sera beaucoup plus grande au bout de quelques mois, qu'un jour ou deux après la mort? et ne suffit-il pas de quelques heures, en général, pour que la *petite quantité* d'acide concentré qui a pu pénétrer dans l'abdomen, ait contracté des combinaisons qui la rendent difficile, pour ne pas dire impossible à découvrir? Dès-lors le reproche fait à notre travail tombe de lui-même, puisque nous avons voulu prouver *seulement* qu'il serait possible de déceler, plusieurs mois après la mort, l'acide *qu'on aurait pu découvrir un ou deux jours après l'inhumation.* Il est évident que, dans le cas cité plus haut, si l'expert se trouve dans l'impossibilité de prouver, le *lendemain* de la mort, que l'empoisonnement a eu lieu par l'un de ces deux acides concentrés, à plus forte raison ne pourra-t-il pas le faire après plusieurs mois d'inhumation.

Nous ne répondrons pas à ce qui a été dit relativement à la difficulté que l'on éprouverait à démontrer la présence de ces mêmes acides affaiblis; nous avions nous-mêmes prévu et indiqué cette difficulté. (*V.* pages 276 et 279).

Acide arsénieux. Le 8 mai 1826, on a introduit dans un bocal à large ouverture, qu'on a exposé à l'air, une pinte et demie d'eau, tenant en dissolution trois gros d'acide arsénieux, et plusieurs portions de muscles, de cerveau, et d'un canal intestinal. Le 2 août de la même année, près de cinq mois après, le mélange *n'exhalait aucune odeur désagréable*; la liqueur filtrée, traitée par l'acide hydrosulfurique, par le sulfate de cuivre ammoniacal et par l'eau de chaux, se comportait comme une dissolution aqueuse et pure d'acide arsénieux.

Acide arsénieux beaucoup plus étendu d'eau. Six grains d'acide arsénieux dissous dans une pinte et demie d'eau, furent placés, le 18 juillet 1826, dans un bocal à large ouverture, exposé à l'air, dans lequel on avait introduit environ le tiers d'un canal intestinal d'un adulte. Le 12 août suivant, le mélange *exhalait à peine* une odeur désagréable; la liqueur filtrée ne *jaunissait* ni ne précipitait par l'acide hydrosulfurique; le sulfate de cuivre ammoniacal ne lui faisait éprouver aucun changement; en l'évaporant jusqu'à siccité, il se coagulait beaucoup de matière animale que l'on enlevait à mesure; le produit de l'évaporation, traité par l'eau distillée bouillante pendant trois ou quatre minutes, contenait de l'acide arsénieux, puisque la liqueur *jaunissait* par l'acide hydrosulfurique, et que, par l'addition d'une goutte d'acide hydrochlorique, elle fournissait un précipité de sulfure jaune d'arsenic, soluble dans l'ammoniaque. La couleur et le précipité jaunes développés par l'acide hydrosulfurique, étaient beaucoup moins sensibles, lorsqu'au lieu d'agir comme il vient d'être dit, on versait ce réactif dans la liqueur chauffée simplement jusqu'à l'ébullition et filtrée, pour coaguler la matière animale. Le 5 mai 1827, c'est-à-dire neuf mois et demi après le commencement de l'expérience, le mélange exhalait une odeur assez fétide; la liqueur filtrait difficilement, parce qu'elle tenait déjà une grande quantité de matière animale en dissolution; elle ramenait *rapidement* au bleu la couleur du papier du tournesol rougi par un acide; l'acide hydrosulfurique et le sulfate de cuivre ammoniacal ne lui faisaient subir *aucune altération*, tandis qu'ils y démontraient la présence de l'acide arsénieux, lorsqu'après l'avoir évaporée jusqu'à siccité pour coaguler et séparer la matière organique, on traitait le produit de l'évaporation par l'eau distillée bouillante.

La même expérience, répétée le 27 février 1827, a fourni des résultats semblables, lorsqu'on a examiné la liqueur le 27 avril suivant (1).

---

(1) Nous ne saurions trop attirer l'attention du lecteur sur ce fait; savoir, que, par son mélange avec une matière animale en dissolution, l'acide arsénieux peut être *masqué* au point de

Acide arsénieux solide. Le 8 novembre 1826, on renferma dans une portion d'un gros intestin d'adulte du blanc d'œuf, de la viande, du pain et vingt grains d'acide arsénieux solide; l'intestin fut placé dans une petite boîte de sapin qui, après avoir été parfaitement close, fut enterrée à la profondeur de deux pieds. Le 14 août 1827, c'est-à-dire neuf mois six jours après, on retira cette boîte de terre, et on agita dans l'eau

---

ne pas jaunir même, lorsqu'on le traite par l'acide hydrosulfurique; mais aussi nous ferons remarquer qu'il suffit dans ces cas d'évaporer la liqueur jusqu'à siccité, et de traiter le produit de l'évaporation par l'eau bouillante, pour obtenir une dissolution dans laquelle l'acide hydrosulfurique, mêlé d'une goutte d'acide hydrochlorique, détermine la précipitation de tout l'acide arsénieux à l'état de *sulfure jaune*. Ce fait important, dont l'un de nous a déjà eu également l'occasion de vérifier l'exactitude plusieurs fois devant les tribunaux, dans des cas d'empoisonnement par l'acide arsénieux, constatés *peu de jours* après la mort, ce fait, disons-nous, prouve combien on a exagéré les difficultés de découvrir ce poison lorsqu'il a été mêlé avec des matières animales. Si les auteurs qui ont proposé des méthodes beaucoup plus compliquées que celles que nous indiquons, n'ont pas trouvé l'acide arsénieux dans le liquide des vomissemens, de l'estomac et des intestins, cela tient à ce qu'ils n'ont pas exactement suivi notre marche, et surtout à ce qu'ils n'ont pas mis ces liquides en contact avec l'acide hydrosulfurique, et une goutte d'acide hydrochlorique, mais bien avec le deuto-sulfate de cuivre ammoniacal, qui est un réactif infidèle: du reste, c'est ce que l'un de nous avait déjà établi ailleurs. (*V.* ORFILA, *Leçons de médecine légale, tome* 3, *page* 112, *deuxième édition*.)

distillée tiède les matières contenues dans l'intestin; au bout de quelques minutes on filtra, et l'on put se convaincre que la liqueur renfermait beaucoup d'acide arsénieux, en y versant de l'acide hydrosulfurique.

Après avoir saupoudré deux tranches épaisses de maigre de veau avec de l'acide arsénieux, M. Dubuc les déposa dans une forte boîte en bois de chêne, et les enterra dans un sol assez perméable à l'eau. Au bout de six ans, il fit l'exhumation de ce petit cercueil, et y trouva une sorte de terreau qui se délitait sous les doigts, et qui contenait encore tellement d'arsenic, que vingt-quatre grains jetés sur des charbons ardens empoisonnèrent de leur odeur alliacée un laboratoire d'une assez grande dimension. (*Journal de chimie médicale*, t. IIe p. 278.)

Il résulte des faits qui précèdent : 1° qu'il est permis de constater la présence de l'acide arsénieux qui a été mêlé avec des matières animales, même au bout de plusieurs années; 2° qu'il faut néanmoins, dans beaucoup de cas, le débarrasser d'une grande quantité de ces matières, si on veut en démontrer l'existence, et que l'on y parvient tout simplement en évaporant jusqu'à siccité la liqueur qui contient l'acide arsénieux, et en agitant pendant quelques minutes dans l'eau distillée bouillante le produit de l'évaporation; 3° que si l'acide arsénieux a été employé à l'état solide, il ne sera pas quelquefois impossible, même long-temps après l'inhumation, d'apercevoir çà et là des grains qui, étant détachés avec la pointe d'un canif, présenteront tous les caractères de ce poison; 4° qu'il n'est pas douteux que l'acide arsénieux ne se transforme à la longue, et à mesure qu'il se produit de l'ammoniaque, en arsénite d'ammoniaque, *beaucoup plus soluble* que l'acide arsénieux; en sorte qu'il pourrait se faire qu'au bout de quelques années on ne pût parvenir à démontrer la présence de l'acide arsénieux là où il aurait été facile de la constater quelques mois après l'inhumation, parce que cet acide, auparavant solide et granuleux, une fois transformé en arsénite d'ammoniaque, serait devenu soluble, et aurait filtré dans la terre à travers les parois de la bière, ou se serait écoulé par les trous que présente souvent la face inférieure de cette boîte, lorsque la putréfaction a fait de grands progrès; 5° que si l'acide arsénieux, employé en assez grande quantité, arrête la putréfaction des matières animales, il n'en est pas de même quand se trouve dans une proportion très-faible.

Sulfure d'arsenic. Lorsqu'après avoir mêlé quelques grains de sulfure jaune d'arsenic (orpiment artificiel) avec des matières alimentaires, on enferme le tout dans un estomac que l'on enterre dans une petite boîte, on voit au bout de six, huit, dix mois d'inhumation, que le sulfure jaune est reconnaissable à sa couleur, et qu'on peut le retrouver aussi facilement que si l'examen des matières eût été fait le lendemain de la mort. Si, au lieu d'agir ainsi, on avait mis le sulfure finement pulvérisé dans un vase exposé à l'air et contenant de l'eau et des substances animales, on trouverait aussi plusieurs mois après du sulfure jaune d'arsenic au fond du vase; mais, dans ce cas, une portion du sulfure *pourrait* avoir été dissoute par l'ammoniaque qui se produit pendant la putréfaction; en sorte que s'il en était ainsi, il faudrait, pour obtenir toute la quantité de sulfure, filtrer la liqueur et la traiter par l'acide hydrochlorique, pour précipiter le poison.

Sublimé corrosif. Le 8 mars 1826, on a mis dans un grand bocal à large ouverture, contenant deux pintes et demie d'eau, trois gros de sublimé corrosif dissous dans deux onces d'eau bouillante; on a ajouté de la viande, de la matière cérébrale et des portions d'intestin. Le 19 mars, le mélange *n'exhalait aucune odeur fétide;* les matières animales étaient dures et comme tannées; la liqueur filtrée brunissait à peine par l'acide hydrosulfurique; la potasse et l'ammoniaque la rendaient tout au plus opaline; mais une lame d'or recouverte en spirale d'une feuille d'étain, se recouvrait d'une couche de mercure métallique aussitôt qu'on la plongeait dans cette liqueur, et qu'on ajoutait quelques gouttes d'acide hydrochlorique. La viande, la matière cérébrale et l'intestin, lavés et bien desséchés, fournissaient du mercure métallique, lorsqu'on les calcinait avec de la potasse dans une cornue ou dans un petit tube de verre. Le 18 juin 1827, la liqueur et les matières animales présentaient absolument les mêmes caractères.

Dès le 18 avril 1826, on avait pris la moitié de la liqueur dont il s'agit, et dans laquelle il y avait déjà si peu de sublimé, qu'il n'était plus permis d'en constater la présence qu'à l'aide de la lame d'or, et on l'avait mise en contact avec d'autres matières animales (foie, rate, intestins). Le 28 du même mois, le mélange exhalait déjà *une odeur des plus fétides*, et la liqueur ne changeait plus de couleur par son mélange avec la potasse, l'ammoniaque et l'acide hydrosulfurique; la lame d'or, employée comme il a été dit plus haut, n'était pas blanchie, même au bout d'une heure.

Sublimé corrosif étendu de beaucoup d'eau. Le 18 juillet 1826, on a introduit dans un bocal à large ouverture, contenant une pinte et demie d'eau et une portion d'un canal intestinal, six grains de sublimé corrosif. Le 2 août suivant, le mélange exhalait une *odeur très-fétide*; la liqueur filtrée ne précipitait ni ne se troublait par l'acide hydrosulfurique, par les hydrosulfates, par la potasse, par l'ammoniaque; la lame d'or plongée dans cette liqueur, comme nous l'avons dit plus haut, ne blanchissait qu'au bout de quelques heures. Les intestins, desséchés et calcinés avec de la potasse, fournissaient du mercure métallique.

Sublimé corrosif placé dans d'autres circonstances. Lorsqu'on fait avaler à des chiens de moyenne taille de trente à quarante grains de deuto-chlorure de mercure pulvérisé, ils ne tardent pas à éprouver tous les symptômes de l'empoisonnement, et périssent au bout de quatre, six, dix ou douze heures. La dose dont il s'agit étant très-forte, il est *probable* qu'une portion du poison reste dans le canal digestif, quand même les animaux ont vomi à plusieurs reprises, ce que l'on peut empêcher jusqu'à un certain point en les muselant. Si on enterre ces chiens dans une bière de sapin blanc et à la profondeur de trois à quatre pieds, on remarque, à l'ouverture des cadavres, que le canal digestif *ne renferme aucune trace de mercure métallique*; et si, pour s'en assurer encore davantage, on dessèche l'estomac et les intestins, et qu'on examine attentivement toutes leurs parties avec une forte loupe, on obtiendra le même résultat. Cependant il est aisé de démontrer l'existence d'une *préparation mercurielle* en soumettant à l'action de la potasse, à une chaleur rouge, des portions de la membrane muqueuse: alors en effet il se volatilisera du mercure métallique qui proviendra du composé de proto-chlorure de mercure et de matière animale, qui se forme lorsque le sublimé corrosif agit sur nos tissus (1).

Si l'on enferme dans un gros intestin vingt ou vingt-cinq grains de deuto-chlorure de mercure dissous dans une demi-once d'eau et mêlé à de la viande hachée, à du pain émietté et à de l'eau albumineuse, et que l'on

---

(1) Cette expérience, dans laquelle nous sommes parvenus, en empoisonnant des chiens et en les enterrant après la mort, à démontrer la présence d'une préparation mercurielle, semble venir à l'appui de l'opinion de ceux qui auraient voulu que notre travail, au lieu d'être basé sur des expériences faites dans des vases ou dans des estomacs, l'eût été sur des expériences faites sur les animaux vivans. Cela est vrai; mais nous observerons que les inhumations de chiens morts empoisonnés sont loin de fournir toujours les mêmes résultats, et que souvent on ne trouve pas de poison lors de l'exhumation, parce que, comme nous l'avons déjà dit, les animaux l'avaient rejeté par les vomissemens et par les selles, et qu'il n'en existait pas dans leur canal digestif au moment où ils ont été enterrés.

place cet intestin dans une boîte de sapin, que l'on enterrera à deux pieds de profondeur, on remarquera, trois ou quatre mois après, lors de l'exhumation, que la matière renfermée dans l'intestin n'offre aucune trace de *mercure métallique*, quoiqu'au premier abord on soit disposé à prendre pour ce métal une foule de globules graisseux brillans qui font partie de cette matière; pourtant on pourra démontrer dans cette masse la présence d'une préparation mercurielle; car en la desséchant et en la calcinant dans une cornue avec de la chaux ou de la potasse, on en retirera du mercure qui viendra se condenser en globules dans le col de la cornue. Ce métal proviendra encore une fois du composé de proto-chlorure et de matière animale, et non du sublimé corrosif qui serait resté indécomposé; car en traitant par l'eau la pâte alimentaire empoisonnée par le sublimé corrosif, la dissolution aqueuse se colorera à peine par l'acide hydrosulfurique, ce qui prouve qu'elle ne renferme que des atomes de sublimé.

Ces expériences nous portent à admettre, 1° que le sublimé corrosif dissous dans l'eau est assez rapidement décomposé par les matières animales pour qu'il ne soit plus possible, après quelques jours, de démontrer sa présence dans la liqueur, autrement qu'à l'aide d'une lame d'or recouverte en spirale d'une lame d'étain, et aidée de l'action de l'acide hydrochlorique; 2° qu'il y a d'autant plus de sublimé de décomposé, que l'on a employé une plus grande quantité de matières animales; 3° qu'il ne paraîtrait pas cependant que ces matières pussent décomposer la totalité du sublimé corrosif, puisqu'à l'aide de la lame d'or, il a été possible de retirer, au bout de plusieurs heures *il est vrai*, *un atome* de mercure métallique, d'une dissolution de six grains de sublimé mêlée avec une *grande quantité* de matières animales; 4° que dans tous les cas on peut, en traitant par la chaleur et par la potasse les matières animales qui ont décomposé le sublimé corrosif, en retirer du mercure métallique, même plusieurs années après que le sublimé a agi sur ces matières. Or, la présence de ce métal, si elle ne prouve pas l'existence du sublimé corrosif, annonce au moins celle d'une préparation mercurielle.

Deutoxyde de mercure. 1° Si on enferme dans une boîte de sapin un gros intestin dans lequel on a mis quarante grains d'oxyde rouge de mercure, mêlés à de la viande et du pain hachés réduits en bouillie épaisse par de l'eau albumineuse; si on enterre cette boîte à deux pieds de profondeur, et qu'on procède à l'exhumation trois ou quatre mois après, on remarquera dans la matière que renferme l'intestin plusieurs points rouges que l'analyse démontrera être du deutoxyde de mercure; mais on ne découvrira aucune trace de mercure métallique, quelque soin que l'on apporte à l'examen de la masse que nous supposerons humide ou parfaitement desséchée.

2° Si on fait avaler à un chien de moyenne taille, et à jeun, de quarante à soixante grains de deutoxyde rouge de mercure, l'animal éprouvera bientôt tous les symptômes de l'*empoisonnement* par les préparations mercurielles, et périra au bout de douze, dix-huit ou trente heures. Si on l'enterre dans une bière de sapin, à deux ou trois pieds de profondeur, et qu'on ne procède à l'exhumation qu'au bout de trois ou quatre mois, on remarquera, en ouvrant le cadavre, que le canal digestif n'offre dans aucune de ses parties la plus légère trace de *mercure métallique*; si on ramasse attentivement les mucosités épaisses et de couleur rougeâtre qui tapissent la membrane interne de l'estomac et des intestins, et qu'on les fasse sécher, afin de mieux apercevoir le mercure s'il y existe, on n'en découvrira pas davantage, même en regardant avec une forte loupe, tandis qu'il sera facile, à l'aide de la vue, de l'acide hydrochlorique et de la calcination, d'y démontrer la présence de l'oxyde rouge, si toutefois l'oxyde n'avait pas été entièrement rejeté par le vomissement ou par les selles.

Tartrate acide de potasse et d'antimoine. Le 29 mars 1826, on mit dans un bocal à large ouverture, qu'on laissa exposé à l'air, trois gros de tartre stibié dissous dans deux pintes d'eau, le quart d'un foie humain et une portion d'un canal intestinal. Le 9 avril suivant, le mélange était déjà pourri; la liqueur filtrée se comportait avec l'acide hydrosulfurique, l'acide sulfurique, l'eau de chaux et la noix de galle, comme une dissolution d'émétique. Le 28 avril, l'acide hydrosulfurique et les hydrosulfates ne précipitaient plus la liqueur, preuve qu'elle ne contenait plus d'émétique, ou bien si elle en renfermait, que la matière animale qui avait été dissoute, empêchait ces réactifs d'en démontrer la présence; l'acide sulfurique et la noix de

19.

galle y faisaient naître un précipité blanc grisâtre, produit évidemment par l'action de ces réactifs sur la matière animale tenue en dissolution.

En filtrant cette liqueur et en l'évaporant jusqu'à siccité à une douce chaleur, on obtenait un produit qui, étant agité pendant quelques minutes avec de l'eau distillée tiède, fournissait une dissolution qui contenait de l'émétique, puisqu'on en pouvait précipiter de l'hydrosulfate d'antimoine par l'acide hydrosulfurique. Le 6 juin de la même année, la liqueur ne renfermait plus d'émétique, car l'acide hydrosulfurique n'agissait plus sur elle, lors même qu'on l'avait fait évaporer, et qu'on avait traité le produit par l'eau; mais alors les matières solides, desséchées et calcinées pendant un temps suffisant, fournissaient de l'antimoine métallique.

Tartrate acide de potasse et d'antimoine étendu de beaucoup d'eau. Le 18 juillet 1826, on a dissous dans une pinte et demie d'eau six grains de tartre stibié, et on les a placés dans un bocal où il y avait environ le tiers d'un canal intestinal. Le 2 août suivant, l'acide hydrosulfurique et les hydrosulfates ne troublaient point la liqueur. Les matières solides, d'une odeur infecte, desséchées et calcinées pendant un temps suffisant, donnaient de l'antimoine métallique.

Il résulte des faits qui précèdent, 1° que le tartre stibié, mêlé avec des matières animales, se décompose au bout de quelques jours, de manière à ce que l'acide tartarique soit détruit, et l'oxide d'antimoine précipité; 2° qu'il est alors impossible de démontrer sa présence en traitant la liqueur par les réactifs que l'on met ordinairement en usage pour reconnaître les sels antimoniaux; mais que l'on peut retirer de l'antimoine métallique des matières solides, même au bout de plusieurs mois; 3° que l'altération dont il s'agit est plutôt le résultat de l'action de l'eau et de l'air sur le sel, que des matières animales; car l'expérience prouve qu'une dissolution de trois gros d'émétique dans une pinte et demie d'eau distillée, exposée à l'air, éprouve la même décomposition, et qu'il n'est pas plus possible d'y démontrer la présence du sel antimonial au bout de trente à quarante jours en été, que dans une pareille dissolution à laquelle on aurait ajouté de l'albumine et de la gélatine.

Acétate de plomb. Le 29 mars 1826, on a dissous trois gros d'acétate de plomb dans deux pintes d'eau distillée, et on les a introduits dans un grand bocal où l'on avait préalablement mis de la chair musculaire, un morceau de foie, et quelques portions d'un canal intestinal : le vase a été exposé à l'air. Le 9 avril suivant, il n'y avait plus d'acétate de plomb en dissolution, car la liqueur filtrée ne changeait même pas de couleur par l'acide hydrosulfurique; mais en desséchant le précipité gris noirâtre qui s'était formé, et les matières animales déjà citées, et en les calcinant assez fortement, on en retirait du plomb métallique.

Acétate de plomb étendu de beaucoup d'eau. Le 18 juillet 1826, on introduisit dans un bocal à large ouverture, exposé à l'air, six grains d'acétate de plomb dissous dans une pinte et demie d'eau distillée, et mêlés avec environ le tiers d'un canal intestinal. Quatre jours après il ne restait plus un atome de sel en dissolution, et les matières solides calcinées fournissaient une quantité sensible de plomb. Il est donc évident que ce ne serait pas dans la liqueur qu'il faudrait chercher l'acétate de plomb qui, après avoir été dissous, aurait été en contact avec des matières animales : on voit même qu'il suffit de fort peu de temps pour opérer la décomposition que nous venons de signaler.

Proto-hydrochlorate d'étain. Le 10 juillet 1826, on mit dans un bocal à large ouverture, contenant environ le tiers d'un canal intestinal, deux gros de proto-hydrochlorate d'étain dissous dans une pinte et demie d'eau. Le 2 août suivant, le mélange répandait une odeur très-fétide. Le liquide filtré et mis en contact avec l'acide hydrosulfurique et les hydrosulfates ne se colorait même pas, tandis qu'en desséchant séparément les intestins et une matière grisâtre floconneuse qui s'était précipitée, on retirait par la calcination de ces matières de l'étain métallique : d'où il suit qu'il suffit de fort peu de temps pour que les matières animales décomposent complétement une dissolution aqueuse de proto-hydrochlorate d'étain.

Sulfate de cuivre. Le 12 mars 1826, on a exposé à l'air, dans un bocal à large ouverture, des intestins plongés dans une dissolution de trois gros de deuto-sulfate de cuivre dans deux pintes d'eau. Le 18 juin suivant, le mélange exhalait une odeur des plus fétides; la liqueur filtrée était d'un vert bleuâtre sale, et précipitait en brun marron par l'hydrocyanate ferruré de potasse, et en noir par les hydrosulfates solubles ; elle bleuissait par l'ammoniaque. Voulant savoir jusqu'à quel point la dissolution conservait tout le sulfate de cuivre qui y avait été mis, on en a étendu une portion de quinze fois son volume d'eau, et l'on s'est assuré qu'alors les réactifs ci-dessus mentionnés agissaient à peine sur elle, tandis qu'une partie de la même dissolution qui avait été mise à part le 12 mars, *avant de la mêler avec les intestins*, précipitait instantanément par ces réactifs, même lorsqu'elle était étendue de deux cents volumes d'eau. Il devenait alors indispensable de rechercher si les matières solides ne contiendraient pas l'oxyde de cuivre qui paraissait avoir été séparé de la dissolution. Ces matières ayant été parfaitement lavées, pour leur enlever tout le sulfate de cuivre avec lequel elles auraient pu être mêlées, furent desséchées et calcinées; le charbon résultant, indépendamment de ce qu'il offrait çà et là des points rougeâtres de cuivre métallique, étant traité par l'acide nitrique à chaud, fournit du nitrate de cuivre parfaitement reconnaissable.

Sulfate de cuivre très-étendu d'eau. Le 18 juillet 1826, on introduisit dans un bocal à large ouverture, contenant une portion d'un canal intestinal, six grains de deuto-sulfate de cuivre dissous dans une pinte et demie d'eau. Le 2 août suivant, le mélange exhalait une odeur très-fétide, la liqueur était *presque incolore*, et ne contenait plus de sel cuivreux, puisqu'elle ne changeait pas même de couleur par l'addition de l'hydrocyanate ferruré de potasse, de l'ammoniaque, ni de l'acide hydrosulfurique. Les intestins, lavés, desséchés et calcinés, fournissaient un charbon qui, étant traité par l'acide nitrique, donnait du nitrate de cuivre.

Ces expériences prouvent, 1° que, par son mélange avec les matières animales, le deuto-sulfate de cuivre dissous se décompose de manière à ce qu'il n'en reste plus dans la liqueur au bout d'un certain temps; 2° qu'à la vérité cette décomposition n'est pas tellement rapide qu'on ne puisse pas trouver une portion de sel en dissolution, même au bout de plusieurs mois, si l'on a agi sur quelques gros de deuto-sulfate; 3° que dans tous les cas où il ne serait plus possible de découvrir le sel cuivreux dans la liqueur, il faudrait dessécher les matières solides et les carboniser pour avoir le cuivre métallique, tandis qu'une autre portion de charbon serait traitée par l'acide nitrique pour obtenir du nitrate de cuivre.

Vert-de-gris. Le 8 novembre 1826, on enterra à deux pieds et demi de profondeur une boîte mince de sapin, contenant un estomac dans lequel étaient enfermés douze grains de vert-de-gris, des morceaux de viande, un blanc d'œuf et de la soupe maigre. L'exhumation de la boîte eut lieu le 7 août 1827. Les matières contenues dans l'estomac étaient vertes; après les avoir coupées en petits fragmens et les avoir fait bouillir dans de l'eau distillée, on vit que la dissolution filtrée ne présentait, avec les réactifs, aucun des caractères des sels de cuivre; il en était de même de la liqueur obtenue en faisant bouillir l'estomac dans l'eau. L'acide hydrochlorique faible ayant été mis en contact avec toutes les parties vertes, celles-ci devinrent *grisâtres* et d'un *aspect gras;* après avoir agité pendant quelques minutes, on filtra; la dissolution hydrochlorique était d'un bleu verdâtre, et précipitait en brun marron par l'hydrocyanate ferruré de potasse, en noir par l'acide hydrosulfurique, et en bleu par la potasse et la soude; l'ammoniaque la bleuissait, comme elle le fait avec les sels de cuivre. Il résulte évidemment de ce qui précède, 1° que, par son séjour avec des matières animales dans la terre, le vert-de-gris se décompose, et que le deutoxyde de cuivre forme avec le gras des cadavres une sorte de matière savonneuse insoluble dans l'eau; 2° que dans un cas d'empoisonnement de ce genre, il serait possible de démontrer la présence du deutoxyde de cuivre, à l'aide de l'acide hydrochlorique et de la calcination, plusieurs mois et même plusieurs années après l'inhumation.

Nitrate d'argent. Le 12 juillet 1826, on introduisit dans un bocal à large ouverture, exposé à l'air, un gros de nitrate d'argent dissous dans une pinte et demie d'eau distillée, et une portion d'un canal intestinal. Le 2 août suivant, le mélange répandait une odeur des plus fétides; la liqueur filtrée ne changeait pas même de couleur par l'acide hydrosulfurique; l'acide hydrochlorique et les hydrochlorates la troublaient à peine. En desséchant et en calcinant séparément les intestins et un précipité brunâtre floconneux qui s'était formé, on en retirait de l'argent métallique. Le nitrate d'argent dissous est rapidement et complétement décomposé par les matières animales; en sorte qu'il faudrait probablement chercher à retirer le métal des matières solides, si on était appelé à prononcer sur l'existence d'un empoisonnement par ce sel, plusieurs jours après l'inhumation.

Hydrochlorate d'or. Le 10 juillet 1826, on mit dans un bocal à large ouverture des morceaux de foie et d'intestins et une pinte d'eau, tenant en dissolution trente-six grains d'hydrochlorate d'or; on exposa le tout à l'air. Le 2 août, le mélange répandait une odeur très-fétide; la liqueur filtrée ne contenait plus de sel en dissolution, puisqu'elle ne changeait même pas de couleur par l'acide hydrosulfurique, par les hydrosulfates ou par l'ammoniaque, et que les matières animales fournissaient de l'or lorsqu'on les calcinait; en effet, ces matières animales, desséchées et réduites en charbon par la chaleur, étant traitées par l'eau régale, donnaient une dissolution jaunâtre qui précipitait en pourpre par le proto-hydrochlorate d'étain, en jaune par l'ammoniaque, en brun par l'acide hydrosulfurique et par le proto-sulfate de fer : il en était de même d'un précipité grisâtre qui s'était formé, et que l'on avait soigneusement séparé des intestins pour le calciner. D'ailleurs, le charbon provenant de ces deux calcinations offrait çà et là des points rougeâtres brillans qui étaient évidemment de l'or métallique. Nous dirons donc, à l'égard de l'empoisonnement par l'hydrochlorate d'or, ce que nous avons établi en parlant du nitrate d'argent.

Acétate de morphine. Le 8 mars 1826, on mêla dans

un bocal à large ouverture un gros et demi d'acétate de morphine dissous dans une pinte d'eau, avec de la soupe maigre, du bouillon gras, de la graisse et plusieurs parties d'un canal intestinal; le vase fut exposé à l'air. Le 26 mars, le mélange exhalait déjà une odeur fétide; le liquide filtré précipitait en blanc grisâtre par l'ammoniaque; évaporé jusqu'à siccité, il fournissait un produit jaunâtre qui devenait d'un *très-beau rouge* par l'acide nitrique, et *bleu* par le trito-hydrochlorate peu acide de fer; cependant cette dernière nuance était *moins intense* que celle que faisait naître le même réactif avec une quantité d'acétate de morphine égale à celle du produit employé; il y avait en outre çà et là quelques *points verdâtres*, résultat du mélange de la couleur bleue dont nous parlons avec la couleur jaune du produit. Le 9 avril suivant, le liquide filtré précipite encore en blanc grisâtre par l'ammoniaque, et fournit par l'évaporation un produit jaunâtre que l'acide nitrique *rougit* à merveille, mais que le trito-sel de fer *verdit*; à la vérité, cette couleur verte tire légèrement sur le bleu d'abord, puis sur le *brun*. Le 16 avril, la matière présente les mêmes caractères, si ce n'est que le sel de fer donne, avec le produit de l'évaporation, une couleur *verte-olive* sans nuance bleue. Il en est de même le 18 juin, époque à laquelle la putréfaction a déjà fait les plus grands progrès (1).

---

(1) Craignant que la belle couleur rouge que développait l'acide nitrique avec le produit de l'évaporation, ne fût le résultat de l'action de cet acide sur la matière animale pourrie,

Le 1er août 1826, on filtre une portion de la liqueur, et on la traite par l'ammoniaque qui y fait naître un précipité gris brunâtre de *morphine;* en effet, en traitant ce précipité par l'alcool et en décolorant la dissolution alcoolique à l'aide du charbon animal, on obtient par l'évaporation un produit solide, gris blanchâtre, qui *rougit* par l'acide nitrique, et que l'hydrochlorate de tritoxyde de fer rend bleu verdâtre. Une autre portion de la liqueur, étant évaporée jusqu'à siccité, fournit un produit d'un jaune brun que l'on a traité par l'alcool bouillant : la dissolution alcoolique est évaporée jusqu'à siccité, et le produit traité par l'eau distillée, puis par le sous-acétate de plomb, par l'acide hydrosulfurique, et par le charbon animal purifié, comme l'a conseillé M. Lassaigne ; on obtient un liquide qui, étant évaporé au bain-marie, fournit un léger résidu d'un blanc jaunâtre, devenant d'un *très-beau rouge* par l'acide nitrique, et d'un bleu verdâtre par le trito-hydrochlorate de fer.

Le 18 mai 1827, quatorze mois dix jours après le commencement de l'expérience, le mélange était excessivement fétide et fortement alcalin, car la liqueur ré-

plutôt que sur l'acétate de morphine, nous avons évaporé jusqu'à siccité un liquide excessivement fétide, ne contenant point de sel de morphine, et nous avons vu que le produit de l'évaporation devenait *simplement jaune* par l'acide nitrique. Pour obtenir ce liquide, nous avions laissé à l'air dans un bocal ouvert, depuis le 8 mars jusqu'au 18 juin, une pinte d'eau, de la soupe maigre, du bouillon gras, de la graisse et des intestins.

tablissait instantanément la couleur bleue du papier de tournesol rougi par un acide; il n'en restait guère que cinq à six onces, la majeure partie ayant été employée aux divers essais dont nous avons parlé (1). Cette liqueur fut partagée en deux parties, A et B. La portion A fut évaporée et traitée successivement par l'alcool, par le sous-acétate de plomb, par l'acide hydrosulfurique et par le charbon animal, comme l'a prescrit M. Lassaigne; on obtint un produit solide, légèrement jaunâtre, qui devenait *rouge* par l'acide nitrique, mais que l'hydrochlorate de tritoxyde de fer, *loin de bleuir*, rendait *rouge* ou *brun :* ce produit solide, traité par l'eau distillée à la température ordinaire, ne se dissolvait pas en entier; la portion dissoute, filtrée et évaporée jusqu'à siccité, *rougissait* par l'acide nitrique et *par le sel de fer*, tandis que ce réactif aurait dû la *bleuir;* la portion qui était restée sur le filtre *rougissait* aussi par l'acide nitrique, et devenait bleue par le trito-hydrochlorate de fer. La portion B de la liqueur, au lieu d'être traitée par le procédé de M. Lassaigne, fut simplement filtrée et évaporée jusqu'à siccité; le produit, *d'une couleur très-brune*, fut bouilli pendant quelques minutes avec de l'alcool concentré; la dissolution alcoolique, fortement colorée en brun, fut chauffée avec du charbon animal purifié par l'acide hydrochlorique, et parfaitement lavée, puis filtrée à plusieurs reprises à travers une autre partie du même

(1) Il est inutile d'indiquer que l'on avait ajouté de l'eau à mesure qu'il s'en était évaporé.

charbon; elle était presque incolore : en l'évaporant au bain-marie, il en résulta un produit jaunâtre qui *rougissait* à merveille par l'acide nitrique, et qui devenait *bleu* par le trito-sel de fer étendu d'eau, à moins toutefois que celui-ci ne fût employé en trop petite quantité, car alors il se développait une couleur rougeâtre. Le résultat fourni par la portion B de la liqueur, comparé à celui qu'avait donné la portion A, prouve évidemment qu'il y a eu de l'avantage à ne pas traiter par le sous-acétate de plomb et par l'acide hydrosulfurique, pour déceler la présence de la morphine.

Acétate de morphine étendu d'eau. Le 18 juillet 1826, on introduisit dans un bocal à large ouverture, exposé à l'air, six grains d'acétate de morphine dissous dans une pinte et demie d'eau; on ajouta environ le tiers d'un canal intestinal. Le 21 mai 1827, c'est-à-dire, dix mois trois jours après le commencement de l'expérience, la putréfaction était à son comble. Le liquide fut filtré et évaporé à une douce chaleur; le produit de l'évaporation, qui était d'un brun presque noir, fut traité par l'alcool bouillant; la dissolution alcoolique, évaporée jusqu'à siccité, fournit un résidu qu'on traita par l'eau distillée aiguisée d'acide acétique. Cette nouvelle dissolution fut décolorée par le charbon animal purifié, avec lequel on la fit bouillir, et à travers lequel on la fit passer; ainsi décolorée, elle fut évaporée jusqu'à siccité. Le produit, d'une saveur amère, *rougissait* par l'acide nitrique, mais *ne bleuissait point* par le trito-hydrochlorate de fer : ce réactif lui communiquait aussi une couleur rougeâtre.

Ces expériences prouvant jusqu'à l'évidence que la morphine n'était point détruite, même plusieurs mois après que l'acétate avait été mêlé avec des matières animales, nous avons voulu savoir ce qui arriverait à une dissolution aqueuse de ce sel exposée à l'air, et nous n'avons pas tardé à reconnaître que *l'acétate se décomposait en partie, que l'acide acétique* de la portion décomposée se *détruisait*, tandis que *la morphine de cette même portion se précipitait*, sinon en totalité, du moins en grande partie. Voici les faits qui mettent ces vérités hors de doute.

1°. Le 31 juillet 1826, on a fait dissoudre dans deux pintes d'eau un gros et demi d'acétate de morphine. Au bout de dix mois d'exposition à l'air, la liqueur, qui depuis long-temps était couverte de moisissures, était trouble et surnageait un précipité assez abondant; filtrée et évaporée jusqu'à siccité, elle fournissait un produit jaunâtre qui *bleuissait* par l'hydrochlorate de tritoxyde de fer et *rougissait* par l'acide nitrique. Le précipité qui était sur le filtre, lavé à plusieurs reprises avec de l'eau bouillante pour lui enlever tout ce qu'il pouvait contenir de soluble, fut traité par l'alcool bouillant : la dissolution alcoolique évaporée laissa cristalliser une quantité notable de morphine.

2°. Le 19 mai 1827, on fit dissoudre dans une pinte d'eau distillée vingt-quatre grains d'acétate de morphine; la liqueur filtrée et *transparente* rougissait légèrement le papier de tournesol, et fut abandonnée à l'air dans un vase à large ouverture. Huit jours après, on voyait déjà nager au milieu de la liqueur quelques flocons de moisissure. Le 3 août, ces flocons étaient beaucoup plus considérables, quoique le liquide fût encore assez transparent. Ce liquide rétablissait la couleur bleue du papier de tournesol rougi par un acide; il n'était pas sensiblement odorant; en approchant de sa surface une plume trempée dans de l'acide hydrochlorique, on ne voyait aucune trace des vapeurs blanches qui se seraient manifestées s'il s'était dégagé de l'ammoniaque. Le 27 février 1828, la liqueur était trouble, et les parois du bocal étaient tapissées de cristaux jaunâtres qui y adhéraient fortement. On filtra : le liquide, d'un jaune d'ambre, ayant été évaporé jusqu'à siccité, fournit un produit d'un gris jaunâtre qui *rougissait* par l'acide nitrique, et qui *bleuissait* par le perhydrochlorate de fer; ce produit ayant été traité par l'eau distillée bouillante, fut presque entièrement dissous, et sembla n'être que de l'acétate de morphine mêlé de très-peu de matière étrangère. Les moisissures et autres matières floconneuses qui étaient restées sur le filtre, d'une couleur grise brunâtre, *rougissaient* par l'acide nitrique, et *bleuissaient* par le sel de fer. Après les avoir fait bouillir à plusieurs reprises avec de l'eau distillée, pour leur enlever tout ce qu'elles pouvaient contenir de soluble dans ce liquide, on les dessécha, et on les fit bouillir avec de l'alcool à 38 degrés qui n'en dissolvit qu'une partie : la dissolution alcoolique ramenait lentement au bleu le papier de tournesol faiblement rougi, et, lorsqu'on l'évaporait, fournissait des cristaux de *morphine*. La matière, qui était adhérente aux parois et au fond du flacon, ayant été détachée à l'aide de l'eau bouillante et épuisée par ce liquide, fut desséchée et bouillie avec de l'alcool à 40 degrés, qui la dissolvit presque en entier. La dissolution alcoolique était légèrement alcaline, et donnait, par l'évaporation, une quantité notable de morphine parfaitement cristallisée.

Cette décomposition de l'acétate de morphine dans l'eau a également été observée par M. Dublanc jeune; déjà Geiger avait vu le même sel, dissous dans l'alcool, éprouver une décomposition analogue; mais, comme l'a fait remarquer M. Dublanc, l'altération spontanée dont nous parlons a ses limites, et pourrait être prévenue en maintenant la liqueur acide. (*Voy. Journal de Pharmacie*, année 1827, p. 264.)

Il résulte de tous ces faits, 1° que, dans un cas d'exhumation juridique, il est possible de constater, plusieurs mois après la mort, la présence de l'acétate de morphine ou de la morphine dans le canal digestif d'un individu qui aurait été empoisonné par une préparation de ce genre; 2° qu'il faut pour cela agir non-seulement sur les liquides, mais encore sur les matières suspectes, parce qu'en supposant même que l'empoisonnement eût été déterminé par une dissolution aqueuse d'acétate de morphine, celle-ci aurait pu être décomposée, et la morphine précipitée en partie; 3° qu'à la vérité il y aura moins de morphine précipitée qu'on ne le croirait au premier abord, parce qu'une partie de celle qui se sera déposée aura été redissoute par l'ammoniaque qui s'est formée pendant la putréfaction : on sait, en effet, qu'en précipitant la morphine par l'ammoniaque d'une dissolution peu étendue d'acétate, il suffit d'agiter le précipité pendant quelques instans dans un mélange d'eau et d'ammoniaque pour le *redissoudre*; 4° que, pour obtenir la morphine qui peut exister dans les matières solides, il faut d'abord traiter ces matières à plusieurs reprises par l'alcool, puis évaporer les dissolutions alcooliques, et faire agir sur le produit de l'évaporation de l'eau aiguisée d'acide acétique : sans cette dernière précaution, il serait difficile de séparer la morphine du gras des cadavres qui se forme *abondamment* pendant le séjour des corps dans la terre. Que si par hasard la liqueur était colorée, on la décolorerait en la faisant chauffer avec du charbon animal *purifié*, et en filtrant à plusieurs reprises à travers ce même corps, sans avoir besoin de recourir au sous-acétate de plomb et à l'acide hydrosulfurique, dont l'emploi nous a paru pour le moins inutile; 5° qu'il est aisé de voir, en comparant l'action de l'acide nitrique et du trito-hydrochlorate de fer sur les matières qui ont fait l'objet des expériences précédentes, que l'acide nitrique les a *constamment* rougies, lors même qu'elles étaient un peu colorées, tandis que le sel de fer ne les a *bleuies* en général qu'autant qu'elles avaient été parfaitement décolorées, et encore, dans certains cas, il a développé une couleur rougeâtre, quoique ces matières fussent incolores; 6° qu'il y aurait témérité à prononcer *affirmativement*, dans un cas d'exhumation juridique, qu'il y a eu empoisonnement par une préparation de morphine, parce qu'on aurait observé *seulement* les deux colorations *rouge* et *bleue* dont nous venons de parler; qu'on ne pourrait tout au plus établir, d'après ces caractères, que de légères présomptions; 7° qu'il n'en serait pas de même si on obtenait, comme nous l'avons vu, de la morphine cristallisée, insoluble dans l'eau et dans l'éther, soluble dans l'alcool et dans l'acide nitrique, fusible à une douce chaleur, *rougissant* par l'acide nitrique, *bleuissant* par le sel de fer, et jouissant en un mot de tous les caractères connus de cette base : on devrait dans ce cas *affirmer* que la matière sur laquelle on a agi est de la morphine.

Telles sont les conclusions par lesquelles nous terminions l'article acétate de morphine de notre mémoire déjà cité; il est difficile, comme on le voit, d'agir avec plus de circonspection, puisque nous voulons qu'on n'affirme qu'il y a eu empoisonnement par la morphine, qu'autant qu'on a constaté *tous les caractères* qui la font reconnaître dans l'état actuel de la science; et pourtant M. Raspail nous a accusés de ne nous être attachés qu'à des phénomènes de coloration, tandis que M. Bonastre a trouvé, dit-il, que certaines huiles volatiles se colorent en rouge et en bleu par les agens que nous mettons en usage pour découvrir la morphine. M. Raspail nous faisant dire autre chose que ce que nous avons avancé, nous prendrons le parti de ne pas lui répondre, d'autant plus qu'il paraît avoir en chimie organique et en toxicologie des idées que personne n'adoptera de si tôt. Pour ce qui concerne le fait découvert par M. Bonastre, nous défions M. Raspail de citer une seule huile volatile qui partage *toutes les propriétés des alcalis végétaux vénéneux.*

Hydrochlorate de brucine. Le 29 mars 1826, on introduisit dans un bocal à large ouverture, contenant des intestins, dix-huit grains d'hydrochlorate de brucine dissous dans une pinte et demie d'eau; on exposa le mélange à l'air. Le 10 juillet de la même année, la liqueur qui, dès le 9 avril, exhalait une odeur très-fétide, ayant été filtrée, précipitait par l'ammoniaque, et fournissait par l'évaporation un produit d'un blanc tirant un peu sur le jaune, qui *rougissait* fortement par l'acide nitrique. Le 12 mai 1827, treize mois et demi après le commencement de l'expérience, la liqueur rétablissait la couleur du papier de tournesol rougi par un acide; elle était trouble et brunâtre: filtrée, elle était jaune sale, et, par l'évaporation à une douce chaleur, fournissait un produit solide, jaunâtre, qui devenait d'un *rouge* magnifique par l'acide nitrique; la portion ainsi rougie passait au *violet* lorsqu'on la chauffait légèrement avec un peu de proto-hydrochlorate d'étain. En traitant ce produit solide par l'eau froide, il se dissolvait en partie; la dissolution, filtrée, jaunâtre, de saveur *amère*, était décomposée par l'ammoniaque, qui en précipitait de la *brucine* parfaitement reconnaissable.

Hydrochlorate de brucine étendu d'eau. Le 18 juillet 1826, on exposa à l'air, dans un bocal à large ouverture, contenant des intestins, six grains d'hydrochlorate de brucine dissous dans une pinte d'eau. Le 13 mai 1827, c'est-à-dire dix mois après le commencement de l'expérience, la liqueur assez colorée fut filtrée et décolorée en la faisant chauffer avec du charbon animal purifié, à travers lequel on la passa plusieurs fois : évaporée jusqu'à siccité à une douce chaleur, elle fournit un produit à peine coloré, qui devenait d'abord d'un très-beau rouge par l'acide nitrique, puis violet par le proto-hydrochlorate d'étain.

Hydrochlorate de brucine solide. Le 8 novembre 1826, on enterra à deux pieds et demi de profondeur une boîte de sapin mince, contenant un intestin dans lequel on avait enfermé douze grains d'hydrochlorate de brucine solide, de la viande, du blanc d'œuf et de la soupe maigre. Au bout de dix mois, on fit l'exhumation de la boîte, et on traita à plusieurs reprises par l'alcool bouillant les matières renfermées dans l'intestin. Les dissolutions alcooliques furent réunies et évaporées jusqu'à siccité, et le produit de l'évaporation fut mis en contact avec de l'eau aiguisée d'acide acétique, afin de dissoudre toute la brucine et de ne pas agir sensiblement sur la matière grasse; la dissolution, décolorée à l'aide du charbon animal, et évaporée jusqu'à siccité, donna un résidu jaunâtre, amer, qui devenait d'abord d'un rouge magnifique par l'acide nitrique, puis violet par le proto-hydrochlorate d'étain.

Ces expériences prouvent qu'il est possible, dans un cas d'exhumation juridique, de démontrer la présence de la brucine et de l'hydrochlorate de brucine dans le canal digestif, même plusieurs mois après la mort. Mais ici, comme pour l'acétate de morphine, les phénomènes de coloration développés par l'acide nitrique et par le proto-hydrochlorate d'étain, ne devraient être considérés que comme des indices d'empoisonnement, et il faudrait, pour *affirmer*, que l'on eût pu séparer la brucine ou le sel de brucine, et en constater les divers caractères.

Acétate de strychnine. Le 11 mai 1827, on mit dans un bocal à large ouverture, exposé à l'air, et contenant des intestins, six grains d'acétate de strychnine dissous dans une pinte et demie d'eau. Le 8 août suivant, le mélange exhalait une odeur infecte : la liqueur fut filtrée et évaporée jusqu'à siccité; le produit de l'évaporation, traité par l'alcool et décoloré par le charbon animal, évaporé de nouveau, fournit un résidu jaunâtre qui devenait d'un *très-beau rouge* par l'acide nitrique, et qui était d'une *amertume* insupportable, analogue à celle des sels de strychnine (1). Il est donc possible de reconnaître un sel de strychnine plusieurs mois après qu'il a été mêlé avec des matières animales, même lorsque le mélange a été en contact avec l'air. Ici, comme dans l'empoisonnement par les sels de morphine et de brucine, il ne suffit pas de s'attacher à des phénomènes de coloration; il faut, pour établir l'existence du poison, mettre à nu la strychnine ou ses sels, de manière à ce qu'on puisse constater *tous leurs caractères.*

---

(1) Nous savons que la strychnine pure ne rougit pas par l'acide nitrique; mais il est difficile de l'obtenir telle, en sorte que presque toujours les sels de strychnine du commerce deviennent rouges par leur contact avec cet acide.

Acide hydrocyanique. On sait, par les expériences de M. Lassaigne, qu'il n'est pas possible de démontrer par des moyens chimiques la présence de petites quantités d'acide hydrocyanique, trois jours après la mort. La disparition du poison tient, dans ce cas, à sa volatilisation et à la décomposition qu'il a éprouvée. (*Voyez Journal de chimie médicale*, Mémoire de M. Lassaigne, tome 2, page 561.)

Opium. Le 16 mai 1827, on introduisit dans un flacon à large ouverture, exposé à l'air, un gros d'opium en fragmens, une pinte et demie d'eau, et plusieurs portions d'un canal intestinal. Le 6 août suivant, on filtra le mélange, qui exhalait une odeur des plus infectes. On voyait dans la matière restée sur le filtre des fragmens d'un rouge-brun qui, au premier abord, auraient pu être pris pour de l'opium, mais qui n'en avaient ni l'odeur ni la texture. Le liquide filtré, de couleur brunâtre, rougissait assez fortement le papier de tournesol; on le traita par la magnésie, l'alcool et le charbon animal, comme pour en séparer la morphine, et on obtint en effet un produit solide, d'un blanc jaunâtre, qui devenait d'un *très-beau rouge* par l'acide nitrique, et qui était amer; toutefois, le tritohydrochlorate de fer le rougissait au lieu de le bleuir.

Le 8 novembre 1826, on enterra à deux pieds et demi de profondeur une boîte mince de sapin, dans laquelle il y avait un gros intestin, contenant du pain, de l'extrait aqueux d'opium, un blanc d'œuf, de la viande et de la soupe maigre. On procéda à l'exhumation de cette boîte le 18 août 1827, neuf mois dix jours après l'inhumation. La matière renfermée dans l'intestin, traitée à plusieurs reprises par l'eau distillée tiède, puis par la magnésie, par l'alcool et par le charbon animal, fournit un léger résidu d'un gris tirant un peu sur le jaune, d'une saveur faiblement amère, devenant d'un *rouge orangé clair peu intense* par l'acide nitrique, et ne bleuissant point par le trito-hydrochlorate de fer.

Il résulte évidemment de ces expériences, 1° que la morphine qui existe dans l'opium ne s'altère pas plus par son contact avec les matières animales, que celle qui fait partie de l'acétate ou d'un autre sel de morphine; 2° qu'il y a néanmoins plus de difficulté à démontrer la présence de cette base, lorsque l'exhumation a pour objet un cadavre dans le canal digestif duquel on a introduit de l'opium, que quand il s'agit simplement d'un sel de morphine; 3° que dans aucun cas il ne faudra prononcer *affirmativement* sur l'existence d'un empoisonnement par l'opium, qu'autant qu'on aura reconnu celui-ci à ses propriétés *physiques* et *chimiques*, ce qui n'est pas impossible même plusieurs jours après la mort, ou bien, s'il a été impossible de le reconnaître, qu'autant qu'on en aura retiré la morphine jouissant de tous les caractères indiqués à la page 307 de ce volume; et encore ne faudrait-il pas conclure alors d'une manière absolue, que l'empoisonnement a eu lieu par l'opium, mais bien par l'opium ou par une de ses préparations, par la morphine ou par un sel de morphine.

Cantharides. Le 8 novembre 1826, on a enterré

dans une boîte mince de sapin un intestin contenant un gros de cantharides pulvérisées, un blanc d'œuf et de la viande. L'exhumation de la boîte a eu lieu le 13 août 1827. La matière renfermée dans l'intestin était convertie en gras des cadavres, et on apercevait çà et là, même à l'œil nu, une multitude de points brillans d'un vert magnifique, qui étaient formés par la poudre de cantharides. En traitant cette masse par l'eau bouillante, le gras des cadavres entrait en fusion, et venait à la surface du liquide sous la forme d'une couche huileuse, tandis que les particules brillantes se déposaient au fond du vase; on pouvait ainsi ramasser une assez grande quantité de ces particules pour s'assurer qu'elles possédaient toutes les propriétés des cantharides pulvérisées.

Nous ne terminerons pas ce travail sans résoudre une question qui pourra nous être adressée. « Les poisons que vous avez décelés dans ces différentes exhumations, dira-t-on, n'avaient été mis en contact avec nos organes qu'après la mort; dès-lors, peut-on conclure qu'ils auraient été retrouvés de même, en faisant des recherches sur des cadavres d'individus empoisonnés pendant la vie? » Nous répondrons *affirmativement*, si au moment de la mort il *restait* dans le canal digestif une *quantité* de *substance vénéneuse* appréciable par des moyens chimiques. C'est en effet cette quantité qu'on pourra retrouver long-temps après, puisque nous venons d'établir qu'elle ne se décompose pas pendant l'inhumation, ou que, si elle s'altère, elle se transforme en matières dans lesquelles on peut démontrer la présence de la partie active du poison ou du métal qui lui sert de base, s'il est métallique.

Les observations suivantes, choisies parmi celles qui ont déjà été recueillies sur la matière, serviront encore à établir la possibilité de constater la présence des poisons long-temps après la mort.

OBSERVATIONS.

Observations d'empoisonnemens constatés quinze jours et un mois après l'inhumation.

Le cadavre de Célestin Veillet, inhumé le 16 août 1825 dans le cimetière de Lantic (Côtes-du-Nord), vingt-quatre heures après la mort, fut exhumé le 31 du même mois, à huit heures du matin, c'est-à-dire quinze jours après l'inhumation, dans le dessein de constater si la mort était le résultat d'un empoisonnement. La *bière*, construite en vieilles planches de chêne, était percée de plusieurs trous, ce qui contribua à prouver l'identité. Le cadavre exhalait une odeur insupportable. La tête était découverte; le reste du corps était enveloppé d'une portion de drap de lit de grosse toile, sur lequel on voyait des larves et même des vers; la chemise était d'un tissu plus fin. Le corps était tuméfié, la peau noire, surtout à la face; l'épiderme se détachait avec la plus grande facilité et par lambeaux considérables; les cheveux étaient noirs, la barbe peu fournie et d'une couleur difficile à déterminer; les yeux étaient fortement saillans, le nez affaissé, la bouche très-ouverte, et la lèvre supérieure tuméfiée; les dents, bien conservées et peu usées, se laissaient dépasser par la langue de quatre à cinq lignes. En général, les traits du visage étaient si altérés qu'il était impossible d'en déterminer la forme; il n'existait à la peau aucune trace de lésion extérieure. Il se dégageait beaucoup de gaz en incisant la peau du crâne; le péricrâne, les muscles temporaux et la dure-mère se détachaient facilement des os. Le cerveau, de la consistance d'une bouillie claire, était d'un gris cendré; le cervelet d'un gris rougeâtre.

Les muscles du thorax, et en général ceux des autres parties du corps, étaient grisâtres. En incisant la peau de la poitrine et le thorax lui-même, il se dégageait des gaz très-fétides, puis il y avait un affaissement notable. On apercevait environ trois onces de sérosité dans les cavités des plèvres. Les poumons étaient refoulés en haut; le gauche était adhérent en haut et vers la partie moyenne; l'autre était libre : ils étaient crépitans et d'un gris foncé; la plèvre qui les recouvre se détachait avec facilité; la portion costale adhérait aux côtes. Le péricarde était vide. Le cœur, de volume ordinaire, contenait des gaz; sa face externe était rosée antérieurement, et d'un brun foncé en arrière; il y avait des gaz dans son propre tissu, car il était crépitant comme les poumons; on ne voyait de sang ni dans ses cavités ni dans les gros vaisseaux qui en partent ou qui y aboutissent.

Le foie était d'un brun noir; la membrane qui le recouvre se détachait aisément; la vésicule du fiel ne contenait point de bile.

L'estomac et les intestins étaient distendus par des gaz. La partie supérieure de la face externe du premier de ces viscères était rouge, surtout en arrière; les veines qui rampent sur l'orifice du cardia et dans le voisinage étaient distendues par des gaz. La partie inférieure de cette même face était de couleur grise: vers sa grosse extrémité cependant, dans la portion qui correspond à la rate, on remarquait une tache de couleur jaune citron, de l'étendue de trois travers de doigt : cette portion était rude au toucher, et l'estomac plus épais dans cette partie. A l'extérieur, le duodénum était rouge; les autres intestins étaient d'un rouge plus clair. La rate offrait une couleur brune foncée; sa face supérieure était d'un jaune citron dans l'étendue d'un doigt. Les reins et la vessie étaient dans l'état naturel; ce dernier organe ne contenait point d'urine. Les vaisseaux du bas-ventre étaient vides de sang. Le scrotum était fortement distendu par des gaz.

Le col ne présentait aucune trace de pression, ni à l'extérieur ni dans les parties les plus profondes. La langue, affaissée particulièrement vers sa pointe, offrait des phlyctènes à sa base; on en voyait aussi dans l'isthme du gosier, dans le pharynx et à l'entrée du larynx: plusieurs d'entr'elles égalaient la grosseur d'une aveline. La face interne de l'œsophage était grise et présentait de semblables phlyctènes à sa partie supérieure. L'intérieur du larynx, de la trachée-artère et du commencement des bronches, était d'un brun rougeâtre.

L'analyse chimique, faite à Saint-Brieuc par MM. Lemoine, Ferrary, Lemaout et par l'un de nous, a prouvé qu'il y avait dans l'estomac une quantité notable d'acide arsénieux. L'affaire ayant été jugée, deux personnes ont été condamnées à mort. (Observation communiquée par le docteur Lemoine, de Saint-Brieuc) (1).

Le second fait est relatif à Boursier. (*V.* tome 1er, page 218.)

Observation d'un double empoisonnement par le sulfure jaune d'arsenic; examen des cadavres après trois et neuf mois d'inhumation, par M. Lepelletier, docteur-médecin, chirurgien en chef à l'hôpital du Mans.

Nous fûmes chargés par le procureur du roi près le tribunal de première instance de la ville du Mans de procéder à l'exhumation de deux cadavres dont l'un était inhumé depuis trois mois, et l'autre depuis neuf. Nous nous transportâmes le 30 juin 1829, accompagné de ce magistrat, du juge d'instruction et du maire, au cimetière de Savigné-l'Évêque, village situé à trois lieues du Mans.

Position du cimetière, nature du sol. Le cimetière de Savigné-l'Évêque est placé au nord du village et disposé en plan légèrement incliné vers le sud, dans une élévation moyenne, relativement aux terrains circon-

(1) Il est bon de noter que le cimetière de Lantic est élevé et sablonneux, et même que l'on y trouve des pierres à trois pieds de profondeur; il faisait très-chaud lors de l'exhumation; deux jours auparavant il avait plu abondamment, et le lendemain la chaleur était très-intense.

voisins; il est bien aéré, ne retient l'eau dans aucune partie; la superficie en est sèche et sablonneuse; il est du reste bien distribué : les cadavres y sont tous isolés dans des fosses particulières, et placés dans un ordre rigoureux, établi sur les registres de l'état civil.

Le sol est un sable rougeâtre, siliceux, légèrement argilleux, très-perméable à l'eau, toujours sec. Un roc assez épais se trouve de cinq à sept pieds au-dessous de la couche végétale : dans toute l'étendue, il est à six pieds à peu près, et l'inhumation a lieu à cinq dans les deux fosses qui contiennent les sujets dont nous devons faire l'examen.

Afin de procéder avec ordre, nous commencerons par le cadavre inhumé depuis trois mois.

1° *Nécropsie de la fille Fortier, âgée de quarante ans, morte sous l'influence présumée d'un empoisonnement, inhumée depuis trois mois révolus.*

Après avoir constaté jusqu'à l'évidence, au moyen des registres de l'état civil, l'identité de la fosse appartenant à la fille Fortier, nous faisons procéder à l'exhumation.

Nous remarquons dans toute l'épaisseur de la terre qui enveloppe le cadavre une homogénéité parfaite, les caractères que nous venons d'indiquer, et l'absence de toute humidité autour de ce même cadavre. Il est extrait avec les précautions convenables et nous présente les circonstances suivantes :

1° *Enveloppe étrangère.* Inhumation sans cercueil,

dans un suaire en toile forte, détruit seulement dans quelques parties, assez résistant dans plusieurs autres.

2° *Enveloppe cutanée.* Elle n'offre de putrilage dans aucun point, et ne se trouve complétement détruite qu'à la face, à la poitrine et dans plusieurs parties des membres. Sur tout l'abdomen, elle est intacte, ramollie dans sa superficie, encore dense et résistante dans sa partie celluleuse.

3° *Tissu cellulaire et muscles.* Toutes les parties de ces deux systèmes qui se trouvent à découvert sont en putréfaction complète; celles qui restent, protégées par la peau, n'ont que très-légèrement souffert dans leurs caractères naturels; à l'abdomen surtout, la section des muscles est encore vermeille dans toute la surface correspondante au péritoine.

Cette membrane séreuse est intacte, aussi résistante que dans l'état normal, de telle sorte que la cavité abdominale n'a pas éprouvé le plus léger contact de l'air extérieur. Nous dirons bientôt l'influence que nous attribuons à cette disposition dans la conservation des viscères de cette même cavité.

4° *Organes intérieurs.* Toutes les cavités de la face offrent une putréfaction complète, et les traits du sujet sont tellement altérés, qu'il deviendrait impossible d'en constater l'identité par leur simple aspect.

La cavité pectorale est ouverte dans plusieurs points par la putréfaction; les poumons sont en putrilage, spécialement à leur sommet; de cette partie surtout émane l'odeur infecte qui se répand au loin.

Les cavités articulaires des épaules, des genoux et

des pieds, sont également à nu sous la même influence.

La cavité abdominale, qui doit surtout fixer notre attention, nous offre les caractères suivans.

État général des intestins. Le péritoine, comme nous l'avons dit, conserve toute son intégrité, sa transparence et l'aspect luisant naturel à sa face libre.

Les viscères abdominaux, et notamment le tube digestif dans toute sa longueur, se trouvent si bien conservés, qu'il eût été possible de les faire servir aux études anatomiques : rapports mutuels, couleur spéciale, résistance, continuité, volume, etc., tout se rencontre dans un état analogue à celui des cadavres inhumés seulement depuis quelques jours, au milieu des circonstances les plus favorables.

Le tube digestif nous offre depuis l'œsophage inclusivement jusqu'au rectum, dans plusieurs points, des plaques d'un rouge vif, très-apparentes à l'extérieur, et, par leur nature et leur caractère, ne laissant aucun doute sur l'existence, pendant les derniers instans de la vie, d'une inflammation aiguë, persistante; il s'agit dès-lors d'en rechercher la cause, et de recueillir séparement tous les fluides contenus dans les diverses portions de ce conduit.

OEsophage. Il offre dans toute son étendue, à l'intérieur, une couleur rouge foncée, et contient à peu près deux cuillerées d'un fluide assez analogue aux lavures du sang veineux; nous y trouvons une assez grande quantité d'une substance jaune citron, cassante, inodore, insoluble, sous forme de parcelles écailleuses.

Ces premiers caractères nous font présumer que cette substance est du sulfure jaune d'arsenic; en effet, en déposant une certaine quantité de cette matière sur des charbons ardens, il s'élève aussitôt une vapeur blanche qui répand l'odeur d'ail et d'acide sulfureux.

La matière de l'œsophage est renfermée dans un flacon cacheté par M. le juge d'instruction, comme tous les autres produits du tube digestif.

Estomac. Lié au-dessus du cardia, au-dessous du pylore, enlevé, lavé avec soin, ensuite ouvert sur un vase convenable, il contient un fluide jaunâtre, où nous trouvons en grande abondance les parcelles aplaties de la matière jaune, offrant les mêmes caractères physiques et chimiques. Nous prenons une assez grande proportion de ces parcelles avec la pointe d'un scalpel, nous les renfermons dans un papier, et le fluide dans une bouteille en verre; ce dernier est dans la proportion de quatre onces à peu près.

La muqueuse gastrique, sans aucune putréfaction, est d'un rouge sombre dans plusieurs points, et spécialement dans ceux où se trouve adhérer la matière jaune. Des portions de fausse membrane se détachent dans plusieurs parties; là surtout la matière jaune semble comme identifiée avec la substance des parois gastriques, et forme des taches épaisses qui s'aperçoivent aussi bien à la surface externe qu'à l'interne. Il existe évidemment injection des vaisseaux capillaires, par une grande proportion de la matière jaune, à l'état de division extrême. Est-ce un phenomène d'absorption vitale ou d'injection après la mort par la force de capillarité des vaisseaux ouverts à la surface muqueuse? L'une et l'autre de ces opinions peuvent être admises : la seconde nous paraît plus vraisemblable : toutefois, ce fait nous a paru très-remarquable, et digne de fixer l'attention des toxicologistes. Le même caractère de cette pénétration de la substance jaune se trouve dans plusieurs poins de l'intestin grêle, et même du mésentère.

Nous acquérons la preuve que cette coloration n'est pas le résultat d'une absorption de matière animale, telle que le jaune d'œuf, la bile, etc. ; en effet, touchées par l'acide nitrique, ces taches n'éprouvent aucun changement dans leur coloration ; brûlées sur des charbons ardens, elles répandent l'odeur d'ail et d'acide sulfureux.

Intestins. Le duodénum, l'intestin grêle et le cœcum nous offrent intérieurement et extérieurement les mêmes caractères de phlegmasie et de corrosion superficielle. Nous y retrouvons encore un fluide rougeâtre et la matière jaune en grande proportion. Ces produits sont également scellés dans un flacon de verre.

Enfin, dans toute l'étendue des cavités digestives, nous trouvons toujours ces caractères essentiels réunis :

1°. Rougeur extérieure plus ou moins vive par intervalles ;

2°. Dans les mêmes points, taches muqueuses d'un rouge sombre ;

3°. Fausses membranes, débris de corrosion.

4°. Présence de la matière jaune indiquée.

De ces faits bien constatés nous tirons les inductions suivantes :

1°. Le cadavre soumis à notre examen est évidemment celui de la fille Fortier;

2°. Cette fille a succombé aux influences d'une phlegmasie sur-aiguë de l'estomac et des intestins;

3°. Cette inflammation reconnaît pour cause l'action directe de la matière jaune indiquée;

4°. Cette matière qui nous paraît être du sulfure jaune d'arsenic (orpiment) est parvenue dans le tube digestif à la dose de trois à quatre gros à peu près, quantité bien plus que suffisante pour déterminer la mort; cette matière est arrivée dans l'estomac, partie à l'état pulvérulent, comme le démontre l'absorption qui s'en est effectuée dans ce viscère et dans l'intestin grêle, partie à l'état de fragmens aplatis, comme le prouvent ceux que nous avons recueillis en assez grande quantité.

Pour déterminer plus évidemment encore la véritable nature de cette matière jaune, nous demandons à la soumettre aux réactifs chimiques appropriés, et nous nous faisons assister dans cette opération par MM. Pouplin et Marigni, pharmaciens au Mans.

L'*analyse* a en effet démontré que la matière dont il s'agit était du sulfure jaune d'arsenic.

2° *Nécropsie de Fortier père, âgé de soixante et quelques années, mort sous l'influence présumée d'un empoisonnement, inhumé depuis neuf mois révolus.*

Arrivé avec les magistrats indiqués, le 2 juillet 1829, au cimetière de Savigné-l'Évêque, l'identité de la fosse ayant été positivement constatée, l'exhumation faite, nous avons recueilli les observations suivantes.

1°. *Enveloppe étrangère.* Le sujet se trouve inhumé sans cercueil, dans un suaire en grande partie détruit par le temps.

2°. *Enveloppe cutanée.* Ce cadavre répand au loin l'odeur la plus infecte; la putréfaction est très-avancée dans toutes les parties extérieures, et notamment à la tête, dont les os sont à nu; à la poitrine, dont les cavités sont ouvertes; aux membres, où s'observent des lambeaux informes; à l'abdomen, la peau n'est putréfiée que dans la moitié de son épaisseur.

3°. *Tissu cellulaire et muscles.* Ils sont en putrilage dans tous les points découverts par la destruction de l'enveloppe cutanée; mais on trouve encore les muscles rouges et le tissu cellulaire assez bien conservé dans toutes les parties où le derme n'a pas éprouvé cette altération.

4°. *Organes intérieurs.* Les poumons sont en putrilage, et donnent en grande partie l'odeur insupportable que répand le cadavre.

Les viscères abdominaux, qui doivent spécialement

fixer notre attention, nous offrent les dispositions suivantes :

L'incision cruciale des parois de l'abdomen présente le derme encore très-résistant, la couche musculeuse d'un rouge sombre, mais sans putréfaction. Le foie paraît assez bien conservé ; le tube digestif spécialement se trouve dans un état d'intégrité parfaite.

Le péritoine qui leur forme une enveloppe commune est intact, sans aucune ouverture, et conserve l'aspect luisant naturel à sa surface libre.

Ce fait nous conduira bientôt à l'explication naturelle de la conservation remarquable des viscères abdominaux sur ces deux sujets.

Nous trouvons toute la longueur du canal intestinal, et notamment ses portions gastrique, duodénale, intestinale grêle, parsemées de taches rouges sans aucune putréfaction, et caractérisant encore d'une manière assez positive la phlegmasie dont ces organes ont été le siége.

Nous devons rechercher la cause de cette inflammation, examiner successivement les diverses cavités digestives, et recueillir isolément les fluides qui s'y trouvent contenus.

Estomac. Nous en faisons la ligature au-dessus du cardia, au-dessous du pylore ; il est soigneusement lavé, ensuite ouvert sur un vase convenable ; il contient un demi-verre à peu près d'un fluide épais, assez analogue, par l'aspect et la couleur, à la dissolution imparfaite d'ocre jaune ; ses parois, dans toute leur épaisseur et dans une étendue de cinq pouces sur quatre, offrent une tache jaune citron, apparente à l'extérieur et à l'intérieur. L'organe semble imprégné dans ce point d'une matière colorante qu'il est essentiel de connaître, et qui nous offre, du reste, les mêmes caractères que nous avions observés quelques jours auparavant dans celles que présentaient l'estomac et le mésentère de la fille Fortier. Il est donc raisonnable de présumer que ces taches sont le résultat de l'absorption, soit vitale, soit purement capillaire, d'une matière identique à celle que nous avions analysée, d'autant mieux qu'en la soumettant à l'action de l'acide nitrique, elle n'éprouve aucun changement de couleur, et que placée sur des charbons ardens, elle répand une vapeur blanche, l'odeur d'ail et d'acide sulfureux.

Nous enlevons cette portion d'estomac avec précaution; nous l'étendons entre plusieurs feuilles de papier brouillard; elle est scellée par M. le juge d'instruction, de même que le fluide recueilli dans ce viscère, dont l'intérieur nous offre plusieurs taches rouges et des débris de fausses membranes.

Intestins. Le duodénum et l'intestin grêle contiennent également une certaine quantité d'un fluide jaunâtre absolument semblable pour l'aspect à celui que nous avons recueilli dans l'estomac : il est également scellé.

La muqueuse de ces cavités offre, par intervalles, absolument les mêmes altérations.

De ces faits bien constatés nous déduisons les conséquences suivantes :

1°. Le cadavre soumis à notre examen est celui de Fortier père, vieillard âgé de soixante et quelques années.

2°. Ce vieillard a succombé aux influences d'une phlegmasie sur-aiguë de l'estomac et des intestins.

3°. Cette phlegmasie reconnaît pour cause l'action directe de la matière jaune, en partie combinée aux parois gastriques, en partie à l'état de suspension au milieu des fluides retrouvés dans l'estomac et l'intestin grêle.

4°. Enfin cette matière nous paraît être du sulfure jaune d'arsenic (orpiment) parvenu dans le tube digestif en quantité plus que suffisante pour occasionner la mort; administré en poudre fine, il ne laisse dès-lors apercevoir aucune de ces parcelles assez larges que nous avions retrouvées dans les cavités digestives de la fille Fortier.

L'*analyse* de cette matière a fait voir qu'elle était réellement du sulfure jaune d'arsenic.

Les faits contenus dans ces deux observations ont paru d'une évidence telle, que le conseil de l'accusé n'a pas même cherché à les infirmer; la condamnation du prévenu, nommé Auguste Janvier, a été prononcée à l'unanimité.

Réflexions.

Ces deux faits nous fournissent l'occasion de plusieurs réflexions applicables à l'anatomie, à la chimie organique, à la médecine légale, envisagées dans leurs rapports avec l'ordre public.

1°. Une circonstance remarquable doit spécialement appeler ici notre attention. Nous voyons tous les organes renfermés dans la cavité abdominale, tout l'appareil digestif, par conséquent, offrir une intégrité que nous n'eussions jamais pu soupçonner, après un temps aussi long, au milieu des symptômes de putréfaction générale déjà très-avancée ; c'est un fait important pour la toxicologie, les poisons, lorsqu'ils offrent encore des traces, devant se retrouver spécialement dans l'une ou l'autre des portions du tube digestif; ce fait est de nature à troubler la sécurité des criminels, à solliciter les recherches des médecins légistes, même après un temps qu'il est actuellement difficile de limiter (1).

Si nous cherchons l'explication de ce même fait, nous croyons la trouver dans la nature des parois de cette cavité abdominale, et notamment de la tunique péritonéale qui recouvre immédiatement tout l'appareil digestif; en effet, par sa texture et sa composition, cette membrane est difficilement altérable sous l'influence de la putréfaction, lorsqu'elle est suffisamment éloignée de la chaleur humide, comme dans les circonstances où se trouvaient les deux cadavres indiqués. D'un autre côté, présentant un sac sans ouverture, elle ne laisse aucun accès à l'air, tant qu'elle conserve son

---

(1) Nous croyons avoir mis hors de doute l'assertion énoncée par notre savant confrère. (*V.* le n° de mai 1828 des *Archives générales de médecine*, et la 3e section de cet ouvrage.)

intégrité. Les intestins ainsi protégés lui doivent cette conservation, si remarquable pour la chimie organique et si précieuse pour la médecine légale; ajoutons que le tube digestif, par sa nature membraneuse et sa texture propre, est également prédisposé à la décomposition.

2°. La matière du sol exerce évidemment une influence majeure dans la conservation ou la destruction des cadavres qui s'y trouvent enfouis. Mais nous ferons observer que, dans l'espèce, le terrain sablonneux et sec du cimetière de Savigné-l'Évêque, a surtout contribué beaucoup à l'intégrité des organes que nous avions à examiner : c'est au moins la première considération qui nous a fait entreprendre ces recherches dans lesquelles nous ne pouvions trouver aucun mobile, aucun autre guide.

3°. Nous ne terminerons point ces réflexions, sans appeler l'attention du gouvernement sur la nécessité d'imposer aux autorités de chaque lieu l'obligation d'établir un ordre méthodique et régulier pour les inhumations dans tous les cimetières soumis à leur surveillance. Sans cette précaution, l'impossibilité de constater l'identité d'un cadavre, après un temps assez long, deviendra le seul obstacle positif aux recherches fructueuses, de la médecine légale dans un grand nombre de circonstances importantes, où son pouvoir à signaler la cause matérielle d'un crime se trouve actuellement à peu près illimité.

OBSERVATION 6e.

Dans le courant du mois de juin 1829, le docteur Ozanam, l'un des médecins en chef de l'Hôtel-Dieu de Lyon, me fit l'honneur de m'écrire pour me demander s'il serait possible de constater que la mort d'un individu qui avait succombé en 1822, à Bourg (département de l'Ain), était le résultat d'un empoisonnement, et pour savoir quels seraient les procédés qu'il faudrait employer pour découvrir la substance vénéneuse. Je donnai à M. Ozanam les avis qu'il réclamait de moi, et je l'engageai à consulter le mémoire que j'ai publié, conjointement avec M. Lesueur, sur cet objet, en mai 1828. (V. *Archives générales de médecine.*) Je reçus quelque temps après une lettre du docteur Ozanam, dans laquelle il m'annonce que M. Idt, pharmacien distingué de Lyon, et lui, ont été requis par le procureur du roi pour procéder à l'exhumation du cadavre dont il s'agit, et que leurs efforts ont été couronnés du plus grand succès, puisqu'ils sont parvenus à démontrer dans les débris graisseux de ce cadavre la présence d'une préparation *arsénicale*. Deux procédés ont été suivis pour atteindre ce but : d'abord, on a traité la masse suspecte par le nitrate de potasse, comme je l'ai prescrit dans mon ouvrage de *Médecine légale*, puis on a traité par l'acide hydrosulfurique, ainsi que nous l'avons indiqué, M. Lesueur et moi, dans le mémoire déjà cité. Par l'un et l'autre de ces procédés, on s'est assuré que les réactifs chimiques se comportaient avec la matière suspecte, comme avec une dissolution *arsénicale*, et de plus on a séparé l'*arsenic métallique*; en sorte qu'il est impossible d'élever le moindre doute sur l'existence d'une préparation arsénicale dans les parties analysées.

Voici les principaux détails de cette exhumation remarquable.

La fosse était creusée à une profondeur d'un mètre et un tiers dans un terrain placé dans un lieu élevé; ce terrain était sec, graveleux, composé de silice, d'un peu de terre végétale, et d'une très-petite quantité de sulfate de chaux; il devait donc absorber rapidement l'eau. Le sol environnant, qui est de même nature, ne produit que des fougères.

Le cercueil, découvert avec précaution, était tellement entier, que le fossoyeur le sentit fléchir et comme élastique sous ses pieds: on le fit aussitôt retirer pour ne pas l'enfoncer. Il était en lambris de sapin de neuf lignes environ d'épaisseur, bien conservé; seulement le couvercle avait cédé ou plié sous le poids de la terre par l'affaissement du cadavre, mais sans se rompre, à l'exception du côté de la tête, où la pioche avait entamé quelques portions. Les planches de ce couvercle ayant été enlevées entières, après en avoir exactement balayé toute la terre, on put s'assurer qu'elles n'avaient point souffert de l'humidité, mais qu'elles étaient au contraire sèches, et se cassaient avec éclat comme du vieux bois; il en était de même des planches qui formaient les côtés de la bière. Les parois internes de cette boîte n'étaient point tachetées; il n'y avait que le fond qui était empreint superficiellement de matières brunâtres de la consistance d'onguent. Les planches ne s'étaient point disjointes, et par conséquent il n'était point entré de terre dans le cercueil.

L'identité du cadavre fut reconnue : 1° parce qu'il avait été inhumé dans un cimetière de campagne, précisément à la porte de l'église, comme étant le propriétaire le plus riche du village; 2° parce que le curé, le fossoyeur, les porteurs, le maire, et plusieurs habitans, qui, en leur qualité de soldats de la garde nationale, avaient accompagné le corps et fait une décharge de mousqueterie sur la tombe, étaient présens à l'exhumation, et ont affirmé qu'on n'avait inhumé personne autre dans cette même place; 3° parce que le menuisier a reconnu son cercueil qu'il avait fabriqué avec plus de soin que ceux du commun; 4° parce que les assistans ont reconnu les cheveux et surtout les dents de l'individu, qui les avait fort belles et bien conservées, à l'exception d'une qui lui manquait, même dès son vivant.

Le cadavre était dans son intégrité; la tête, le tronc, les membres supérieurs avec les mains, et les inférieurs avec les pieds, avaient conservé leur configuration et leur position naturelles, où ils se maintenaient par juxtaposition. On aurait pu facilement mesurer le corps. Les assistans reconnurent sa taille qui était moyenne.

Les parties sexuelles, recouvertes d'une portion de

linceul, n'étaient qu'un *magma* brun, à demi liquide et épais. Le bassin, dans sa position naturelle, annonçait bien que l'individu était du sexe masculin.

Les muscles n'avaient plus de forme. Les os étaient ramollis.

La tête offrait encore quelques cheveux. Le crâne ne fut point ouvert.

La poitrine était affaissée, et recouverte par les côtes dans leur symétrie ordinaire. Les poumons et le cœur étaient fondus comme un onguent noir qui se serait déposé aux deux côtés de la colonne vertébrale.

L'estomac, le foie, la rate, les intestins, enfin tous les viscères abdominaux, étaient réduits en une masse putrilagineuse, de consistance molle, d'une couleur brune, sans vers et sans odeur. Aucune de ces parties n'était reconnaissable. Les muscles abdominaux y étaient aussi confondus.

Le linceul était en grande partie détruit; ce qui en restait était de consistance brune, et recouvrait une partie des cuisses et des organes sexuels.

ARTICLE II.

De l'utilité des exhumations pour éclairer les questions relatives aux blessures.

Les observations suivantes feront ressortir mieux que tous les raisonnemens l'utilité des exhumations dans les questions relatives aux blessures ; on verra que, même long-temps après la mort, il a été possible de constater des lésions graves de l'utérus, la section du tronc, la présence d'épingles dans l'abdomen, etc.

OBSERVATION Ire.

La femme Herpe, morte le 1er août 1829, après être accouchée, fut inhumée le lendemain dans le cimetière de Chatellaudren (Côtes-du-Nord). Le cadavre fut exhumé le 14 du même mois, à deux heures, *douze jours* après l'inhumation, dans le but de déterminer si la mort pouvait être le résultat de manœuvres imprudentes exercées par la sage-femme.

Après avoir reconnu l'identité, le cadavre fut porté sur une pierre tombale : le drap de lit qui l'enveloppait était de couleur naturelle, excepté la partie antérieure et supérieure du col et de la poitrine, où il était d'un brun foncé et couvert de larves. La chemise est en toile neuve, et marquée de la lettre E. Le visage est recouvert par les bords de la coiffe qui enveloppait la tête ; il est tuméfié et d'un brun foncé à sa moitié supérieure, tandis qu'inférieurement la couleur est naturelle ; la bouche est ouverte, et laisse voir la langue qui est tuméfiée, et qui s'avance vers les lèvres. Des gaz infects se dégagent des narines.

Le corps, d'un embonpoint assez considérable, est météorisé, et exhale une odeur très-fétide ; la peau, de couleur naturelle, excepté sur les parties antérieures du cou et de la poitrine, sur la région pubienne, à la partie interne des cuisses et antérieure des jambes, et dans toute l'étendue des bras, où elle est brune et présente des phlyctènes considérables. Les mains et les pieds étaient dépouillés d'épiderme et d'ongles.

En incisant l'abdomen, il se dégage beaucoup de gaz; les parois abdominales offrent au moins un pouce de tissu graisseux; les muscles de cette région sont pâles et infiltrés. Le péritoine et les intestins nous ont paru sains dans la *plus grande partie* de leur étendue; il y avait environ trois onces d'une sérosité rougeâtre dans la cavité du péritoine. Une des circonvolutions inférieures de l'iléon offre, dans l'étendue de quatre pouces à peu près, et à sa face externe et postérieure, une rougeur marquée; la portion de cet intestin qui s'ouvre dans le cœcum et le commencement de celui-ci, sont fortement phlogosés. La partie inférieure du rectum est rouge et déchirée sur les côtés, à droite, dans l'étendue de deux pouces, et la déchirure comprend les deux tuniques séreuse et musculeuse; à gauche, la partie déchirée a quatre pouces de longueur, et la membrane séreuse seule est lésée. La partie postérieure et inférieure de la vessie, près de son col, présente une ouverture de l'étendue de deux pouces. La cavité pelvienne est phlogosée dans toute son étendue, et contient, indépendammeut des organes qu'elle renferme habituellement, 1° un fœtus mâle d'environ trois mois; le cordon ombilical, long de deux pouces, est séparé du placenta par une déchirure; 2° une portion d'intestin grêle d'environ quatre pieds et demi, sortant par la vulve ; 3° l'*utérus* déchiré dans sa partie inférieure et dans une étendue de deux pouces : il est ovoïde, long de six pouces, large de deux ; son fond est tourné en bas ; sa face externe est d'un gris foncé, et tient encore aux ligamens larges ; à l'intérieur, et surtout au fond, il est d'un rouge brun. Cet organe, ainsi que la portion d'intestin grêle dont nous venons de parler, sont dans le vagin, qu'ils ont franchi à la partie postérieure et supérieure, où l'on voit une déchirure considérable.

Il résulte de ces recherches qu'une main imprudente et ignorante a exercé des tractions fortes et réitérées sur la partie postérieure et inférieure de l'utérus, et a entraîné ce viscère au dehors, et, par suite, la portion d'intestin iléon : l'ouverture pratiquée à l'utérus n'aurait été faite qu'après sa sortie de la vulve, puisque le fœtus était encore contenu dans sa cavité. (Observation recueillie par le docteur Lemoine, de Saint-Brieuc.)

OBSERVATION 2e.

Jean Beaujouin, marinier, fut coupé en deux, et son corps ainsi séparé fut jeté dans la Loire. La partie *supérieure* du tronc fut chassée par les eaux depuis Tuffeaux, près Saumur, jusque vis-à-vis les bords de Saint-Sulpice ; la partie *inférieure* s'était arrêtée sur le bord du fleuve, à l'endroit même de la consommation du crime.

Examen de la partie supérieure du corps. Cette partie ayant été inhumée au cimetière de Saint-Sulpice, fut exhumée quinze jours après (le 20 juin 1815). Une cravate à carreaux rouges entoure lâchement le col et se croise antérieurement, mais sans nœud; le gilet qui couvre la poitrine paraît en son entier; il est tenu croisé par l'agraffement de quelques boutons; au-dessous du gilet on remarque une portion de chemise qui a été coupée circulairement, mais d'un trait, vis-à-vis le bord inférieur du gilet; le pourtour de la chemise dépasse un peu le gilet, et même très-exactement la circonférence du corps.

La tête est dépourvue de cheveux, et les chairs qui recouvrent le crâne et la face sont noires et dévorées par la putréfaction; les ouvertures nasales, oculaires et buccales déformées par la dissolution (1); cependant, et malgré un tel état de décomposition, on *aurait pu*, s'il en eût existé, *constater de grandes lésions mécaniques*. La boîte osseuse est intacte; les chairs qui couvrent le col et le thorax sont également putréfiées; ici, comme sur la tête, aucune trace de violence grave; on remarque au point où le thorax a été séparé en deux, une section circulaire, s'étendant d'arrière en avant, depuis le côté droit des dernières apophyses épineuses et vertèbres dorsales, jusqu'au côté gauche de ces mêmes apophyses, en passant successivement sur les côtés du thorax et ses faces antérieure et postérieure: cette section, qui comprend toutes les parties

(1) On sait que les cadavres se décomposent très-vite, lorsqu'ils présentent des solutions de continuité.

molles dans son épaisseur, est légèrement oblique d'arrière en avant et de bas en haut; la section de la partie postérieure qui intéresse la peau et les muscles sacrolombaires et long-dorsal, est nette et franche; celle qui intéresse la peau et les muscles du thorax, est coupée irrégulièrement, et comme festonnée : postérieurement, la peau est de niveau avec les muscles; antérieurement, la peau est rétractée, coupée irrégulièrement; on remarque une portion seulement des muscles droits, longue de six pouces environ, large de deux travers de doigt. Ce lambeau tient encore par deux digitations; il est recouvert par la peau. Ainsi se trouve à nu la voûte sous-diaphragmatique du thorax, sous laquelle on aperçoit l'œsophage, l'estomac, le duodénum, une portion du jéjunum avec son mésentère, longue de dix pouces, et le foie avec la vésicule biliaire; ces parties étaient déjà dans un haut degré de putréfaction, surtout le foie qui était en putrilage; la section du jéjunum était nette et faite d'un seul trait. Nulle trace de violence, excepté cette section de l'intestin, ne fut observée sur ces organes.

Il n'y avait aucune fracture, ni à la tête, ni à la poitrine, ni dans les membres; les organes enfermés dans la cavité pectorale étaient en putréfaction, ainsi que le cerveau et ses dépendances: la colonne vertébrale se trouve interrompue au-dessous de la troisième vertèbre lombaire; on remarque que la *séparation a eu lieu dans le fibro-cartilage qui unit la troisième vertèbre lombaire à la quatrième.* Les apophyses articulaires inférieures de la troisième vertèbre ont été coupées en totalité, ainsi qu'une très-petite portion des lames vertébrales ; l'instrument tranchant a pénétré dans le milieu du fibro-cartilage, dont une légère couche tapisse encore la face inférieure de la vertèbre, excepté en avant et à droite, où on remarque une légère perte de substance, faite en dédolant.

Examen de la partie inférieure. On a reconnu extérieurement trois blessures faites par un instrument piquant et tranchant. La première, divisant l'épiderme et une portion très-superficielle du derme, s'étendait transversalement de la colonne vertébrale jusqu'à la moitié de l'os des îles du côté gauche, près la lèvre externe de la partie postérieure de cet os ; une autre plus profonde, vis-à-vis l'articulation de la dernière vertèbre lombaire avec l'os sacrum ; la troisième, large d'environ deux pouces, pénétrant jusqu'à l'os droit des îles, dans le tiers postérieur de cet os, à deux pouces au-dessous de la lèvre externe. L'instrument qui a servi à opérer ces trois blessures a été porté vigoureusement dans cette dernière, suivant une ligne transversale, et ne s'est arrêté qu'à l'os. Il devait être de deux pouces de diamètre, à un pouce et demi au-delà de la pointe. Il était sans doute tranchant des deux côtés ; l'étroitesse égale des deux commissures de la plaie semble le démontrer. La séparation du tronc est très-exacte, et n'a pu s'opérer que par le moyen d'un instrument tranchant, porté antérieurement avec précaution, suivant les probabilités les plus raisonnables.

Conclusions. Voici maintenant les principales conséquences déduites par M. Ouvrard, qui n'avait été chargé que de l'examen de la partie supérieure du tronc, de celle qui avait été exhumée au bout de quinze jours. 1° La division du cadavre en deux parties a dû et n'a pu être faite que par un instrument tranchant; 2° cet instrument n'a dû et n'a pu être conduit que par une puissance intelligente : en comparant entre elles les sections antérieure et postérieure du tronc, on peut penser que les premiers coups ont été portés en avant, et que Beaujouin est tombé sous les coups multipliés qui lui ont ouvert le ventre : la séparation de la colonne épinière dans le fibro-cartilage intervertébral, de préférence au corps enfoncé de la vertèbre, suppose de la part de l'assassin ou des connaissances anatomiques, ou l'habitude de semblables désarticulations. Versé dans la connaissance de l'organisation, l'homme de l'art eût désarticulé la colonne épinière en coupant les ligamens vertébraux. Habitué par état à de telles séparations, l'assassin, ignorant les moyens d'inciser des vertèbres entre elles, a trouvé plus prompt et plus simple de couper les apophyses articulaires, à la manière des *bouchers*. C'est donc particulièrement sur cette *classe d'hommes* que doivent se diriger les regards de la justice.

Quelque temps après ce rapport, la vindicte publique dénonça hautement le nommé *Simoine*, *boucher* à Saint-Cleiment-des-Levées, comme auteur de l'assassinat; un procès criminel fut intenté contre lui, et il fut condamné à mort. (*Méditations sur la chirurgie-pratique*, par le docteur Ouvrard; Paris, 1828, page 204.)

OBSERVATION 3e (1).

Le 25 mars 1822, je fus appelé à la chambre d'instruction du tribunal d'Amiens; on me demanda s'il serait possible de retrouver les traces d'un délit sur un cadavre, d'un meurtre sur une femme enterrée depuis huit à neuf mois. Je répondis que, si le délit s'était commis sur les parties *dures*, il serait très-reconnaissable. Je n'avais point alors d'idées bien fixes sur la conservation des parties molles, après une aussi longue inhumation.

Je reçus ordre de me rendre en la commune de Folée-Condé, canton de Picquigny, arrondissement d'Amiens. On procéda devant le juge de paix du canton, et en ma présence, à l'exhumation d'une fille âgée de soixante-dix à soixante-douze ans, qui avait dû être d'une forte organisation lors de sa mort, arrivée en juillet 1821, dans la saison la plus chaude de l'année. Le cadavre était enterré dans un endroit élevé, dans un sol argileux. Quand il fut apporté au jour, je fus frappé de la conservation des parties en général; il n'avait point été ouvert. Trouvé à l'époque de la mort dans une cave, couché sur le ventre, et couvert d'un tonneau de grande capacité, mais vide, un officier de santé avait déclaré au juge de paix que le sujet avait été

(1) Communiquée par le docteur Routier, médecin à Amiens.

étouffé par le tonneau, et on ne fit point d'autres recherches.

Les chairs étaient fermes, la peau en général aussi; il y avait quelques ecchymoses bien prononcées aux pommettes, au bord des lèvres, à la partie postérieure du col; là, l'épiderme était détaché, mais le derme n'était point en putrilage. Les muscles étaient rouges, fermes, bien distincts. A la tête, les cheveux étaient adhérens partout, excepté à la partie postérieure du crâne : sur toute l'étendue du tendon de l'occipital, il y avait une tuméfaction et une mollesse bien marquées; une fluctuation manifeste et la crépitation des pièces osseuses de cette région, firent soupçonner une lésion grave.

En effet, un coup de scalpel ayant divisé les tégumens putréfiés dans cet endroit seulement, laissa voir une large fracture avec enfoncement de l'os dans le cervelet. La portion d'os déprimée était carrée, et de deux pouces environ de diamètre; elle comprenait la protubérance occipitale externe; complétement isolée du reste du crâne, elle avait pénétré dans la substance du cervelet après avoir déchiré les méninges. Le cervelet était réduit dans ce lieu à un état de putrilage mêlé de sanie purulente et sanguinolente.

Cette disposition contrastait singulièrement avec celle du cerveau, qui, dans toutes ses parties, se trouvait comme dans l'état sain et de mort récente, offrant sa fermeté naturelle et son odeur propre.

Il a été reconnu que la victime avait été assommée avec le dos ou la partie postérieure d'une hache. La pièce osseuse enfoncée dans le cervelet, s'est trouvée en correspondance avec la force de l'instrument vulnérant, lequel saisi chez le meurtrier, teint de sang et imprégné de cheveux, a porté l'évidence du crime dont il se déclara être l'auteur.

Il a été procédé à l'ouverture des cavités thoracique et abdominale. Les viscères y étaient dans un parfait état de conservation; on a pu juger qu'ils étaient, en général, dans l'état sain lors de la mort, n'offrant aucun vice organique, aucun état morbide. Les poumons étaient gorgés d'un sang veineux, noir, dont les qualités physiques pouvaient bien encore se rencontrer. Le ventricule pulmonaire du cœur contenait aussi du sang veineux. Pour l'estomac, il était d'une conservation parfaite, ne présentant aucune trace de désordre inflammatoire, d'induration ou autre cas morbide; il contenait une assez grande quantité d'un fluide épais, qu'à ses qualités physiques, à son odeur surtout, on pouvait encore reconnaître pour un mélange de matières alibiles, en partie arrivées à l'état chymeux.

OBSERVATION 4e.

Nous soussignés, docteurs en médecine, etc., en vertu d'une ordonnance de M. Delahaye l'aîné, juge d'instruction près le tribunal de la Seine, nous sommes transportés le 23 mai 1829, à six heures du matin, au cimetière du Père La Chaise, à l'effet d'assister à l'exhumation du cadavre d'un enfant inhumé depuis le mois de décembre 1828, de procéder, en présence du magistrat instructeur, de M. le substitut du procureur du roi, et de l'inculpé *Bouquet*, père de l'enfant, à l'autopsie dudit cadavre, de faire toutes les recherches nécessaires pour constater à quelles causes on doit attribuer la mort, et notamment si elle ne serait pas due à un empoisonnement, et s'il n'existerait pas dans le canal digestif quelques corps étrangers.

La bière ayant été retirée de la fosse en notre présence, nous l'avons fait placer sur une table en plein air. Cette bière avait éprouvé des altérations assez remarquables. Nous l'avons ouverte, et à son ouverture une odeur putride des plus fortes s'est fait sentir: nous avons combattu cette odeur presque insupportable par quelques aspersions d'eau chlorée.

Le drap qui avait servi à ensevelir l'enfant était pourri. Après en avoir enlevé les lambeaux qui restaient, et mis le cadavre à nu, nous avons reconnu, à quelques vestiges de l'urètre et du scrotum, qu'il était celui d'un enfant mâle, et à sa taille, qu'il pouvait être âgé de huit à dix mois.

Le cadavre était affaissé et peu volumineux. La peau du crâne et une très-grande partie de celle de la face étaient détruites par la putréfaction, et laissaient les os à-nu. La putréfaction avait aussi détruit presque en entier la peau et les muscles de la partie antérieure de la poitrine, de telle sorte, que cette cavité était ouverte.

La peau de l'abdomen, jusqu'au-dessus de l'épigastre, était intacte; celle de la partie antérieure du corps avait la couleur du *bistre*, et celle de la partie postérieure était d'un *brun-rougeâtre*.

Les mâchoires étaient garnies de quelques dents; mais nous ne savons pas si la *pousse* de celles-ci avait eu lieu pendant la vie, ou bien si elles n'étaient apparentes que par suite de la destruction des gencives. Il n'existait plus des cheveux et des ongles que quelques débris.

Les organes contenus dans la poitrine étaient réduits en une sorte de putrilage d'un gris rougeâtre, d'un très-petit volume. Tout était confondu, et on remarquait à peine quelques vestiges des poumons.

Ouverture de l'abdomen. Comme dans la poitrine, il n'y avait dans cette cavité, à la place des viscères, qu'un très-petit volume de putrilage d'une couleur rouge, et situé de chaque côté de la colonne vertébrale.

Dans le flanc droit, immédiatement sous la peau, nous avons trouvé *une épingle ordinaire*, dont la pointe était tournée vers l'extérieur du corps. Nous en avons trouvé *une autre*, entre les troisième et quatrième fausses côtes du côté gauche, ayant la même longueur et la pointe également dirigée vers l'extérieur du corps. Malgré toutes nos recherches, nous n'avons trouvé que ces deux corps étrangers.

Nous avons recueilli avec le plus grand soin tout ce qui était contenu dans la cavité abdominale, puis nous l'avons renfermé dans un vase, pour être soumis à une analyse chimique qui fera l'objet d'un rapport particulier.

On nous avait parlé d'une hydrocéphale comme étant la cause de la mort de l'enfant Bouquet. Nous avons examiné avec le plus grand soin le cerveau;

mais il était si diffluent, et ses enveloppes tellement altérées, qu'il nous a été impossible de rien reconnaître. L'enfant n'était probablement pas atteint de ce qu'on appelle *hydrocéphale interne chronique*, qui commence souvent avec la naissance, puisque nous n'avons reconnu ni grosseur extraordinaire de la tête, ni écartement des sutures, ni amincissement des os du crâne. Pour nous assurer si des épingles ne s'étaient pas engagées dans la peau des membres et du tronc, et enfin dans toutes les parties qui n'avaient pas été détruites par la putréfaction, nous avons fait de nombreuses incisions qui n'ont rien produit; elles nous ont fait seulement reconnaître que toutes ces parties avaient éprouvé la *saponification.*

Après avoir terminé toutes nos opérations, nous nous sommes retirés et avons rédigé le présent procès-verbal. (Marc et Denis.)

Paris, 25 mai 1829.

L'analyse des matières a été faite par MM. Marc, Chevallier et Denis, en présence de M. le juge d'instruction et de l'inculpé Bouquet, et il n'a été trouvé dans ces matières aucune substance vénéneuse.

OBSERVATION 5e.

Nous soussignés, docteurs en médecine de la Faculté de Paris, domiciliés à Versailles, nous sommes transportés, le 29 juillet 1828, en vertu d'un réquisitoire de M. le juge d'instruction du tribunal de première instance, séant à Versailles, à l'effet de procéder à l'exhumation d'os trouvés enfouis dans une cave, et de reconnaître : 1°. si les os dont il s'agit appartiennent à l'espèce humaine; 2°. s'ils sont ceux d'un homme ou d'une femme; 3°. depuis combien de temps ils ont été inhumés; 4°. la taille du corps auquel ils appartiennent; 5°. son âge, et autant que possible son signalement; 6°. enfin, de déterminer le genre de mort à laquelle il a dû succomber. Nous avons trouvé, en arrivant, M. le juge d'instruction et M. le procureur du roi, assistés du maire de l'endroit et du juge de paix d'Argenteuil, en présence desquels, après avoir prêté le serment voulu par la loi, nous nous sommes livrés à l'examen dont nous consignons ici les détails.

Nous nous sommes rendus, accompagnés de ces magistrats, à une cave séparée par une cour peu spacieuse, de la maison qu'habitaient les deux frères Guérin. Là, M. le juge de paix d'Argenteuil ayant levé en notre présence les scellés apposés depuis quelques jours sur la porte et le soupirail de ladite cave, nous y sommes descendus et nous en avons examiné le sol qui est composé d'un terrain argileux-calcaire, blanchâtre, gras et humide. Nous avons trouvé entre le pied de l'escalier et le mur du fond de cette cave, dont le cintre est assez élevé, un espace d'environ six pieds et demi; le sol à cet endroit était affaissé de deux pouces et demi dans l'étendue de cinq pieds : le centre de cet affaissement était creusé à neuf pouces de profondeur par un trou large de deux pieds et demi, et long de dix-huit pouces, sur le bord duquel se trouvaient déposés quatre côtes sternales gauches, l'humérus du même côté, les quatre os qui constituent les deux avant-bras, et le second métacarpien gauche. Ce trou communiquait à une excavation en forme de voûte, qui s'était moulée sur la poitrine et le bas-ventre, dont les parties molles, détruites et transformées en une couche peu épaisse d'un terreau noirâtre qu'on apercevait au fond, avaient laissé une cavité qui a mis à découvert, par son éboulement, le point où ces parties avaient été inhumées. Toute la portion iliaque de l'os de la hanche gauche ressortait au milieu d'une terre noire, grasse et pâteuse ; aucune odeur de putréfaction ne se manifestait ; celle qui résulte des produits de la moisissure était seule remarquable.

Nous avons procédé avec soin à l'enlèvement des premières couches du sol, et toutes les parties qui se trouvaient aux environs des os ont été retirées, soit à l'aide d'une petite pelle à feu, soit à l'aide d'un couteau de table et de la main. Alors nous sommes arrivés à une espèce de terreau noir, savonneux, gras et humide, faisant éprouver entre les doigts la sensation que produit la terre glaise imprégnée d'eau. Une assez grande quantité de poils blonds frisés, mélangés et agglomérés dans l'espace de quelques pouces à ce terreau, nous ont indiqué, en avant des os pubis et dans l'intervalle des ischyons, l'endroit occupé par les parties génitales et l'anus.

Nous parvînmes ainsi à mettre à découvert dans toutes ses parties un squelette humain dont les pieds étaient tournés vers l'escalier, et la tête vers le mur qui forme le fond de la cave. La fosse qui le contenait avait au plus dix-huit pouces de profondeur; le squelette y était placé légèrement incliné sur le côté droit, le dos tourné parallèlement au mur latéral; de sorte que toute sa partie gauche occupait le point le plus saillant, et était recouverte à peine par quatre pouces de terre, tandis que tout le côté droit se trouvait le plus profondément enfoui. Cette position oblique explique pourquoi l'humérus gauche et quelques côtes du même côté sont les parties qui se sont offertes les premières à celui auquel le hasard a découvert l'enfouissement de ces os. Le sternum et l'appendice xyphoïde étaient séparés des cartilages costaux, desquels nous n'avons rien retrouvé, et occupaient la partie antérieure des vertèbres correspondantes. La colonne vertébrale avait conservé tous ses rapports depuis la tête jusqu'au sacrum. Nous avons trouvé les deux genoux assez fortement portés dans l'adduction, pour que les rotules se correspondissent par leurs faces antérieures. Les os de la jambe avaient conservé tous leurs rapports, et étaient enveloppés vers le tiers inférieur par deux guêtres d'une étoffe de laine qui nous sembla être du drap; leurs deux dessous de pieds, de cuir, n'avaient éprouvé aucune altération. Une assez grande quantité de poils courts et blonds adhérait sur les parties de ces guêtres qui avaient été en contact avec la peau de laquelle nous n'avons retrouvé aucun reste.

Voulant nous assurer de la taille de ce squelette qui se présentait à nous dans son état d'allongement naturel, nous l'avons mesuré à différentes reprises, du sommet de la tête à la face inférieure du calcanéum, et nous avons eu pour résultat quatre pieds onze pouces et demi.

N'ayant plus rien à examiner relativement à l'ensemble et à la position de ce squelette dans la fosse, nous en avons retiré les différentes parties. Le crâne était entouré dans toute son étendue par une assez grande quantité de cheveux d'un blond cendré dont la longueur moyenne est de trois pouces. La mâchoire inférieure, largement écartée de la supérieure, reposait par sa base sur les vertèbres cervicales. Le corps de l'os hyoïde, séparé de ses branches, a été retrouvé à cet endroit. La tête, extraite de sa position, nous présenta : 1° une fracture complète de l'apophyse zigomatique droite, qui en était séparée, et qui n'a pu être retrouvée; 2° plusieurs félures à bords plus ou moins écartés, occupant les deux régions temporo-pariétales, et se continuant à la base du crâne, en passant par les conduits auditifs; 3° nous reconnûmes en outre, et d'une manière très-distincte, sur la région temporo-pariétale droite, et dans les fosses temporale et zigomatique du même côté, des taches d'un rouge encore assez vif, qui nous parurent être le résultat de sang desséché et conservé dans cet état par les cheveux dont il était recouvert. L'un de nous, en cherchant à retirer l'omoplate droite, rencontra auprès de cet os les restes d'une boucle de fer fortement oxydée, en contact avec un morceau de peau, renfermé lui-même au milieu d'un tissu de toile pénétré de rouille.

Ces différens objets nous semblent avoir fait partie d'une bretelle. Nous retirâmes ensuite avec soin tous les os qu'il nous fut possible de rencontrer, et comme le lieu et le temps ne permettaient pas que nous pussions nous livrer à leur examen minutieux, nous mîmes dans un sac particulier, scellé du cachet de la commune, la tête qui fut emportée par nous avec le plus grand soin. Un autre sac reçut les autres pièces osseuses, qui furent également cachetées et déposées au cabinet de M. le juge d'instruction.

Désirant apprécier à quel degré de décomposition étaient passées les parties molles, nous continuâmes nos recherches, et nous retirâmes, outre le terreau dont nous avons parlé, de larges plaques d'une matière grasse, savonneuse, occupant le fond de la fosse, et couverte aux endroits qui correspondaient aux omoplates, de quelques débris d'un linge grossier, qui nous semblent indiquer que le cadavre avait sa chemise lorsqu'il a été inhumé. Au milieu de ces produits de la décomposition, on rencontrait quelques débris plus secs, plus consistans, qui se présentaient quelquefois par plaques assez résistantes, d'un blanc jaunâtre, d'un aspect fibreux, à lames disposées par couches, que nous considérâmes comme les détritus des ligamens intervertébraux, ainsi que des parties tendineuses et aponévrotiques. Les os, à leurs parties auxquelles correspondaient les fortes masses charnues, étaient recouverts par une espèce de terreau mou, comme spongieux, d'un brun noirâtre, dans lequel on reconnaissait quelques restes d'organisation fibreuse.

Ce terreau, qui adhérait faiblement à leur tissu compacte, était évidemment le résultat de la décomposition des muscles.

Nous bornâmes à ces recherches locales la première partie de notre opération, et le vendredi, premier août 1828, en présence du juge d'instruction et du ministère public, nous procédâmes à un examen plus détaillé des différentes pièces osseuses qui étaient à notre disposition. Nous avons en conséquence remis en position tous les os qui ont été retirés de la terre, afin de les apprécier dans les rapports qu'ils ont entre eux, et de les examiner isolément dans leurs détails.

La colonne vertébrale est complète; le corps de la cinquième vertèbre lombaire, déprimé et moins épais à droite, indique qu'à une époque que nous ne pouvons pas assigner, cet os a subi cette espèce d'altération dans le rachitisme. Les côtes sont parfaitement intactes; la onzième du côté droit n'a pas été retrouvée. Les trois pièces du sternum existent et ne sont nullement soudées entre elles.

Le bassin, dont le détroit supérieur est moins large à gauche qu'à droite, présente dans les détails et dans l'ensemble des os qui le constituent, tous les indices qui se rapportent au sexe masculin. Ainsi, le peu d'évasement et la profondeur de cette cavité osseuse, comparés au peu de largeur de ses détroits, le rapprochement plus grand des tubérosités ischyatiques, la forme ovale des trous sous-pubiens, la hauteur des pubis et le peu de largeur de leur arcade, les fosses iliaques plus profondes, les cavités cotyloïdes plus creuses et plus rapprochées de l'axe du corps, etc.; tous ces caractères enfin, comparés à ceux que présentent les mêmes parties osseuses chez la femme, mettent hors de doute que le bassin dont il s'agit est celui d'un homme. Le coccyx manque. Les fémurs n'offrent rien de remarquable; nous ne possédons que la rotule gauche. Les deux tibias présentent une conformation vicieuse, due à la même cause dont nous avons assigné l'action sur la cinquième vertèbre lombaire et sur le bassin. Ces deux os ont dû éprouver un ramollissement qui a produit dans leur tiers supérieur une courbure déterminée par la pression exercée sur eux par le poids du corps; la courbure dont nous parlons, légère et assez peu remarquable sur les os de la jambe droite, est très-prononcée sur ceux de la gauche. Le tibia gauche présente dans son tiers supérieur une courbure considérable, dont la concavité répond en dedans et en dehors. Le péroné est recourbé dans le même sens. Il résulte de cette conformation anormale un raccourcissement de six lignes dans la longueur de ces os, soit qu'on les mesure réunis au tarse, soit qu'on les mesure isolément.

La clavicule gauche est de quatre lignes plus courte que la droite; même différence existe pour l'humérus gauche comparé à celui du côté droit.

En général, les os ont acquis tous les développemens qu'ils présentent dans l'âge adulte; leurs éminences d'insertion et leurs courbures naturelles sont fortement prononcées. Toutes les épiphyses sont entièrement soudées, et ne laissent sur aucun os la moindre trace de séparation.

Les sutures, encore apparentes, ne sont nullement soudées; leurs engrenures ont peu de profondeur; on voit de chaque côté de la suture coronale un os wormien de quatre lignes de diamètre, qui correspond à la partie moyenne du bord antérieur de chacun des deux pariétaux. La suture lambdoïde, dont les dentelures sont très-alongées, est formée par onze petits os wormiens d'un diamètre variable. L'occipital est entièrement soudé au corps du sphénoïde. Les traces d'union des os de la face sont encore très-distinctes.

Il existe seize dents à la mâchoire supérieure; les deux dents de sagesse sont au niveau de leurs alvéoles, et devaient être cachées par les gencives. Les deux incisives externes offrent, conjointement avec les canines qui leur sont contiguës, une perte de substance, d'où résulte dans leur émail une échancrure demi-circulaire, produite par leur frottement souvent répété contre un corps dur, que nous croyons devoir être le tuyau d'une pipe de terre. La mâchoire inférieure présente dans la disposition de ses dents quelques particularités qui peuvent donner des caractères d'identité remarquables. Trois incisives assez grêles restent encore; deux sont intactes; celle qui avoisine la canine gauche est plus mince que les autres; sa couronne est presque détruite par un point de carie apparent seulement en arrière, mais ayant diminué son niveau de plus d'une demi-ligne; on ne retrouve dans l'os aucune trace de la quatrième. Deux canines très-fortes chevauchent sur les dernières incisives, et forment en avant une saillie assez considérable. Nous retrouvons à cette mâchoire, entre ces dernières dents et les petites molaires, l'échancrure inférieure qui complette par l'usure de ces dents, conjointement avec les supérieures correspondantes, l'ouverture circulaire dont nous avons déjà parlé, et qui nous a paru devoir résulter de l'usage de la pipe. La seconde petite molaire gauche, détruite en partie par la carie, laisse entre elle et la première grosse molaire une échancrure assez considérable; la deuxième grosse molaire gauche a été extraite. La dent de sagesse droite est entièrement sortie; la gauche est encore dans son alvéole.

Il nous reste maintenant à décrire l'étendue, le nombre et la direction des fractures que nous n'avons fait qu'indiquer, lorsque la tête a été retirée de terre.

A la réunion des portions écailleuse et mastoïdienne de chacun des deux temporaux, existe une large fente qui produit à droite un écartement d'une demi-ligne, et s'étend de la partie antérieure du conduit auditif à l'angle dans lequel est reçu l'angle inférieur et postérieur du pariétal sur lequel elle se continue, en se portant en haut et en arrière où elle se termine, en décrivant une ligne courbe dans la suture sagittale, à sa jonction avec l'angle supérieur de l'occipital. La suture écailleuse du temporal est disjointe, et au-dessus d'elle se trouve à un pouce une petite félure qui, de la fente dont on vient de parler, se porte en avant et en bas sur le pariétal en gagnant son bord inférieur.

23.

L'apophyse zygomatique de ce côté est rompue de sa base à son sommet qui a été désarticulé d'avec l'os de la pommette. Dans la fosse temporale, une félure occupe la grande aile du sphénoïde, depuis le temporal jusqu'à l'apophyse orbitaire de l'os malaire, en suivant la direction, et à six lignes environ de son point d'union avec le coronal; la portion de la grande aile du sphénoïde qui s'articule avec l'apophyse orbitaire de l'os de la pommette, est disjointe et enfoncée vers l'orbite.

La région temporo-pariétale gauche est le siége de fractures plus larges, plus nombreuses et plus étendues; ces fractures vont, en quelque sorte, en se ramifiant du conduit auditif, qui est largement fendu, à toute la région pariétale. Ainsi, une séule fente à bords écartés monte de la partie la plus reculée de ce conduit, et divise perpendiculairement la portion écailleuse à la réunion de ses quatre cinquièmes antérieurs avec son cinquième postérieur; elle se jette dans la suture écailleuse, se confond avec elle, reparaît ensuite deux lignes en avant, présentant le même écartement, et monte, toujours verticalement, dans l'étendue d'un pouce, sur le tiers antérieur du pariétal, où elle se bifurque. De cette bifurcation, une fente moins écartée s'avance en montant sur le pariétal jusqu'à la suture frontale, qu'elle traverse pour se terminer sur l'os frontal. A dix lignes au-dessous d'elle, une félure secondaire se dirige parallèlement à la première sur la suture frontale, et circonscrit ainsi dans le pariétal une esquille quadrilatère jointe imparfaitement à l'os. La branche postérieure de cette bifurcation n'est autre chose que la continuation de la fente principale, avec laquelle elle forme en arrière un angle droit, d'où se détache imparfaitement du corps de l'os une petite esquille quadrilatère de trois lignes. Cette fente dégénère bientôt en une félure qui continue à se porter en arrière en décrivant une ligne courbe, jusqu'à la bosse pariétale, d'où part une nouvelle bifurcation dont la branche supérieure va en diminuant, et s'arrête dans la suture sagittale à deux pouces et demi de l'occipital, tandis que l'inférieure offre une félure longue d'un pouce et demi, qui se porte un peu en bas et se termine dans le pariétal.

Nous allons maintenant reprendre les fractures auprès des conduits auditifs, et les suivre dans les désordres qu'elles ont produits à la base du crâne, sous laquelle elles forment un V, dont la pointe serait à l'articulation sphénoïdo-ethmoïdale et les extrémités de chaque branche aux deux conduits auditifs qui nous ont servi de points de départ, dans l'examen que nous en avons fait de chaque côté de la boîte osseuse. La fracture droite divise l'entrée du conduit auditif dans la direction d'une ligne qui, de la base de l'apophyse mastoïde, irait à la fissure glénoïdale, en suivant la direction du bord antérieur du rocher, où elle produit un écartement d'une demi-ligne, qui divise exactement à cet endroit la portion pierreuse de la portion écailleuse; cette fracture continue à marcher en avant et en dedans, traverse les trous sphéno-épineux et maxillaire inférieur, divise le bord de l'aile externe de l'apophyse ptérigoïde dans son tiers supérieur, reparaît au fond de la fosse du même nom, et gagne son aile interne, redescend sur le corps du sphénoïde qu'elle brise transversalement dans son articulation avec l'ethmoïde; de là, elle revient du côté opposé, en divisant obliquement le womer près de son bord supérieur, sépare l'aile gauche du sphénoïde, du corps de cet os, dans la direction de la rainure qui reçoit le womer, se jette dans le trou déchiré antérieur, reparaît entre le bord antérieur du rocher et la portion écailleuse, et se termine enfin au conduit auditif gauche, après avoir traversé la fosse glénoïde, dans la direction de la fissure, derrière laquelle une esquille pyramidale détachée du reste de l'os interrompt par sa base, dans l'étendue de deux lignes, la racine de l'apophyse zygomatique, qui concourt à former l'orifice de ce conduit.

Les divers points d'union qui existent entre l'occipital et les temporaux ont été fortement ébranlés, et présentent un léger écartement.

De tous les faits qui précèdent, il résulte pour nous:

1°. Que le squelette dont il s'agit appartient à l'espèce humaine.

2°. Qu'il est du sexe masculin.

3°. Que sa taille est d'environ cinq pieds.

4°. Que, d'après l'état avancé de l'ossification, il a dépassé vingt-cinq ans; mais qu'il nous est impossible de préciser au juste, d'après l'examen des os, l'âge que devait avoir l'individu auquel ils appartiennent, attendu que ces organes n'offrent, à cette époque de leur développement, aucun caractère assez tranché pour que nous puissions nous prononcer plus affirmativement; que cependant, d'après l'état des sutures et particulièrement des dents, on peut présumer que ce squelette, qui est celui d'un adulte, n'avait pas atteint cinquante ans;

5°. Que, d'après la couleur des cheveux et des poils, la conformation des os du bassin, la déviation de la cinquième vertèbre lombaire, la courbure des os des deux jambes, et particulièrement de ceux de la gauche qui est de six lignes plus courte que l'autre, cet individu a été rachitique dans son enfance, et qu'il devait, sinon boiter, du moins feindre de l'extrémité inférieure gauche.

6°. Que toutes les fractures signalées à la tête sont le résultat de violences extérieures exercées sur les parois du crâne, au moyen d'un instrument contondant à large surface; qu'elles ont été faites pendant la vie, ce qui paraît démontré par les taches de sang que nous avons pu encore reconnaître sur l'os de la pommette droite, sur le temporal et au sommet de la fosse zygomatique du même côté; que le nombre de ces fractures, leur grande étendue, leur siége, nous autorisent à établir que la mort a dû suivre immédiatement les blessures, par suite de la violente commotion qui a été communiquée au cerveau.

7°. Que le gissement de ce squelette dans sa fosse, particulièrement la position des avant-bras et des mains qui ont dû être fléchis et croisés sur la poitrine, indiquent qu'on a dû inhumer le cadavre avant que la rigidité se fût emparée de lui.

8°. Enfin, que, d'après l'aspect des parties molles entièrement passées au gras et réduites à une espèce de savon animal, l'absence de tout gaz fétide, d'après la nature et l'humidité du sol qui les renfermait, cette transformation a dû arriver plus rapidement que dans un milieu plus sec, et a pu s'effectuer dans l'espace de deux à trois ans au plus.

Fait à Versailles, le 1er août 1828.

Signé, LAURENT, NOBLE et VITRY.

OBSERVATION 6e.

Un Piémontais nommé Bonino, ancien militaire, âgé de quarante-six ans, s'était retiré dans un village situé aux environs de Montpellier. En 1823 il disparut, et le bruit se répandit qu'il était allé en Espagne; mais bientôt une rumeur sourde prétendit qu'il avait été assassiné par une fille avec laquelle il avait vécu en concubinage, et par un nommé Dimont, que l'on savait être depuis long-temps d'intelligence avec elle, et qui, en effet, l'avait épousée neuf mois après la disparition de Bonino. Cependant plus de deux ans s'écoulèrent encore, et ce ne fut qu'en 1826 que la justice, informée des bruits qui s'étaient répandus, fit des recherches, et trouva un cadavre dans le jardin de celui-là même qui était soupçonné. Il était nécessaire d'abord de savoir si ce cadavre était celui de *Bonino*, qu'une circonstance particulière devait faire reconnaître, savoir, un sixième doigt à la main droite, et un autre au pied gauche.

Nous nous rendîmes le 30 avril 1826 à la commune de Sussargues, pour procéder à l'exhumation d'un cadavre découvert dans un jardin. Un soulier, que l'on avait retiré de la terre en faisant des fouilles, avait indiqué le lieu où gissait la victime de l'assassinat dont la justice cherchait les traces. Ce fut aussi sur ce lieu que nous dirigeâmes nos recherches.

La terre enlevée, nous trouvâmes, à dix-huit pouces de profondeur, un squelette humain gissant sur le dos. La tête, placée au nord, était légèrement fléchie en avant, la mâchoire inférieure était écartée de la supérieure. Les avant-bras se croisaient sur la poitrine, de manière que le droit passait un peu sur le gauche. Les côtes, dessinant encore le thorax, étaient séparées du sternum, que nous trouvâmes appliqué sur les vertèbres qui lui correspondent. Des poils noirs et un bouton de métal étaient implantés dans une matière terreuse et humide qui recouvrait la face antérieure du sternum. La colone vertébrale, nullement interrompue, avait conservé ses rapports avec la tête et le bassin. Les extrémités inférieures, alongées et sur le même plan que le tronc, suivaient la direction de l'axe du corps, et se rapprochaient inférieurement. Le pied droit, le seul que nous ayons vu en place, était encore dans le soulier, un peu fléchi sur la jambe et incliné sur son bord externe; le gauche avait été enlevé avec le soulier, dans lequel nous n'en trouvâmes qu'une partie.

La tête, retirée de sa position, était sèche dans la

région frontale, tandis que la région occipitale était encore humide et comme lubrifiée par une substance graisseuse, au milieu de laquelle nous trouvâmes des cheveux noirs. Examinée avec attention, elle nous offrit, à l'angle orbitaire externe droit, une difformité résultant d'une lésion bien antérieure à la mort, puisque la nature en avait opéré la guérison : ce qui nous fit penser qu'il avait pu exister une cicatrice dans cette partie. Une autre lésion de l'os existait au côté gauche du coronal, mais paraissait très-ancienne. Le temporal gauche a surtout fixé notre attention; sa portion écailleuse, presque désarticulée d'avec le pariétal, était divisée en trois portions, par trois félures qui partaient de la circonférence de l'os, et se réunissaient au-devant du conduit auditif externe, et à une quatrième qui, contournant la base de l'apophyse zygomatique, se terminait à la fente glénoïdale. La forme de cette fracture, l'intégrité de l'arcade zygomatique et de l'apophyse mastoïde, nous font dire qu'elle a été faite par un instrument contondant à petite surface. D'après l'absence de tout travail de la nature pour la guérison, d'après l'écartement des pièces osseuses et le suintement qui se faisait par les divers points de la fracture, nous pensons qu'elle a eu lieu dans un temps très-rapproché de la mort. Nous ajoutons même que les désordres que nous avons observés sont le résultat d'un coup violent, qui a dû nécessairement amener une commotion cérébrale telle, que, sans tenir compte des autres accidens, l'individu qui l'a reçu a dû être mis à l'instant même hors de défense et privé de l'usage de ses sens.

Les souliers dans lesquels nous avons trouvé les os du pied, quelques morceaux d'étoffe enveloppant les vertèbres du cou, des boutons en bois et en métal, un couteau dont la lame était repliée dans le manche, trouvé à la partie gauche de la poitrine, quelques fragmens de drap et de velours, nous font croire que le cadavre avait été enseveli couvert au moins d'une partie de ses vêtemens.

Quoique le temps nécessaire pour la décomposition complète d'un cadavre varie beaucoup, et qu'on ne puisse à cet égard établir aucune règle positive, puisque les climats, l'humidité plus ou moins grande des terrains, le plus ou moins de profondeur des fosses, et une infinité d'autres circonstances relatives à l'état et au tempérament des individus, établissent des différences remarquables, nous avons pourtant cherché à déterminer depuis combien de temps le squelette que nous examinions avait été enseveli. L'opinion la plus générale est que, dans un climat tempéré, lorsque aucune circonstance particulière ne hâte ou ne retarde la décomposition, elle est complète dans l'espace de trois ou quatre années. En rapprochant l'état dans lequel nous avons trouvé les parties lors de l'exhumation, de ce qui a été dit à ce sujet, nous croyons pouvoir avancer qu'il y a trois ans et demi environ que le cadavre a été enseveli. Nous avons remarqué, en effet, ce que quelques auteurs signalent arrivant dans la troisième période, qui commence après la troisième année, les produits gazeux entièrement disparus, l'odeur fétide remplacée par une odeur de moisissure, et seulement un reste de matière terreuse, grasse, friable, brunâtre et noire.

Les seules parties molles que nous ayons trouvées étaient des ligamens vertébraux qui, par leur composition, se rapprochant le plus des os, devaient être aussi les derniers à disparaître.

Comme ni les lieux ni le temps ne nous permettaient de faire un examen attentif des autres parties du squelette, nous enlevâmes nous-mêmes tous les os que nous pûmes trouver, et les mîmes dans un sac auquel fut apposé le sceau de la justice.

Le cinquième jour du mois de mai, nous nous rendîmes au cabinet de M. le juge d'instruction pour continuer l'examen des pièces osseuses que nous avions à notre disposition. Nous trouvâmes toutes les vertèbres, les côtes et les os du bassin, qui furent bientôt articulés. Voulant déterminer à quel sexe le squelette appartenait, nous examinâmes ces différentes parties, et la largeur des détroits, peu considérable, comparée à la profondeur du bassin, le détroit inférieur rétréci, cordiforme, et terminé en pointe en avant, disposition qui tient à la direction des ischions qui, en descendant, convergent beaucoup l'un vers l'autre, la forme ovale et très-alongée des trous sous-pubiens, nous firent penser qu'il appartenait à un homme. Notre jugement fut confirmé par le peu d'écartement des branches descendant des pubis, qui avaient leur face antérieure dirigée en dehors, tandis que chez la femme elle est large et aplatie.

Ces circonstances se trouvèrent en rapport avec la

longueur, la consistance et le développement des os.

Le sexe étant reconnu, nous cherchâmes quel âge cet homme pouvait avoir. Le développement complet des os, celui des éminences auxquelles viennent s'attacher les muscles et celui des mâchoires; l'état des dents, qui étaient en nombre complet, à l'exception de la quatrième molaire droite de la mâchoire supérieure, dont la chute était très-ancienne, puisque la cavité alvéolaire était ossifiée, et que les dents voisines n'avaient pas changé de direction, quoique n'étant plus soutenues, nous ont amené à dire qu'il avait atteint sa quarantième année. D'après le tableau comparatif fait par M. le professeur *Sue*, nous avons établi que sa taille était de cinq pieds cinq pouces environ.

Les extrémités, à l'exception de quelques os, étaient complètes, et nous articulâmes le pied droit, que nous avions conservé dans le soulier. Deux os sésamoïdes, que l'on rencontre ordinairement, furent les seuls surnuméraires que nous trouvâmes. Le pied gauche ayant été enlevé en piochant, quelques os furent égarés. Nous n'avons trouvé que le calcanéum, l'astragale, le scaphoïde et le cuboïde, les cinq os du métatarse et trois phalanges, ce qui nous a mis dans l'impossibilité de l'articuler et de nous assurer s'il y avait quelque anomalie. Ayant examiné isolément les os qui nous restaient, nous avons trouvé la tête du cinquième métatarsien arrondie, se prolongeant en dehors et présentant une petite surface articulaire, ce qui pouvait être l'effet d'une articulation surnuméraire; mais, n'ayant pas vu de quelle manière cet os s'articulait avec la première phalange, nous ne pouvons pas affirmer s'il y avait là un sixième doigt.

A l'exception de quelques osselets du carpe, nous avons trouvé tous ceux qui composent la main droite. Le cinquième os du métacarpe droit a d'abord attiré notre attention : plus court et plus large que celui de l'autre main, il a présenté son extrémité phalangienne séparée en deux parties, dont l'une, vraiment articulaire, lisse, assez étroite, arrondie et proéminente, avait la direction de l'axe de l'os; tandis que l'autre, correspondant au bord cubital, formait avec lui un angle de huit degrés environ; moins prolongée que la première, elle était aussi lisse, et présentait une surface articulaire qui n'en différait que par sa forme moins arrondie. Ayant cherché à articuler la première phalange du petit doigt, elle s'est exactement moulée sur la première tête articulaire, et a présenté, sur le bord correspondant à la seconde, une échancrure dont l'obliquité était en rapport avec la direction que nous avons assignée à cette deuxième surface. Cet examen des diverses parties du cinquième doigt ne nous laisse aucun doute sur la nature de l'anomalie qu'il présente : aussi croyons-nous pouvoir affirmer qu'il a dû nécessairement exister un sixième doigt, quoique nous n'ayons pas retrouvé les pièces osseuses qui le composaient. La main gauche, dont nous avons trouvé tous les os, à l'exception de quelques osselets du carpe, n'a rien offert de particulier. (*Observation extraite des Éphémérides médicales de Montpellier*. Septembre 1826.)

Les détails importans contenus dans ce procès-verbal ont conduit le docteur X*** à tirer un certain nombre de conclusions qui ne nous paraissent pas toutes également rigoureuses, et sur lesquelles nous croyons devoir fixer un instant l'attention du lecteur. « 1° Le squelette dont nous avons fait l'exhumation, dit-il, était enseveli depuis *trois ans* à *trois ans et demi*, couvert de ses vêtemens. » — Quelles sont les expériences ou les observations *dignes de foi*, qui permettent d'*affirmer* qu'un cadavre est enseveli depuis trois ans ou trois ans et demi? Nous avons vu qu'il est impossible de déterminer l'époque de l'inhumation, précisément à cause des différences d'état exposées dans le procès-verbal du docteur X***, et qui sont relatives à la constitution des individus, aux maladies auxquelles ils ont succombé, à leur âge, à la nature du terrain, etc. « Le corps, est-il dit dans les conclusions, était couvert de ses vêtemens, » tandis qu'il eût été plus exact de répéter ce qui avait été inséré dans le procès-verbal, « que le cadavre avait été enseveli couvert *au moins d'une partie* de ses vêtemens. — « 2° Ce squelette appartenait à un homme âgé de quarante à quarante-cinq ans environ, ayant la taille de cinq pieds cinq pouces. » Le procès-verbal ne contient aucun fait propre à établir que l'individu dont il s'agit était plutôt âgé de quarante ans que de vingt-huit, de trente, de cinquante-cinq. Il y a plus, les pièces soumises à l'examen du docteur X*** n'étaient pas de nature à permettre la solution du problème : ceux des médecins qui ont étudié comparativement le squelette à différens âges, se rangeront aisément de notre avis. — 3° Cet homme était sexdigitaire de la main droite ; le sixième doigt devait être placé à côté de l'auriculaire, et s'il existait un doigt surnuméraire au pied, ce que nous ne pouvons affirmer, il devait être placé au pied gauche en dehors du petit doigt. » Cette conséquence découle rigoureusement des prémisses, et les recherches qui l'ont motivée font honneur à la sagacité du docteur X***. — « 4° La mort de cet homme a été le résultat d'un coup violent porté par un instrument contondant, qui a fracturé le temporal gauche. » Il est dit en outre dans le procès-verbal : « D'après l'absence de tout travail de la nature pour la guérison, d'après l'écartement des pièces osseuses, et le suintement qui se faisait par les divers points de la fracture, etc. Pour faire sentir combien cette conclusion est hardie, nous supposerons pour un instant que le squelette dont il s'agit ne fût pas celui de Bonino, mais bien celui d'un individu qui aurait succombé à une affection de poitrine ou de l'abdomen, et dont le cadavre aurait été maltraité ou lancé d'une certaine hauteur. Comment M. X*** s'est-il assuré que la fracture du temporal n'avait pas été faite après la mort, et que le suintement dont il parle était plutôt l'effet d'une violence exercée pendant la vie que de la putréfaction? Il n'ignore pas combien il est difficile de distinguer, même en ouvrant les cadavres encore frais, si des blessures ont été faites peu de temps avant ou après la mort. (*Voyez* nos expériences sur les blessures.)

Ces réflexions ne nous ont pas été inspirées pour

faire croire que le squelette exhumé par le docteur X*** n'était point celui de Bonino; bien au contraire, nous sommes convaincus, par ce qui est dit dans la troisième conclusion, et par ce qui a été établi aux débats, qu'il en est ainsi. Notre but a été, en nous livrant à la critique du procès-verbal, de prouver qu'il n'était pas permis de fixer l'âge de l'individu, ni l'époque de la mort, ni de rien *affirmer* sur la cause de cette mort. On sert mal la médecine légale en lui demandant plus qu'elle ne peut faire; et surtout on s'expose à voir réfuter, avec quelque apparence de raison, pendant les débats judiciaires, un procès-verbal dont les conclusions pèchent sous plusieurs rapports, quoiqu'au fond il puisse renfermer les preuves du fait qu'il s'agissait d'établir. (*Méd. légale*, tome 2ᵉ.)

ARTICLE III.

De l'utilité des exhumations juridiques dans les questions relatives à l'infanticide.

Pour mieux apprécier les applications qui peuvent être faites de notre travail à l'histoire de l'infanticide, nous allons parcourir successivement la série des questions qu'il importe de résoudre dans un cas médico-légal de ce genre. Nous savons qu'il faut:

1° *Déterminer quel est l'âge de l'enfant dont on a*

trouvé le corps. Les données qui servent de base à la solution de ce problême étant à peu près indépendantes du milieu dans lequel le nouveau-né a été plongé, il est inutile d'insister sur ce premier point.

2°. *Examiner si l'enfant n'était pas mort avant de sortir de l'utérus*. On sait que les fœtus âgés *au moins* de cinq mois, qui restent plusieurs jours ou plusieurs semaines dans la matrice après leur mort, éprouvent un genre d'altération caractérisé par la rougeur de la peau, du tissu cellulaire et de la plupart des viscères, parties dont plusieurs sont en même temps le siége d'une infiltration séro-sanguinolente. Or, des altérations semblables peuvent survenir chez des fœtus *qui ont vécu*, et dont les cadavres sont restés plus ou moins long-temps dans l'eau, dans la matière des fosses d'aisance, et surtout dans le fumier : d'où il résulte qu'il ne faudrait pas, comme cela a été fait jusqu'à présent, attacher à ces altérations une grande valeur, et juger seulement d'après elles, qu'un nouveau-né, retiré d'un de ces trois milieux, était ou n'était pas mort avant de naître; ce serait le cas d'examiner attentivement les organes de la circulation et de la respiration.

3°. *Établir, dans le cas où un enfant serait sorti vivant de l'utérus, s'il a vécu après l'accouchement, ou s'il est mort en naissant*. Parmi les changemens éprouvés par les poumons des nouveau-nés qui ont respiré, les plus importans sont sans contredit, l'augmentation de leur poids absolu et la diminution de leur poids spécifique; en général, ils se précipitent au fond de l'eau quand l'enfant n'a pas respiré, tandis qu'ils surnagent si la respiration a eu lieu. Eh bien! il peut arriver que des poumons de fœtus *morts-nés*, dont les cadavres sont restés long-temps dans l'eau ou dans la matière des fosses d'aisance, au lieu de se précipiter, surnagent en totalité ou en partie, lorsque, par suite de la putréfaction, la peau du thorax aura été réduite en lambeaux, et que les poumons auront été en contact immédiat avec le liquide. D'une autre part, nous avons souvent vu des poumons d'enfans *qui avaient vécu*, et dont les cadavres s'étaient pourris dans les mêmes milieux, ne plus nager sur l'eau et se *précipiter* au fond, quand on les exprimait sous le liquide pour en faire dégager les gaz développés par la putréfaction : c'est qu'alors la décomposition putride avait été portée au point que les cellules bronchiques étaient détruites et ne renfermaient plus l'air inspiré. L'expert devra donc se tenir sur ses gardes, dans des cas de ce genre, pour ne pas prendre des poumons qui ont respiré pour ceux d'enfans qui n'ont pas vécu; *et vice versâ*.

4°. *Si l'enfant a vécu après sa naissance, déterminer le temps pendant lequel il a vécu.* La solution de cette question reposant sur la connaissance de certains changemens qu'éprouvent après la naissance le cordon ombilical, les poumons, le cœur, la vessie et les intestins, et ces changemens étant à peu près indépendans des milieux dans lesquels sont plongés les corps, nous ne nous appesantirons pas sur ce sujet.

5°. *En supposant que l'enfant ait vécu après sa nais-*

sance, chercher à connaître depuis quand il est mort. C'est particulièrement d'après l'état plus ou moins avancé de la putréfaction que l'on peut parvenir à résoudre cette question, du moins d'une manière approximative. Il existe à cet égard une immense différence entre les cadavres d'adultes ou de vieillards qui se pourrissent, et ceux des nouveau-nés que l'on a fait périr après la naissance, et que l'on a laissés plus ou moins de temps dans un milieu quelconque; la putréfaction des premiers, comme nous l'avons déjà dit, est influencée par un trop grand nombre de causes, pour qu'on puisse établir, à quelques jours près, de quelle époque date la mort; tandis qu'il n'en est pas de même pour les enfans naissans dont nous parlons. En effet, il ne s'agit plus ici de sujets de *différens âges*, ayant succombé à des *affections différentes*, et ayant été inhumés nus ou enveloppés dans des terrains qui sont loin d'être de la *même nature* : ce sont au contraire le plus ordinairement des enfans *naissans* ayant péri *violemment*, et presque toujours de la *même manière*, et ayant été plongés dans un milieu qui ne *change pas* : on conçoit dès-lors que la marche de la putréfaction ne doit guère avoir été ralentie ou accélérée que par les variations de la température atmosphérique. Il ne sera donc pas impossible, en examinant attentivement la marche de le putréfaction dans les différens milieux et dans les saisons différentes, de calculer à peu près la somme d'influence exercée par ces variations de température, et de déterminer d'une manière approximative l'époque de la mort. Les diverses observations consignées dans la deuxième section de cet ouvrage nous paraissent propres à remplir ce but.

6°. *Si tout porte à croire qu'un fœtus a vécu ou qu'il est mort en naissant, déterminer si la mort est naturelle ou si elle peut être attribuée à quelque violence, et dans ce cas quelle en est l'espèce.* La possibilité qu'il y a souvent de constater même long-temps après la mort, que celle-ci est le résultat d'un empoisonnement ou d'une blessure, doit faire supposer que, lors d'une exhumation juridique, on pourra parvenir à reconnaître si la mort des nouveau-nés est violente et naturelle ; toutefois, comme la putréfaction marche beaucoup plus vite chez les nouveau-nés que chez les adultes, il arrivera que l'on ne pourra déjà plus apprécier chez les premiers, à une époque déterminée, des altérations que l'on aurait encore pu constater chez les autres ; d'ailleurs, les changemens de couleur, de consistance, etc., amenés successivement par la décomposition putride dans les différens milieux, viendront compliquer le problême, et en rendront sa solution souvent beaucoup plus difficile : c'est assez indiquer aux experts combien ils doivent être circonspects en pareille circonstance. L'observation placée à la fin de cet article (*Voyez page 370*), dépose en faveur de ce que nous avons établi, relativement à la possibilité de reconnaître, plus ou moins de temps après l'inhumation, le genre de violence dont les nouveau-nés ou les jeunes enfans ont été l'objet avant la mort.

7°. *En admettant qu'un enfant dont on trouve le*

corps ait été tué, est-il possible de prouver qu'il appartient à la femme que l'on accuse, et qu'elle est l'auteur du meurtre? On sait que la dernière de ces questions est au-dessus de nos ressources, tandis que dans certains cas le médecin peut jeter quelques lumières sur l'autre; en effet, s'il reconnaît que l'enfant dont il examine le cadavre, est né à peu près à l'époque où la femme est accouchée, il pourra établir qu'il n'est pas impossible qu'il appartienne à cette femme. Il faudra donc, pour ce qui concerne l'enfant, chercher à déterminer combien de temps il a vécu, et depuis quand il est mort, problêmes dont nous venons de nous occuper et auxquels nous renvoyons.

Observation relative à des violences exercées sur un enfant naissant.

Rose G......, âgée de 23 ans, domestique à la campagne, accoucha seule, le 24 mai, à onze heures du matin, dans un jardin écarté (1). Sa grossesse avait à peine été soupçonnée; son accouchement n'avait pas eu de témoins; son enfant, enfoui en partie dans la terre, qu'elle avait creusée avec une serpette, était, de plus, caché par une pierre qu'elle avait posée dessus; ainsi elle avait tout lieu d'espérer que

(1) Fait recueilli dans une des audiences de la cour d'assises de l'Aube, par le docteur Pigeotte, médecin juré près des tribunaux de l'arrondissement.

cet événement serait à jamais ignoré. Cependant, le 12 juin suivant, le chien d'un habitant du pays rentre à la maison de son maître, tenant dans sa gueule la main d'un enfant. Cette main paraît avoir été retirée de la terre, où elle était restée enfouie pendant quelque temps. Des perquisitions sont faites dans les champs et jardins des environs. Un chat est aperçu dans le jardin de la mère de Rose, paraissant tirer à lui, et dévorer des lambeaux de chair; on approche, et l'on trouve, en partie recouvert par une pierre de dix à douze livres, le cadavre d'un enfant horriblement mutilé. La joue droite avait été rongée; le côté droit du crâne était dépouillé du cuir chevelu, qui avait été aussi rongé; il ne restait plus rien des parties génitales, et le bras droit avait été arraché dans son articulation avec l'épaule.

Un médecin est appelé par l'autorité pour faire la visite du cadavre; et voici le rapport qu'il rédige immédiatement après la visite, et qu'il affirma ensuite devant la cour d'assises, lorsqu'il fut entendu comme témoin.

Les mutilations déjà mentionnées n'empêchant pas de reconnaître les dimensions, le poids approximatif et la conformation générale de l'enfant, il fut constaté que son développement et sa conformation ne permettaient pas de douter qu'il fût né au terme ordinaire de la grossesse et dans l'état de viabilité.

Une portion du cordon ombilical, longue de cinq à six pouces, était restée adhérente à l'abdomen; l'examen de ce cordon permit de constater que la mort de l'enfant devait avoir eu lieu peu de temps après la naissance. Il n'avait point été lié, il n'avait pas non plus été coupé avec un instrument tranchant; son extrémité était frangée; il avait par conséquent été déchiré. Une hémorrhagie avait-elle eu lieu au moment de la naissance? Ce fait n'a pas été éclairci.

Avant de procéder à l'ouverture de la poitrine, le médecin expert observe d'abord que le thorax est plus voûté, et que les côtes sont plus écartées que chez les enfans qui n'ont pas respiré. La poitrine étant ouverte, on remarque que les poumons exhalent une odeur putride, et sont peu développés; mais ils sont *crépitans*, et ont une couleur *rose pâle*, couleur très-distincte de la couleur *brune* et *gris fauve* que présentent presque toujours les poumons des fœtus dans l'intérieur desquels l'air n'a point été introduit, soit naturellement par l'acte de la respiration, soit artificiellement par l'insufflation dans la trachée-artère.

Ces poumons étant extraits de la poitrine sans en détacher le cœur, on reconnaît que les gros vaisseaux qui les pénètrent et les cavités du cœur contiennent une humeur séreuse sanguinolente. La masse que forment ces organes réunis est ensuite plongée dans un vase rempli d'eau commune froide, et on la voit surnager et regagner la surface du liquide, lorsqu'après l'avoir portée avec la main au fond du vase on cesse de l'y maintenir.

Les poumons ayant été détachés du cœur et divisés en plusieurs fragmens, ces fragmens sont de nouveau plongés dans l'eau, et tous, sans exception, surnagent comme les poumons entiers.

Des fragmens du foie, et le cœur, séparé des poumons, sont soumis à la même épreuve; mais on voit à l'instant ces substances se précipiter au fond du vase, et y rester submergées.

De ces diverses observations, le médecin expert tire la conséquence qu'il est *probable* que l'enfant soumis à son examen avait respiré et avait vécu après sa naissance.

L'examen du bas-ventre ne lui présenta rien qui parût mériter son attention.

Il avait remarqué, sur la partie latérale droite du cou, une ecchymose à peu près circulaire d'un pouce environ de diamètre. La dissection lui fit reconnaître que cette ecchymose n'était point une lividité cadavérique, mais qu'elle était produite par du sang extravasé dans les lames du tissu cellulaire placé sous la peau et dans les faisceaux musculeux subjacens. Cette ecchymose faisant juger convenable de pousser la dissection jusqu'aux vertèbres cervicales, et de les isoler des muscles qui les environnent, ces muscles furent trouvés pénétrés d'un sang extravasé. Les ligamens qui unissent la seconde vertèbre à la troisième, et cette troisième à la quatrième, étaient en partie déchirés, et les vertèbres étaient *désunies* et *mobiles les unes sur les autres*.

De ces faits, le médecin expert tire cette conséquence, que des tiraillemens violens, des mouvemens de torsion extraordinaire, ont été exercés sur la tête et le cou de l'enfant, et que ces violences étaient de nature à lui donner la mort.

L'ouverture du crâne a-t-elle été omise, ou le médecin expert a-t-il seulement omis d'en faire mention dans son rapport oral devant la cour d'assises? Ce fait n'a pas été vérifié.

Quoi qu'il en puisse être, la fille Rose G....., mise en état de prévention, et accusée d'avoir donné la mort à l'enfant dont elle était accouchée, en exerçant sur lui des violences révélées à la justice par le rapport du médecin expert, finit par avouer qu'elle était accouchée de l'enfant qui avait été trouvé le 12 juin dans le jardin de sa mère, et que c'était elle-même qui l'avait caché sous la pierre où il avait été découvert. Est-il vraisemblable, ainsi qu'a cherché à l'établir l'avocat chargé de la défense de l'accusée, que la désunion des vertèbres cervicales et le déchirement des ligamens qui les unissent aient eu pour cause la chute de la tête de l'enfant au moment de l'accouchement, ou la flexion forcée de la colonne vertébrale du petit cadavre, pour le placer dans une boîte qui aurait servi à le transporter d'un lieu à un autre? C'est une question que les hommes de l'art peuvent facilement résoudre.

SEXE.	AGE.	LONGUEUR du vertex à la plante des pieds.	LONGUEUR du vertex à la symphyse du pubis.	LONGUEUR des extrémités supérieures depuis l'acromion.	LONGUEUR des extrémités inférieures depuis la symphyse du pubis.	FÉMUR.	TIBIA.	PÉRONÉ.	HUMÉRUS.	CUBITUS.	RADIUS.
	ans.	mèt. cent.	centimètres.	centimètres.	centimètres.	centimètres.	centimètres.	centimètres.	centimètres.	centimètres.	centimètres.
Homme.	30	1 70	85	75	85	44	37	36	31	27	24
id.	35	1 73	86	78	87	46	37	36	32	26	23
id.	65	1 83	90	84	93	49	40	39	34	29	27
id.	60	1 69	83	72	86	44	36	35	31	26	24
id	55	1 68	85	73	83	44	36	35	32	26	23
id.	35	1 73	86	78	87	46	37	36	32	26	24
id.	55	1 66	86	73	80	42	35	34	31	26	24
id.	60	1 58	78	72	80	41	35	34	30	25	23
id.	25	1 68	84	74	84	45	36	35	32	26	24
Femme.	35	1 60	79	74	81	40	35	34	31	25	23
Homme.	35	1 54	78	64	76	38	33	32	26	23	21
id.	40	1 53	77	70	76	42	34	33	30	24	22
id.	18	1 54	74	70	80	43	34	33	30	25	23
id.	35	1 70	84	78	86	44	38	37	32	28	25
id.	65	1 66	83	72	83	43	35	33	31	24	21
id.	60	1 67	85	75	82	42	35	34	30	26	23
id.	50	1 73	85	79	88	47	38	37	33	27	24
id.	35	1 63	82	71	81	43	35	34	31	25	22
id.	60	1 69	85	72	84	45	38	37	32	26	23
id.	35	1 70	86	72	84	45	38	37	32	26	24
Femme.	50	1 54	78	69	76	43	36	35	30	25	23
Homme.	45	1 66	83	77	83	46	38	37	32	27	25
id.	40	1 68	82	77	86	46	38	37	32	27	25
id.	25	1 69	84	72	85	46	37	36	32	27	25
id.	30	1 77	90	81	87	49	39	38	33	27	25
id.	25	1 78	91	77	87	48	40	39	33	27	25
id.	30	1 80	91	75	89	49	39	38	32	27	25
id.	50	1 64	80	76	84	45	37	36	32	26	24
id.	55	1 67	85	71	82	45	38	37	32	26	24
id.	40	1 86	96	82	90	49	40	39	34	29	26
id.	30	1 74	84	81	90	48	39	38	34	29	26
Femme.	20	1 58	82	68	76	44	36	35	30	26	24
Homme.	60	1 66	85	75	81	45	37	36	31	27	24
id.	70	1 63	84	73	79	44	36	35	30	26	23
Femme.	18	1 54	79	67	75	42	35	34	30	24	21
Homme.	30	1 69	86	75	83	45	37	35	32	27	25
id.	35	1 79	90	78	89	47	39	38	32	28	26
id.	20	1 70	86	77	84	45	37	36	32	27	24
Femme.	60	1 53	78	69	75	43	35	34	29	24	21
Homme.	35	1 70	85	75	85	44	37	36	31	27	25
id.	40	1 68	84	74	84	45	36	35	32	26	24
id.	45	1 70	86	76	84	45	36	35	33	26	24
id.	35	1 86	93	82	93	46	39	38	34	28	26
id.	60	1 64	84	75	80	42	35	34	30	26	23
Femme.	30	1 54	80	64	74	38	33	32	27	24	21
Homme.	18	1 65	82	75	83	43	36	35	30	26	23
id.	40	1 77	89	78	88	45	37	36	32	27	24
id.	60	1 75	89	76	86	45	37	36	32	26	23
id.	18	1 43	71	65	72	38	31	30	27	22	19
id.	35	1 78	92	77	86	46	38	37	33	27	25
Femme.	40	1 50	78	65	72	42	33	32	29	25	21

SQUELETTES.

LONGUEUR du vertex à la plante des pieds.	LONGUEUR du vertex à la symphyse du pubis.	LONGUEUR des extrémités supérieures depuis l'acromion.	LONGUEUR des extrémités inférieures depuis la symphyse du pubis.	FÉMUR.	TIBIA.	PÉRONÉ.	HUMÉRUS.	CUBITUS.	RADIUS.
mèt. cent.	centimètres.	centimètres.	centimètres.	centimètres.	centimètres.	centimètres.	centimètres.	centimètres.	centimètres.
1 80	92	77	88	46	40	39	33	27	25
1 43	71	65	72	38	31	30	27	22	19
1 49	74	65	75	38	32	31	29	22	20
1 45	70	67	75	40	32	31	29	22	20
1 38	70	55	68	32	27	26	24	19	17
1 47	74	60	73	38	32	31	26	21	19
1 69	85	72	84	44	36	35	31	25	22
1 75	86	76	89	46	39	38	32	26	23
1 54	75	69	79	40	33	32	29	24	21
1 67	80	76	87	45	38	37	31	27	24
1 64	80	71	84	44	36	35	30	26	24
1 65	75	72	90	45	38	37	32	27	25
1 86	95	78	81	47	39	38	33	27	25
1 79	91	77	88	46	38	37	33	27	24
1 78	90	75	88	46	37	36	33	26	24
1 83	95	78	88	46	39	38	34	28	25
1 83	90	78	93	47	43	42	33	27	25
1 60	80	75	80	45	38	37	32	26	24
1 70	82	75	88	46	38	37	32	27	25
1 77	89	78	88	46	38	37	33	28	25

ARTICLE IV.

De l'utilité des exhumations dans les questions médico-légales relatives à la détermination du sexe, de l'âge et de la taille des individus.

Sexe. Plusieurs mois après l'inhumation, et quelquefois même un ou deux ans après, on peut encore recónnaître le sexe à l'inspection de la barbe et des organes génitaux; à la vérité, ces derniers organes peuvent avoir subi un degré de desséchement et d'aplatissement tel, qu'il soit difficile au premier abord de distinguer le sexe, et qu'il faille séparer et disséquer attentivement les diverses parties. Plus tard, lorsque dejà le cadavre est réduit au squelette, il ne reste d'autre ressource pour résoudre le problême que l'inspection des os.

Chez la femme, la tête est plus petite, plus arrondie; le tronc surtout, le col et les lombes plus longs, et les cuisses plus courtes, en sorte que la moitié de la hauteur du corps ne correspond plus, comme chez l'homme, au pubis même, mais au-dessus. Le thorax et le bassin sont plus évasés que chez l'homme; ce dernier est moins haut, plus circulaire et plus incliné sur le rachis. Les membres sont plus petits, plus arrondis; les genoux plus rapprochés; les os plus petits et d'un tissu moins compacte; leurs aspérités font moins de saillie.

Age. Tant que le cadavre n'est pas assez pourri pour

qu'il ne soit plus permis de constater l'état des parties molles, on résoudra les questions relatives à l'âge, en ayant égard à l'état de ces parties, notamment du cordon ombilical, de la peau, du cœur, etc.; la stature, les dents, les cheveux et la barbe pourront aussi fournir des caractères quelquefois importans. Quand il ne reste plus de parties molles, on est obligé de chercher à résoudre le problême d'après l'état plus ou moins avancé de l'ossification, d'après l'état des dents, la forme de l'os maxillaire inférieur, etc. (*V.* le tome 1er de la *Médecine légale*, publiée par l'un de nous, article *Age.*)

Taille. Lorsque déjà, par suite de la putréfaction, les os sont désarticulés, que le squelette ne forme plus un tout, il est impossible de mesurer la taille des individus. Nous avons pensé qu'il serait utile de déterminer sur un grand nombre de sujets les longueurs de chacun des os des membres, celle des extrémités, et celle du tronc depuis le vertex jusqu'à la symphyse du pubis. Nous avons dressé les deux tableaux ci-joints: le premier comprend 51 cadavres dont les mesures ont été prises avec le plus grand soin; le second renferme les mêmes mesures prises sur 20 squelettes d'adultes (1); les squelettes sont moins longs que les cadavres d'où ils proviennent, et en général la diminution de longueur peut être estimée d'un pouce et

---

(1) M. le docteur Chambroty a bien voulu se charger de cette partie de notre travail, et nous nous empressons de lui en témoigner tous nos remercimens.

demi à deux pouces; en sorte qu'il faudrait ajouter un pouce et demi à deux pouces à la longueur totale de chacun des squelettes, pour avoir la longueur des sujets qui les ont fournis. Nous ne tirons aucune conséquence, aucune moyenne des données indiquées dans ces tableaux, parce que nous craindrions qu'on ne nous accusât de vouloir préciser en quelque sorte mathématiquement la taille d'un individu, d'après la longueur d'un ou de plusieurs os; néanmoins nous sommes certains qu'il sera possible, dans le plus grand nombre des cas, en consultant ces tableaux et en ayant surtout égard aux longueurs du fémur et de l'humérus, d'arriver assez près de la vérité.

Hâtons-nous de dire que déjà Sue avait commencé un travail de ce genre, et qu'il était parvenu aux résultats suivans :

Enfant d'un an, dont la grandeur était d'un pied dix pouces et demi. Longueur du tronc, treize pouces six lignes; des extrémités supérieures, neuf pouces; des extrémités inférieures, neuf pouces.

Enfant de trois ans, dont la grandeur était de deux pieds neuf pouces et quelques lignes. Longueur du tronc, dix-neuf pouces environ; extrémités supérieures, quatorze pouces; membres abdominaux, quatorze pouces et quelques lignes.

Enfant de dix ans, dont la grandeur était de trois pieds huit pouces six lignes. Longueur du tronc, deux pieds; extrémités supérieures, un pied sept pouces; membres abdominaux, un pied huit pouces six lignes.

Sujets de quatorze ans, de quatre pieds sept pouces.

Longueur du tronc, deux pieds quatre pouces ; extrémités supérieures, deux pieds six lignes ; membres abdominaux, deux pieds trois pouces.

Sujets de vingt à vingt-cinq ans, de cinq pieds quatre pouces. Longueur du tronc, deux pieds huit pouces ; extrémités supérieures, deux pieds six pouces ; extrémités inférieures, deux pieds huit pouces.

Vers l'âge de vingt à vingt-cinq ans, le bord supérieur de la symphyse des os pubis, ajoute Sue, fait précisément le point du milieu entre le sommet de la tête et la plante des pieds : avant cet âge, ce centre varie continuellement. Les sujets de trente et quarante, ceux de cinquante et soixante, ne présentent aucun changement dans la grandeur des proportions, si ce n'est dans certains os particuliers ; en sorte que le rapport se conserve tel qu'il était à vingt ou vingt-cinq ans, à moins que l'épine du dos ne se courbe, comme on le voit dans la vieillesse. (SUE, *sur les Proportions du squelette de l'homme*, tome II des *Mémoires présentés à l'Académie royale des sciences*, année 1755.)

ARTICLE V.

Réfutation des auteurs qui ont considéré les exhumations juridiques non-seulement comme inutiles, mais encore comme pouvant induire quelquefois les experts en erreur.

Nous insisterons à peine dans cet article sur l'utilité des exhumations juridiques ; tout ce qui vient d'être dit dans cette section sur la possibilité de reconnaître long-temps après la mort qu'il y a eu empoisonnement, infanticide, contusion, plaie, etc., répond suffisamment à ceux des médecins qui, n'ayant pas bien médité sur ce sujet, ont cependant contesté cette utilité. Les faits sont tellement probans, qu'il serait absurde de ne pas les adopter. Déjà nous avons établi ailleurs (*Voyez* tome 1er, page 11.) que les émanations dégagées par un cadavre enterré depuis un ou plusieurs mois dans une fosse particulière, étaient loin d'être aussi nuisibles qu'on aurait bien voulu le dire. Voyons donc, pour ne rien laisser à désirer sur ce point, si réellement les exhumations juridiques peuvent induire quelquefois les experts en erreur. Il est évident que les auteurs qui ont émis une pareille assertion ont pensé que les médecins pourraient être tentés de prendre des altérations produites par la putréfaction, pour des lésions vitales, et attribuer à une violence extérieure ce qui était le résultat de la décomposition putride. Mais à moins de supposer que l'expert chargé de l'ouverture du corps soit entièrement étranger au sujet, et notamment à ce que nous avons établi dans le chapitre sixième, où nous croyons avoir approfondi la matière, on doit admettre qu'il pourra distinguer, dans la plupart des circonstances, les altérations cadavériques de celles qui ne le sont pas, et que dans les cas douteux il mettra dans ses conclusions cette sage réserve tant recommandée par les médecins légistes. Celui-là serait certainement blâmable, qui, lors d'une exhumation tardive, à l'occasion d'une suspicion d'empoisonnement, par exemple, établirait dans un rapport juridique que cet empoisonnement *a pu* avoir lieu, par cela seul que l'estomac et les intestins sont rouges et plus ou moins injectés : ne sait-on pas en effet que cette altération peut ne reconnaître pour cause que la putréfaction ? Encore une fois, les erreurs qui pourraient être commises dans les cas dont il s'agit, seront toujours le fait de l'ignorance ou de l'irréflexion avec laquelle on aura conclu.

FIN.

TABLE DES MATIÈRES

DU DEUXIÈME VOLUME.

Pages,

Chapitre II. — De la putréfaction des cadavres dans l'eau. 1

Résumé des changemens physiques qu'éprouvent les tissus qui se pourrissent dans l'eau. 70

Chapitre III. — De la putréfaction des cadavres dans les fosses d'aisance. 120

Résumé des changemens qu'éprouvent nos tissus par leur séjour dans les fosses d'aisance. 152

Chapitre IV. — De la putréfaction des cadavres dans le fumier. 161

Chapitre V. — De la marche comparée de la putréfaction dans la terre, dans l'eau, dans les fosses d'aisance et dans le fumier. 201

Chapitre VI. — Des changemens amenés dans nos tissus, et notamment dans le canal digestif, par la putréfaction, et que l'on serait tenté de confondre avec des lésions pathologiques. 216

SECTION III.

Applications des données précédentes à la médecine légale. Utilité des exhumations pour éclaircir les questions relatives à l'empoisonnement, aux blessures, à l'infanticide, à l'appréciation du sexe, de l'âge, de la taille, et de tout ce qui se rapporte à l'identité. Réfutation des auteurs qui ont considéré les exhumations juridiques, non-seulement comme inutiles, mais encore comme pouvant induire quelquefois les experts en erreur.

Art. Ier. — De l'utilité des exhumations pour éclaircir la question relative à l'empoisonnement. 265

Observations d'empoisonnement constaté quinze jours et un mois après l'inhumation. 314

Observations d'un double empoisonnement par le sulfure jaune d'arsenic; examen des cadavres après trois et neuf mois d'inhumation; par M. Lepelletier, docteur-médecin, chirurgien en chef de l'hôpital du Mans. 317

Art. II. — De l'utilité des exhumations pour éclairer les questions relatives aux blessures. 333

Art. III. — De l'utilité des exhumations juridiques dans les questions relatives à l'infanticide. 369

Art. IV. — De l'utilité des exhumations dans les questions médico-légales relatives à la détermination du sexe, de l'âge et de la taille des individus. 379

Art. V. — Réfutation des auteurs qui ont considéré les exhumations juridiques non-seulement comme inutiles, mais encore comme pouvant induire quelquefois les experts en erreur. 383

FIN DE LA TABLE DU SECOND VOLUME.

Pl. 1re

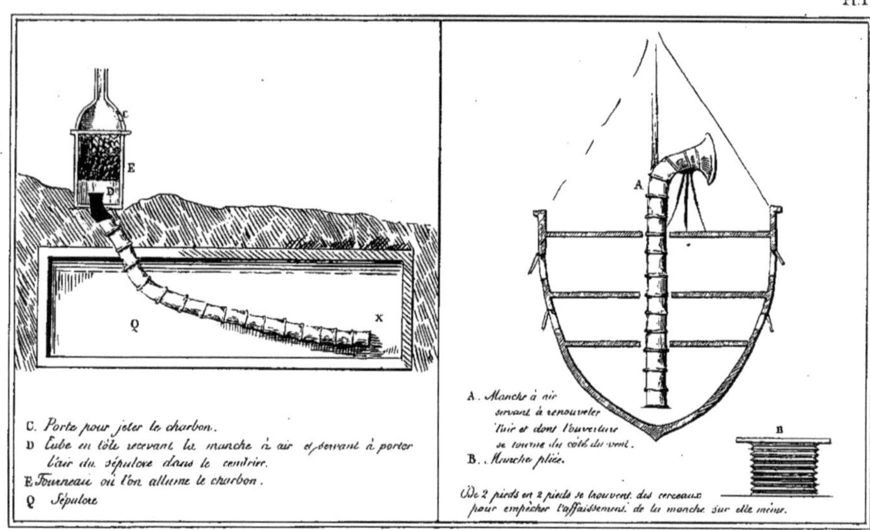
C
E
D
Q
X
A
B
C. Porte pour jeter le charbon.
D Tube en tôle recevant la manche à air et servant à porter l'air du sépulcre dans le cendrier.
E Fourneau où l'on allume le charbon.
Q Sépulcre
A. Manche à air servant à renouveler l'air et dont l'ouverture se tourne du côté du vent.
B. Manche pliée.
De 2 pieds en 2 pieds se trouvent des cerceaux pour empêcher l'affaissement de la manche sur elle même.

Pl. 2.

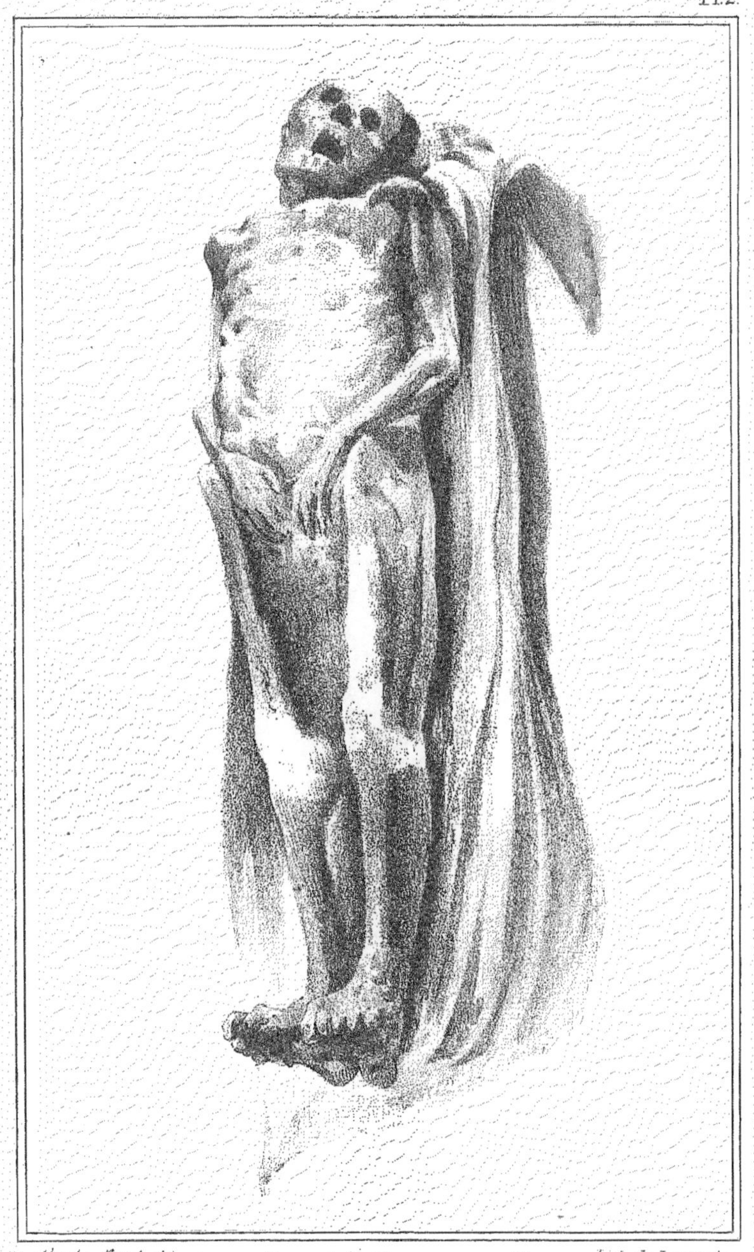

Vander Burch del. Lith. de Lemercier.

Cadavre inhumé le 7 Février 1828
et exhumé le 24 Avril 1828.

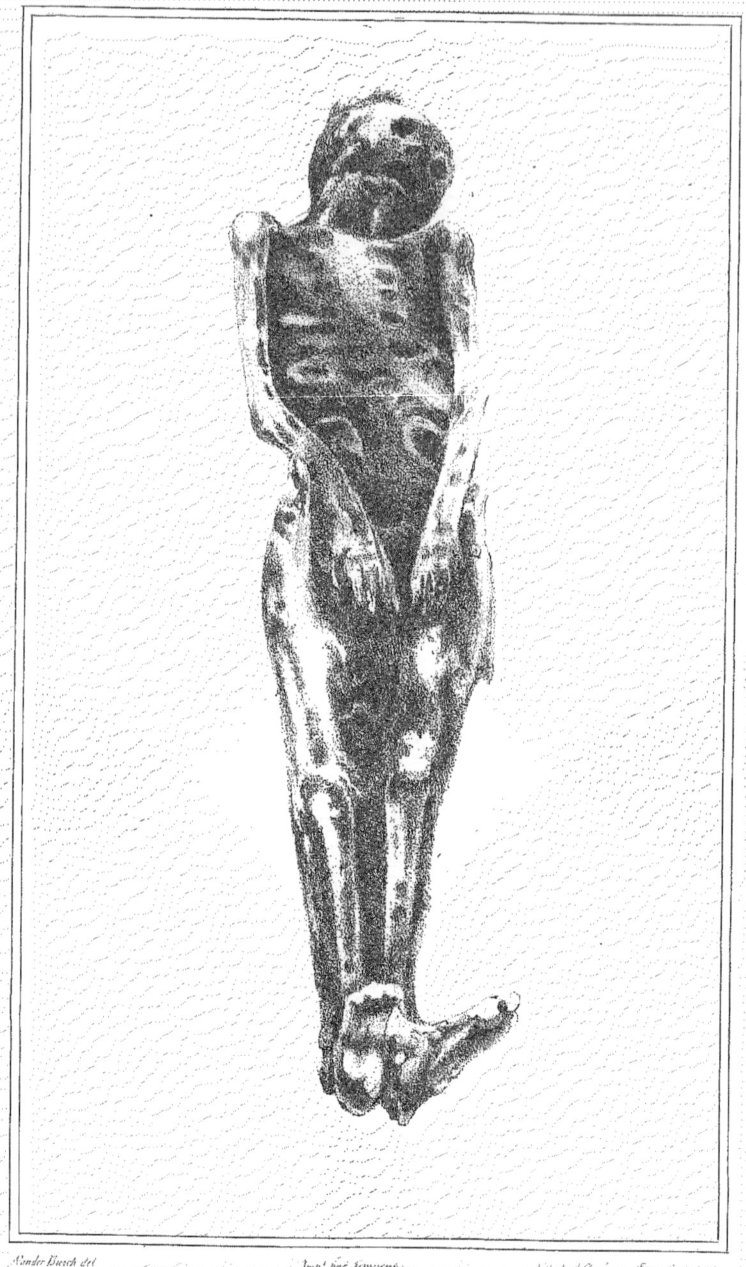

Vander Burch del. — Impr par Lemercier — Lith. de A. Cheyère rue Pierre Sarrasin N°

Cadavre inhumé le 27 Mai 1827,
et exhumé le 21 Janvier 1828.

Pl. 4.

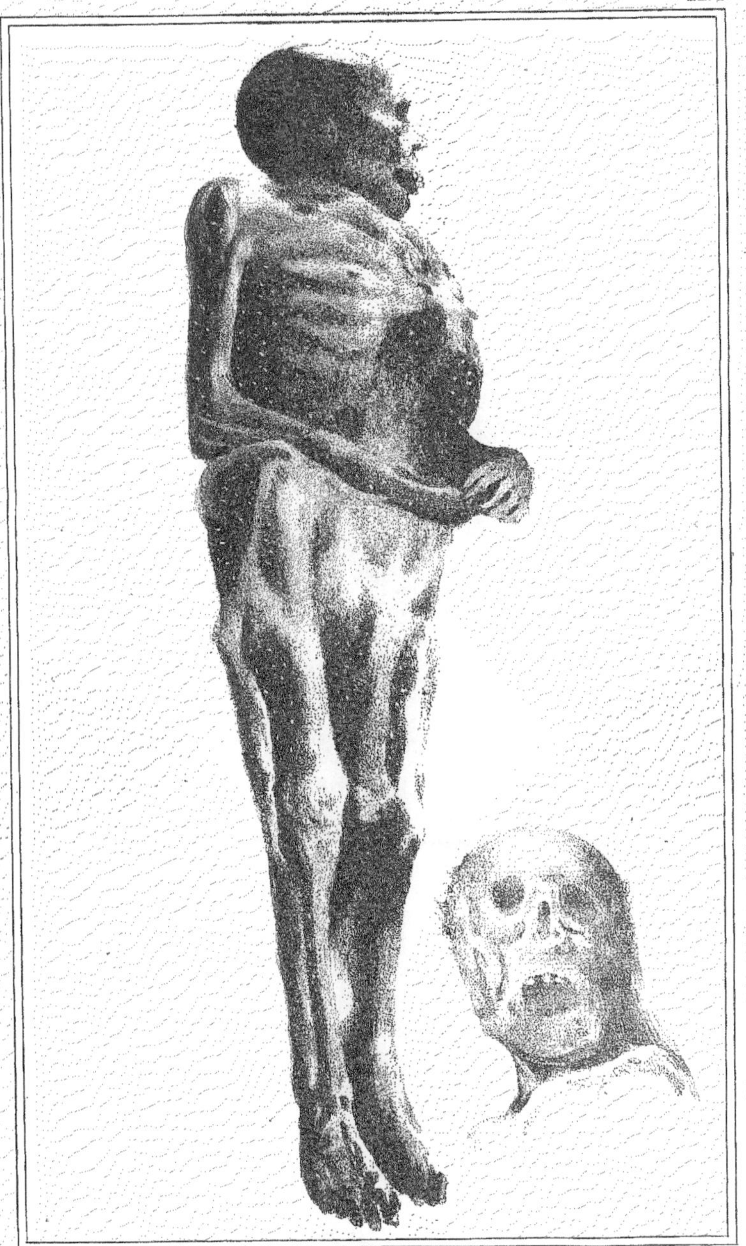

Vander Burch del. Lith. de Lemercier.

Cadavre inhumé le 8 Février 1828, et exhumé le 27 Novembre 1828.

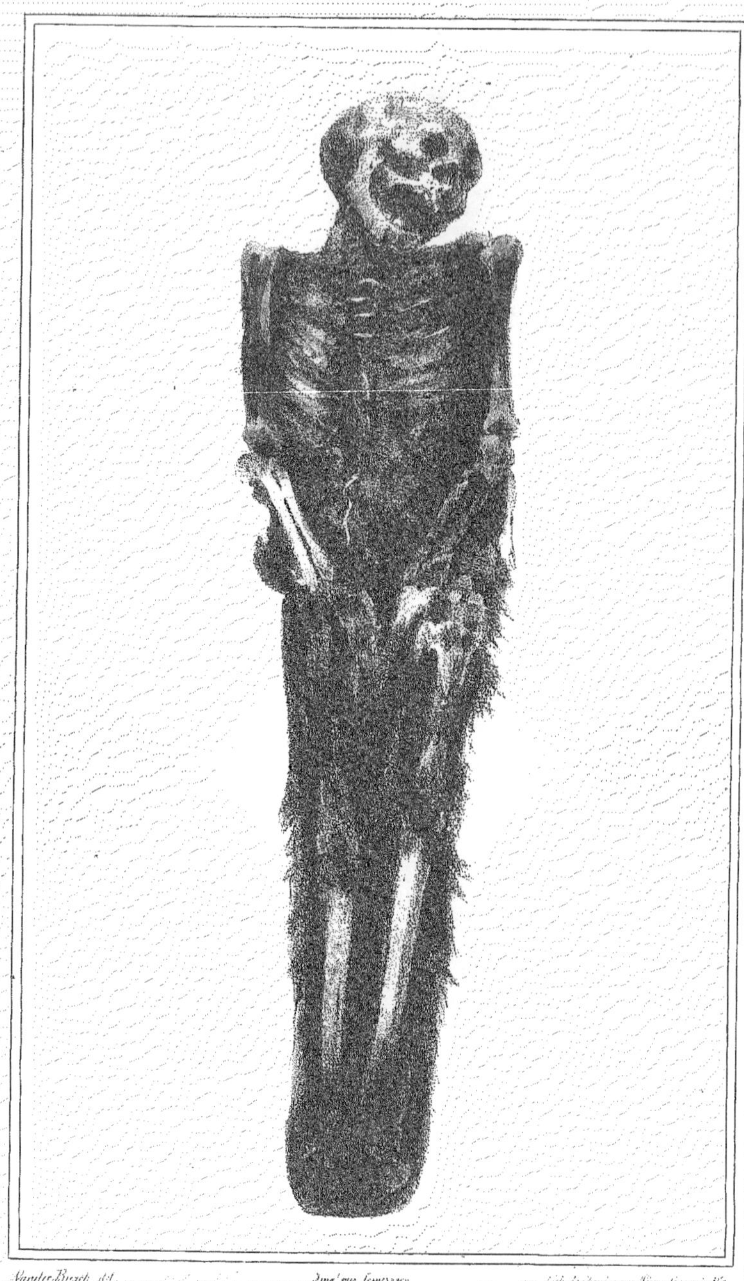

Vander Burch del. — Imp. par Lemercier. — Lith. de Séguier rue Pierre Sarrazin N° 2

Cadavre inhumé le 22 Décembre 1826,
et exhumé le 22 Janvier 1828.

www.ingramcontent.com/pod-product-compliance
Ingram Content Group UK Ltd.
Pitfield, Milton Keynes, MK11 3LW, UK
UKHW012150240726
13966UKWH00001B/248